JN314174

諸外国の
薬剤給付制度と動向

◆ 改訂版 ◆

編集企画：医療経済研究機構
監修：中村健、白神誠、岡部陽二

薬事日報社

改訂版の序

「社会保障制度改革」は、我が国のみならず、先進世界各国でも最も注目すべき課題として取り組まれ、中でも、巨額を占める「薬剤給付制度」の改革は、各国とも最重点課題として、自国の医療制度に応じた制度改革を進めている。

我が国でも、医療費低減に極めて効果があるこの薬剤給付改革の具体的方策を探るため、政府は数年来、諸外国の薬剤給付制度の実態を毎年調査し、時々の制度改革の参考としてきた。

本書は、医療経済研究機構が競争入札により厚生労働省から調査を受託して実施してきた先進諸外国の薬剤給付制度改革の実施状況の調査「薬剤使用状況等に関する調査研究」の報告内容をもとに、受託研究機関である医療経済研究機構の協力を得て、実際に現地に赴き調査にあたった研究者に執筆を仰ぎ、過去数年間、調査研究した成果を国別、調査事項別に纏め集大成したものである。

したがって本書の内容は、文献によって得られた知見のほかに、執筆者が直接諸外国の行政機関から得られた資料、又は実務担当者に面談し得られた最新の知見を背景に、先進諸外国の「薬剤給付制度の動向」を一冊に纏めた「薬剤給付制度」の総合解説書の改訂版である。

特に、今回は、関係者に関心の高い次の3項目について、新規に解説を加え読者の有用性を高めた大改訂を行った。前版の内容以降に実施された各国の新たな改革事項に加え、

①我が国の医療制度・薬事制度に大きな影響を与えているオーストラリアの医療制度・薬剤給付制度の概要を新たに第5章として加えた。

②新たに総括の章(第6章)を設け、各国間の医療制度、薬剤給付制度が容易に比較できるよう別表を掲載し、各国の比較を容易にした。また、最近各国で関心が高い薬剤経済学的評価の価格決定との関連に関しても各国の現状を解説した。

③また、我が国と諸外国制度との違いが比較できるように、我が国の医療保険制度及び薬剤給付制度の概要を追加概説し、新たに第2編を加えて内容の充実を深めた。

本書が幅広く読まれ、医療関係者の今後の医療制度、薬剤使用の適正化と効率化に役立ち、さらに製薬事業関係者の医薬品開発政策、医薬品上市政策の一助となることを編者、執筆者と共に深く願うところである。

平成25年6月

編者　中村　健

はじめに
（本書の概要・注目点）

　序文の冒頭で述べたように、本書は、他に類例なき各国の「薬剤給付制度」の総合解説書である。

　また、冒頭の序文及び序章で記述したように、次のⅰ～ⅴ調査項目について英、仏、独、米、豪の5ヵ国を対象に各国の制度を文献及び直接現地調査によって得られた調査結果、ならびに、本改訂版より新たに追加執筆された「日本の医療保険」及び「薬価制度」を収録した総合解説書である。

ⅰ．医療保障制度の概要
ⅱ．医薬品の価格決定システム
ⅲ．医薬品の保険償還
ⅳ．薬剤医療費の適正化対策
ⅴ．医療費適正化に関連する薬剤師の業務関連調査

　第1編では、上記項目の順に、各国の最近の主な施策内容とその特徴を記述した。なお、各国の主要施策の動向のうち、項目別に各国の注目点として次の事項がある。

（1）医療保障制度の概要

　この項では、各国の医療保障制度の特徴及び薬剤使用の動向を記述した。

　特に、英国については、NHS、NICE 等の役割、民間医療保険の動向を詳細に解説した。

（2）医薬品の価格決定システム

　この項では、医薬品の価格決定について、次の事項について記述した。
　① 製薬企業における新薬の価格が規制させている英、仏、豪における先発医薬品及び後発医薬品、配合剤の価格の決定方法
　② 医療上不可欠な医薬品の仏における価格の決定方法
　③ 英、仏、豪における医療経済学評価との関連
　④ 独における処方せん義務医薬品の価格決定方法、及び IQWiG による有用性評価の内容
　⑤ 仏、米におけるリストプライスの種類と価格の性格の説明
　⑥ 独における参照価格制度の概要
　⑦ 米における流通チャンネルと価格との関連

（3）医薬品の保険償還

この項では、医薬品の保険償還について、次の事項について記述した。

① 各国の制度の仕組みと特徴
② 各国の適応外使用の規制の概況と有害事象の発生時責任等
③ 仏におけるATUの承認基準
④ 各国のコンパッショネートの現況

（4）薬剤医療費の適正化対策

この項では、薬剤医療費の適正化対策について、次の事項について記述した。

① 英、仏、独、米における後発医薬品の使用促進策及び使用状況・比率
② 仏における価格政策による新薬開発のインセンティブ
③ 米のハッチ・ワックスマン法の取扱い
④ 薬剤師の補助者の規制と業務内容
⑤ 各国における薬剤師による医療類似行為に関する法律上の規定

（5）医療費適正化に関連する薬剤師の業務関連調査

この項では、医療費適正化に関連する薬剤師の業務について、次の事項について記述した。

① 各国のリフィル調剤の取扱い
② 仏、米における在宅医療における医薬品の取扱い
③ 仏、米における薬剤師の処方変更権
④ 各国における最近の薬局経営状況とそのマージン等の概況
⑤ 仏における医療安全のための薬剤師の責務
⑥ 米における箱出し調剤の実態

編集企画・監修・執筆者一覧

編集企画
一般財団法人　医療経済研究・社会保険福祉協会
医療経済研究機構

監　修
中村　健、白神　誠、岡部陽二

執筆者
改訂版の序・はじめに　中村　健
序　章　諸外国の薬剤使用状況調査の実施の概要　岡部　陽二
第1編　第1章　（イギリス）亀井美和子
　　　　第2章　（フランス）市野　和彦
　　　　第3章　（ドイツ）成川　衛
　　　　第4章　（アメリカ）恩田　光子
　　　　第5章　（オーストラリア）五十嵐　中
　　　　第6章　各国における調査結果の総括　白神　誠
　　　　　　　1．各国比較
　　　　　　　2．新薬の費用対効果に関する評価の実際
第2編　日本の医療保険及び薬価制度　佐野　喜彦
終わりに　中村　健

目　次

改訂版の序　1
はじめに　2
編集企画・監修・執筆者一覧　4
目次　5

序章　諸外国の薬剤使用状況調査の実施の概要 …………………………… 11
　1．調査の目的と背景 ……………………………………………………… 11
　2．調査の内容 ……………………………………………………………… 12
　　（1）調査対象国　12
　　（2）調査方法　12
　　（3）訪問施設　12
　3．調査の体制 ……………………………………………………………… 14

第1編　諸外国における薬剤給付の動向

第1章　イギリスにおける調査結果 …………………………………… 17
　1．医療保障制度の概要と薬剤給付 ……………………………………… 17
　　（1）医療保障制度の特徴　17
　　（2）公的医療保険とNICEの役割　19
　　（3）民間医療保険　22
　　（4）薬剤使用に関する動向　22
　2．医薬品の価格決定システム …………………………………………… 25
　　（1）先発医薬品の価格決定　25
　　（2）後発医薬品の価格決定　26
　　（3）先発医薬品の価格決定と薬剤経済学的評価　27
　3．医薬品の保険償還 ……………………………………………………… 30
　　（1）保険償還の制度概要　30
　　（2）保険償還の仕組み　32
　　（3）保険償還に関する最近の動向　34
　　（4）コンパッショネート・ユース（CU）　35
　4．医療費適正化における取り組み ……………………………………… 37
　　（1）後発医薬品に関する取り組みと役割　37
　5．薬剤師の業務範囲に関する動向 ……………………………………… 40
　　（1）病院薬剤師　40

（2）薬局薬剤師　41
（3）その他　43
（4）リフィル制度　46
　　イギリス用語略語集　49

第2章　フランスにおける調査結果　51
1．医療保障制度の概要と薬剤給付　51
（1）医療保障制度の特徴　51
（2）薬剤使用に関する動向　54
2．医薬品の価格決定システム　55
（1）概要　55
（2）先発医薬品の価格決定　57
（3）後発医薬品の価格決定　61
（4）配合剤の承認審査と価格決定等　65
（5）バイオシミラー（生物由来製品）　66
（6）医療上不可欠な医薬品の保険償還価格の改定方法　67
（7）医薬品のフラットプライス　67
（8）同一成分の新薬の価格が各国により異なる要因　68
（9）価格決定と薬剤経済学的評価　69
3．医薬品の保険償還　70
（1）償還医薬品と制度概要　70
（2）償還医薬品と価格情報　79
（3）コンパッショネート・ユース（CU）＜暫定使用承認ATUの承認基準＞　86
4．医療費適正化における取り組み　90
（1）医療費における薬剤費支出の適正化のための取り組み　90
（2）後発医薬品使用促進策　95
（3）後発医薬品の使用促進策の動向等　98
（4）後発医薬品の安全性、安定供給ならびに情報提供　108
（5）価格政策における新薬開発のインセンティブ　110
5．薬剤師の業務範囲に関する動向　111
（1）病院における調剤以外の薬剤師の業務・役割の内容　112
（2）薬局における調剤以外の薬剤師の業務・役割の内容　113
（3）在宅医療などの際の医療行為の類似の行為（患者の病状の把握等）に関する法令上の規定及び実態　114
（4）薬剤師の判断によって医師の処方の変更が可能となりえる範囲　115

（5）価格決定権への関わり　　115
　　（6）医薬品の安全性確保のための病院及び薬局における薬剤師の責務と役割　　116
　　（7）保険償還上の薬局マージン・経営状況　　116
　　（8）リフィル制度（Un système de renouvellement de la prescription des médicament）　　120
　　　　フランス用語略語集　　123

第3章　ドイツにおける調査結果　　128
1．医療保障制度の概要と薬剤給付　　128
　　（1）医療保障制度及び薬剤給付　　128
　　（2）薬剤使用に関する動向　　129
2．医薬品の価格決定システム　　131
　　（1）処方せん義務医薬品・薬局義務医薬品の販売価格　　131
　　（2）先発医薬品の価格決定のプロセス　　134
　　（3）参照価格制度と医薬品価格　　141
3．医薬品の保険償還　　143
　　（1）保険償還制度の概要　　143
　　（2）保険償還に関する動向　　149
　　（3）コンパッショネート・ユースと適応外使用　　150
4．医療費適正化における取り組み　　151
　　（1）先発医薬品・後発医薬品の比率の動向及び推移　　151
　　（2）後発医薬品使用促進のための施策　　153
5．薬剤師の業務範囲に関する動向　　154
　　（1）病院薬剤師　　154
　　（2）薬局薬剤師　　155
　　（3）保険償還上の薬局のマージンの設定方法と薬局の経営状況　　156
　　（4）ドイツにおける薬局の現状　　157
　　　　ドイツ用語略語集　　158

第4章　アメリカにおける調査結果　　159
1．医療保障制度の概要と薬剤給付　　159
　　（1）医療保障制度の概要と特徴　　159
　　（2）公的医療保険制度と薬剤給付　　164
　　（3）薬剤使用に関する動向　　171
2．医薬品の価格決定システム　　172

（1）価格決定の原則　　172
　　（2）医薬品の流通チャネルと価格　　172
　　（3）配合剤の医療上の位置づけと使用実態　　180
　　（4）その他の価格問題　　181
　　（5）価格決定と薬剤経済学的評価　　183
　3．医薬品の保険償還 ……………………………………………………………… **189**
　　（1）保険償還の制度概要　　189
　　（2）医薬品の保険償還価格を巡る動向　　190
　　（3）公的セクターにおける薬剤に関わる保険償還方法の変化　　191
　　（4）メディケアとメディケイドの価格基準が異なる理由　　195
　　（5）製薬会社が提出するASP、AMPデータの信頼性　　195
　　（6）保険償還価格基準の変更が薬局に与える影響　　196
　　（7）高額薬剤に係る薬剤給付制度の状況　　197
　　（8）CU（コンパッショネート・ユース）・適応外使用　　197
　4．医療費適正化における取り組み ……………………………………………… **204**
　　（1）後発医薬品を取り巻く情勢　　204
　　（2）「剤形が違う医薬品」への代替調剤　　210
　　（3）その他の代替調剤（Therapeutic Substitution）　　211
　　（4）ハッチ・ワックスマン法（Hatch-Waxman Act）　　212
　　（5）後発医薬品の使用促進策　　213
　5．薬剤師の業務範囲に関する動向 ……………………………………………… **225**
　　（1）薬剤師の職務に関する調査　　225
　　（2）薬局における、調剤以外の薬剤師の業務・役割の内容　　225
　　（3）薬剤師の判断によって医師の処方の変更が可能となりえる範囲　　225
　　（4）在宅輸液療法（Home Infusion Service）　　226
　　（5）長期療養型施設における薬剤師の役割（ラグナホンダホスピタル）　　228
　　（6）いわゆる「箱出し調剤」に関する調査　　230
　　（7）保険償還上の薬局マージンの設定方法及びその根拠ならびに薬局の経営状況
　　　　　231
　　（8）リフィル制度（同一薬の再受け取り）　　232
　　　アメリカ用語略語集　　238

第5章　オーストラリアにおける調査結果 ……………………………… 243
　1．医療保障制度と医療費 ………………………………………………………… **243**
　　（1）医療保障制度の概要　　243

（2）メディケア（Medicare、公的医療サービス保障制度）　248
　　（3）民間医療保険　252
　　（4）医療サービス提供体制　257
2．医薬品の価格決定システム　263
　　（1）先発医薬品の価格決定　263
　　（2）医薬品価格の内訳　264
　　（3）後発医薬品の価格決定　265
　　（4）配合剤の価格決定　267
3．医薬品の保険償還　267
　　（1）公的医療保険制度での償還システム（PBSシステム）　267
　　（2）コンパッショネート・ユース（CU）及び適応外使用について　276
4．医療費適正化における取り組み　277
　　（1）Brand Premium Policy　277
　　（2）Therapeutic Group Premium Policy　279
　　（3）代替調剤（Brand Substitution）　279
　　（4）12.5% Price Reduction Policy　279
　　（5）PBS Reform 2007　280
　　（6）Memorandum of Understanding（PBS Reform 2010）　281
5．薬剤師の業務範囲に関する動向　282
　　（1）薬局　282
　　（2）薬局薬剤師の業務　285
　　（3）リフィル調剤制度　286
　　　　オーストラリア用語略語集　287

第6章　各国における調査結果の総括　288
1．各国比較　288
2．新薬の費用対効果に関する評価の実際　300
　　（1）イギリス　300
　　（2）フランス　302
　　（3）ドイツ　303
　　（4）アメリカ　308
　　（5）オーストラリア　310

第2編　日本の医療保険及び薬価制度

1．医療保険制度の概要と薬剤給付 ……………………………………………… 315
　（1）日本の医療保険制度の変遷　315
　（2）公的医療保険の制度の概要と体系　316
　（3）保険医療における薬剤給付　317
　（4）薬剤使用に関する最新動向　319

2．医薬品の価格決定システム ……………………………………………………… 320
　（1）医薬品の価格決定の概要　320
　（2）新医薬品の価格決定　322
　（3）後発医薬品の価格決定　325
　（4）既収載品の薬価算定　325

3．医療費適正化における取り組み ……………………………………………… 328
　（1）後発医薬品使用促進のための取り組み　328

4．薬価制度の今後の動向について ……………………………………………… 333

終わりに　336

索引　337

序章 諸外国の薬剤使用状況調査の実施の概要

1．調査の目的と背景

　「医療経済研究機構」では平成8年以降、厚生労働省保険局医療課により競争入札で調査を受託し「薬剤使用状況等に関する調査研究」を実施してきた。

　調査開始以来、本年で17年を迎え、各研究実施担当者のこの分野の知識は深く蓄積され、他に類書がない最新の調査研究報告書となっていると考える。

　平成23年度の調査目的は、諸外国における医療制度改革のうち、医薬品に係る制度改革の実態・取り組み、医療経済的評価手法の導入状況、適応外薬の使用実態及び保険適用の状況を把握し、我が国の今後の薬剤使用の一層の適正化に向けた価格システムのあり方等を検討するとともに、薬局の役割、その評価の在り方等について検討・考察するための基礎資料を収集することとした。

　さらに、諸外国における後発医薬品使用に関する医療保険制度の実態や動向等の調査研究を実施することにより、後発医薬品使用促進に係る検討を的確に行うための基礎資料を収集することにある。

　その背景としては、我が国が世界でも類をみない急速なスピードで超高齢社会に直面する中、質が高く国民にとって安心のできる医療制度を今後も持続可能とするべく、抜本的な医療制度改革が進められてきているが、その中で、医療保険制度改革においては、「診療報酬体系の見直し」、「薬剤使用の一層の適正化」、「後発医薬品の使用促進のための環境整備」、「薬価算定ルールの見直し」、「医療経済評価の導入」などが重要な検討課題となっている。

　一方、欧米諸国においても財政状況の厳しい中、医療制度改革は継続的に重要なテーマと位置づけられており、薬剤費のコントロールや医療の効率化については重要な検討項目とされ制度改革が進められている現状がある。

　そのような中、平成23年度「薬剤使用状況等に関する調査研究」においては、これらの目的・背景を踏まえ以下の5項目について、英・仏・独・米・豪5ヵ国の文献・先行研究

調査ならびに実地調査を実施した。

（1）医療保障制度及び薬剤給付の状況に関する調査
（2）医薬品の価格決定システム及び保険償還に関する調査
（3）後発医薬品使用促進のための業務
（4）薬事法上の適応外使用等に関する保険上の取扱いについて
（5）薬剤師の職務等に関する調査

2．調査の内容

（1）調査対象国

　調査対象国としては、日本の医療制度改革に対し参考になる国として、イギリス、フランス、ドイツ、アメリカ、オーストラリアの5ヵ国とした。

（2）調査方法

　前項の調査の視点を中心に調査対象5ヵ国の文献調査を先行して実施した上で、実際に調査対象国に調査団を派遣し、関係機関での情報収集を行った。オーストラリアの現地調査については平成23年度委託事業の範囲外であるが弊機構の自主研究として行った。
　調査先機関としては、①政府機関、②先発医薬品の製薬企業団体及び製薬企業、③後発医薬品の製薬企業団体及び製薬企業、④病院団体及び病院・開業医、⑤薬剤師会及び病院薬剤師会、⑥調剤薬局、⑦保険者等の中から、各国の事情に応じ調査先を選定し、訪問調査を実施した。

（3）訪問施設

　平成23年度調査において、調査研究のため現地で訪問した施設（機関・団体等）は次の通りである。

イギリス	・DoH（Department of Health：保健省） ・GlaxoSmithKline（グラクソスミスクライン社） ・NCGC（National Clinical Guideline Centre：国立臨床ガイドラインセンター） ・NICE（National Institute for Health and Clinical Excellence：国立臨床評価研究所） ・MHRA（Medicines and Healthcare products Regulatory Agency：医薬品・健関連産業監督庁） ・St Mary's Hospital（ロンドン市内病院）
フランス	・CEPS（Le Comité économique des produits de santé：医薬品経済委員会） ・CNGPO（Collectif national des groupements de pharmaciens d'officine：薬局グループ連合） ・F. Hoffmann-La Roche Ltd（ロシュ社） ・FSPF（Fédération des Syndicats Pharmaceutiques de France：フランス薬剤師組合連合） ・HAS（Haute Autorité de Santé：高等保健機構） ・LEEM（Les Entreprises du Médicament：フランス製薬工業会） ・UNCAM（l'Union nationale des caisses d'assurance maladie：全国疾病保険金庫連合）
ドイツ	・ABDA（Bundesvereinigung Deutscher Apothekerverbände：ドイツ連邦薬剤師連盟連合会） ・Alder-Apotheke am Wilhelmplatz（ケルン市内薬局） ・Bayer Healthcare（バイエル社） ・G-BA（Gemeinsame Bundesausschuss：連邦共同委員会） ・IQWiG（Institut für Qualität und Wirtschaftlichkeit im Gesundheitswesen：医療制度の質及び経済性評価研究所） ・WIdO（WISSENSCHAFTLICHES INSTITUT DER AOK：AOK学術研究所）
アメリカ	・CMS（Centers for Medicare & Medicaid Services：米国保健社会福祉省メディケア・メディケイド庁） ・Express Scripts（エクスプレススクリプツ社） ・HomeChoice Partners（ホームチョイスパートナーズ社） ・NCPA（National Community Pharmacists Association：米国地域薬剤師会） ・NIH（National Institutes of Health：米国国立衛生研究所） ・Pfizer（ファイザー社） ・SNHPA（Safety Net Hospitals for Pharmaceutical Access：医薬品アクセスのためのセーフティーネット病院協会）
オーストラリア	・Eli Lilly Australia Pty Ltd（イーライリリー社） ・DoHA（Department of Health and Ageing：保健省） ・Medicines Australia（オーストラリア製薬工業会） ・Northbridge Family Clinic（シドニー市内開業医） ・Pfizer Australia Pty Ltd（ファイザー社） ・PGA（Pharmacy Guild of Australia：オーストラリア薬局経営者協会）

3．調査の体制

調査研究者及び調査研究協力者は次の通りである。

① 調査研究者

主任研究員	中村　健	（前日本大学薬学研究所　顧問）
	白神　誠	（日本大学薬学部　薬事管理学ユニット　教授）
イギリス	亀井美和子	（日本大学薬学部　実践薬学部門　教授）
フランス	市野　和彦	（日仏薬学会　会員　株式会社ジップドラッグ）
ドイツ	成川　衛	（北里大学大学院薬学研究科　臨床医学　准教授）
アメリカ	恩田　光子	（大阪薬科大学　臨床実践薬学研究室　准教授）
オーストラリア	五十嵐　中	（東京大学大学院薬学系研究科　特任助教）

② 調査研究協力者

岡部　陽二　（医療経済研究機構　副所長）オーストラリア調査
杉田　拓男　（医療経済研究機構　研究員）アメリカ調査
清水　俊哉　（医療経済研究機構　研究員）イギリス調査
片岡　寛典　（医療経済研究機構　研究員）フランス調査
矢口　恵　　（医療経済研究機構　研究員）ドイツ調査
林　　勇輝　（医療経済研究機構　研究員）オーストラリア調査
下田　康次　（医療経済研究機構　研究員）オーストラリア調査

所属は平成 24 年 3 月現在

第1編　諸外国における薬剤給付の動向

第1章　イギリスにおける調査結果

第2章　フランスにおける調査結果

第3章　ドイツにおける調査結果

第4章　アメリカにおける調査結果

第5章　オーストラリアにおける調査結果

第6章　各国における調査結果の総括

第1章 イギリスにおける調査結果

1．医療保障制度の概要と薬剤給付

(1) 医療保障制度の特徴

1) NHS 制度

　イギリスの医療保障制度は、1946年に制定された国民保健サービス法（NHS法：National Health Service Act of 1946）に基づき制定されたものが主であるが、その基本的特徴としては、保健医療サービスの供給が国の責任で行われること、財源の大部分が税金（一般財源）により賄われること[注]、全国民に対し原則として無料で提供されること、予防やリハビリテーションサービス等を含む包括的な医療保障であること、予算の範囲内で計画的に提供されること等があげられる。

　このような特徴を持つNHS（National Health Service：国民保健サービス）の基本理念は、1942年の「ベバリッジ報告」の影響を受けている。「ベバリッジ報告」はイギリスの戦後の包括的な社会保障制度改革の指針となった。この報告において、医療サービスは社会保障計画の前提条件に位置づけられており、疾病による労働不能状態を回復するための措置として、社会構成員全体への疾病の予防、治療、保健サービス及びリハビリテーションサービスの提供の必要性が説かれた。また、拠出を条件とせずに必要な場合はいつでも住民に無料の医療サービスを提供するという考え方は、現在でも基本的には変わっておらず、外来処方薬の定額負担など幾つかの例外を除き、患者負担は課せられていない。

　NHS制度の体系は図表1-1に示すように、保健省（DoH：Department of Health）を最高機関としているが、予算の大部分は地域単位のプライマリケアトラスト（PCT：Primary Care Trust）に分配され、PCT単位で地域医療が運営される。なお、現在のPCTは2013年3月末までに廃止されることが決定されており、2013年4月以降は、CCG（Clinical Commissioning Group）が、PCTに変わりその役割を担うことになる。CCGは、GP（Gen

---

[注] イギリスの医療保障制度は社会保険方式ではなく税方式であるが、本書では他国と表記を統一するため項目の見出しは「医療保険」としている。「(2) 公的医療保険とNICEの役割」についても同様である。

図表 1-1　NHS の制度体系（主な機関のみ）[1]

2013 年 3 月現在

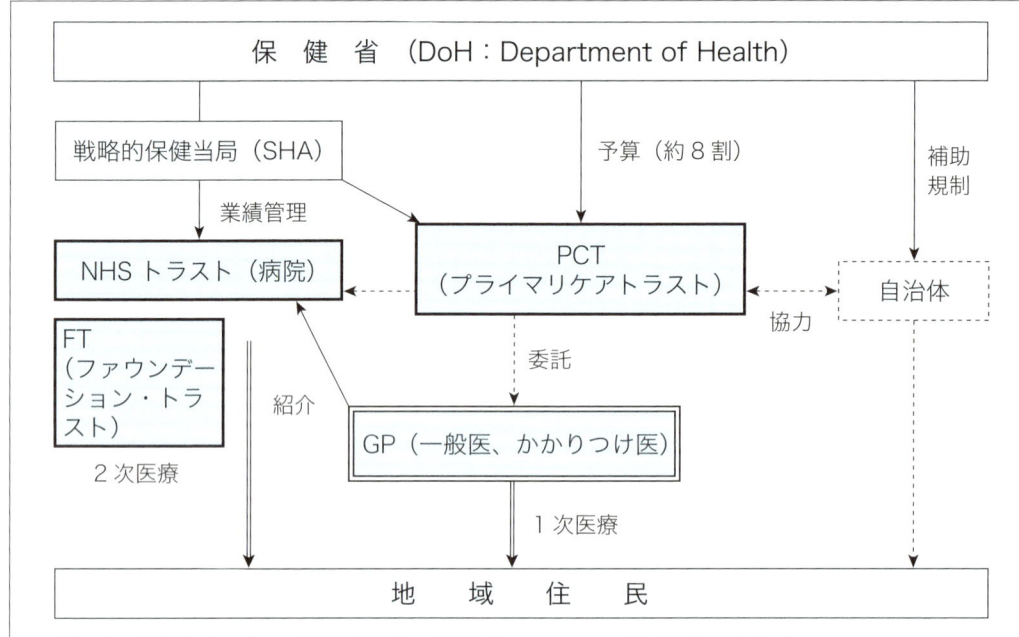

```
                    保 健 省（DoH：Department of Health）

    戦略的保健当局（SHA）          予算（約 8 割）           補助
                                                          規制
         │業績管理
         ↓                            ↓
    NHS トラスト（病院） ←········→ PCT              ←········→ 自治体
                                （プライマリケアトラスト）  協力
    ┌──────┐
    │ FT     │                        │委託
    │（ファウン│           紹介          ↓
    │ デーショ│ ←──────────  GP（一般医、かかりつけ医）
    │ ン・トラ│
    │ スト）  │
    └──────┘                          │1 次医療
       2 次医療                          ↓
         └────────────→ 地 域 住 民 ←─────────
```

- （注 1）　保健省（DoH）は医療福祉政策に責任を有し、その下に戦略的保健当局（Strategic Health Authorities）を地方支分部局として設置。
- （注 2）　地域住民に対する医療サービス確保の責任はプライマリ・ケア・トラスト（PCT）が負う。
- （注 3）　NHS トラストは複数の病院を傘下に持ち、病院サービス（手術・入院等）を提供する。なお、「トラスト」は、保健省本体から一定の独立性を有する公営事業体的な性格。
- （注 4）　GP は公務員ではないが、PCT から請負契約に基づく報酬を受け取る。
- （注 5）　NHS サービスを受ける権利は、税の支払いや国籍とは無関係に、英国に 6 ヵ月以上滞在する資格を得た全ての住民に付与。外国人も居住期間 6 ヵ月以上であれば可。

eral Practitioner：一般医、かかりつけ医）の集まりである GPC（GP Consortia）と地域の医療提供者（NHS の標準、規格に合うプロバイダー）とで構成される。

2）病院と GP の機能

　NHS 制度はプライマリケア（一次医療）とセカンダリケア（二次医療）に区別されており、前者の担い手は GP、看護師、薬剤師、歯科医師などであり、後者は病院である。一般病院からさらに紹介される専門診療は、ターシャリケア（三次医療）とも呼ばれる。GP と病院の機能は明確に区別されており、その支払い方式も異なる。

　病院は第二次または第三次診療機関として高度な医療を提供する場として位置づけられている。原則として GP の紹介に基づいた治療を行い、救急の場合以外は予約された患者（elective patient）を診察する。したがって、GP の紹介なしに患者が直接、病院を受診することはできない。病院の種類としては、一般病院、専門病院、結核病院、伝染病棟、精

---

[1] 2007〜2008 年 海外情勢報告（世界の厚生労働 2009 p140）厚生労働省より一部改変

神病院、精神障害者用施設等がある。従来は、公立の NHS 病院しか医療保険制度の枠の中では利用できなかったが、NHS 改革により保健当局は民間病院とも契約を交わすことが可能となった。また、NHS 病院のうち一定の要件を満たすものは保健大臣の承認を得て、地区保健当局から組織的に独立し、公営企業体（NHS トラスト）として独立することが認められている。このようなトラスト病院においては、一定の条件付きであるが、病院の運営を理事会で決めることができ、独立採算性が認められている。また、職員の採用、給与、借入金、不動産の処分等についても一定の自由裁量が認められている。

一方、GP は独立した自営業者であり、NHS の医療を行う際には地域の管轄組織である PCT と契約を結ぶ。GP は、保健師、地区看護師、助産師などで構成されるチームの中心となって登録住民の診療を行うだけでなく、健康管理、健康増進の指示も与える。また、診療の結果、入院治療や専門医療等が必要であれば、患者を病院または専門医に紹介する。全国民は自分の GP を選び、予め登録する。その際、住居から地理的に近い範囲の GP 診療所を検索[2]し、GP を登録するのが一般的である。診療所に複数の GP が所属している場合は、登録している GP が不在の場合などに同診療所内の他の GP に診てもらうことができる。救急医療を除いて、通常はまず GP の診察（予約制）を受ける仕組みであり、病院や専門医の診察は GP の紹介が必要であることから、GP は医療制度におけるゲートキーパーと呼ばれている。

3）給付内容

NHS 制度のもとで給付されるサービスには、応急外来及び緊急ケア（Emergency and urgent care）、病院及び専門医サービス（Hospital services）、歯科サービス（Dental services）、一般医サービス（GP services）、薬局サービス（Pharmacy services）、視力及び眼鏡に関するサービス（Eye care services）、性の健康に関するサービス（Sexual health services）、精神の健康に関するサービス（Mental health services）、社会的ケアサービス（Social care services）などが列挙されている[3]。これらの給付内容の範囲は、患者属性（性別、年齢、居住地など）による違いはない。

（2）公的医療保険と NICE の役割

NICE（National Institute for Health and Care Excellence：国立臨床評価研究所）は、健康促進と疾病の治療や予防に関する国のガイダンスを提供する独立機関として 1999 年 4 月に設立された。NICE は、イングランドとウェールズにおいて NHS のもとで行われる

---

[2] 郵便番号を入力することで、近隣の GP 所在地を検索する NHS Direct のホームページ：www.nhsdirect.nhs.uk/ から「Find a local health service」
[3] http://www.nhs.uk/NHSEngland/AboutNHSservices/Pages/NHSServices.aspx

治療（薬）などの医療技術の評価、臨床ガイドラインの作成、公衆衛生増進のためのガイドライン作成を行う。スコットランドは独自の Scottish Medicines Consortium（SMC）を設立している。

　NICE が評価を行う対象となる治療等は、① NHS（国）として最優先課題に基づくもの、②罹患率、死亡率の高い疾病、③提供される医療に地域格差があるもの、④医療費への影響に関わるもの、⑤時代の要望・必要性のあるものを基準として提案されたものを保健省の承認を経て選定される。2012 年 3 月までに作成されたガイドライン・ガイダンスの総数は 791 件である（図表 1-2）。臨床ガイドラインについては、作成すべき疾病はほとんどカバーしたため、現在は、これらの改訂作業が中心である。また、ガイドラインを現場で反映させるためのサポートや教育ツールの開発に重点が置かれるようになってきた（図表 1-3）。

　NICE で行われるテクノロジー・アプレイザルの対象は主に高額な新薬であり、NHS の

図表 1-2　NICE が公表したガイドライン及びガイダンスの件数（2012 年 3 月現在）

区　分	件数
テクノロジー・アプレイザル	241
臨床ガイドライン	137
がんサービスガイダンス	10
介入手順（外科的治療の手技）	358
診断ガイダンス	2
医療技術（Medical Technologies）	8
公衆衛生	35
計	791

図表 1-3　NICE が公表したガイドライン及びガイダンスの内訳

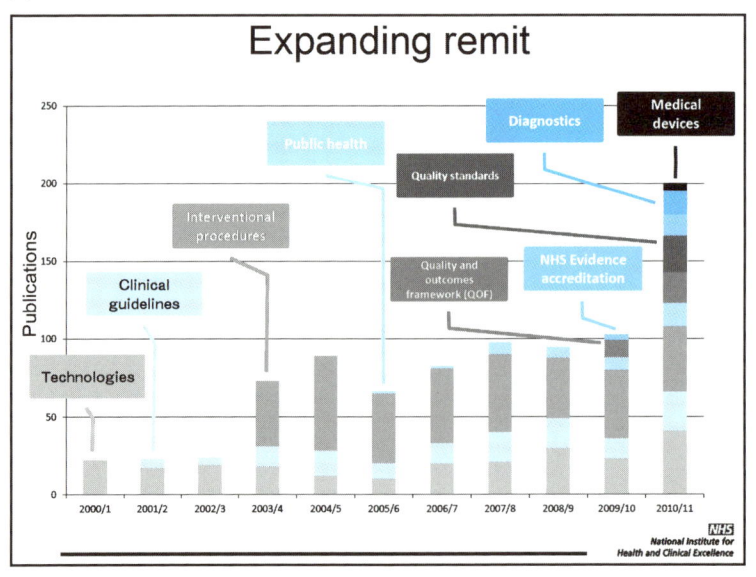

出典：NICE 提供資料

もとで費用対効果に見合っているかが検討され、NHSでの使用を推奨するか否かが評価される。このテクノロジー・アプレイザルの評価期間は以前よりも短縮され、また、NICEが作成するガイドラインの作成範囲も拡大していることから、NICEの予算、人員は年々増加している（図表1-4）。

NICEの業務の一部は、大学や専門職団体に委託され実施している。医薬品や医療機器の評価についても分析の一部が委託されている。外部機関への委託を行う場合は、NICEから独立して業務を行うため、経費はNICEからではなく保健省から外部機関に直接支払われる。

臨床ガイドラインは主にNCGC（National Clinical Guideline Centre：臨床ガイドラインセンター）という組織で作成される。図表1-5は、診療ガイドラインを作成する組織を

図表1-4　NICEの職員数と総支出の推移[4]

年	職員数（FTE）	総支出（コスト）千ポンド
1999/00	−	9,555
2000/01	−	10,470
2001/02	−	12,058
2003/04	81	16,602
2004/05	111	18,217
2007/08	261	32,578
2008/09	297	45,613
2009/10	390	60,072
2010/11	451	64,026

図表1-5　NCGCにおけるガイドライン作成チームの構成

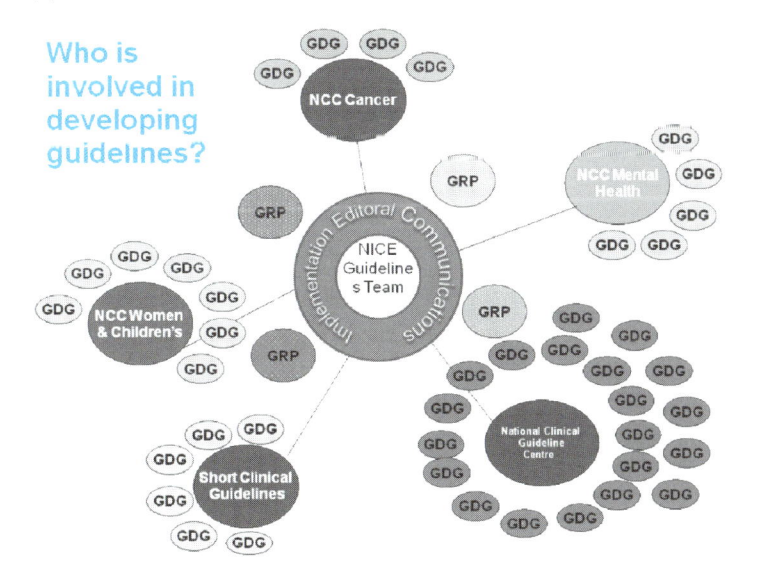

出典：NCCG提供資料

---

[4] Annual Report and Accounts 1999/2000～2010/11に基づいて作成

表しているが、複数の専門医組織で分野ごとにガイドライン作成チームが構成されていることが示されている。臨床ガイドラインの作成期間は約 24 週間である。

（3）民間医療保険

NHS により全国民は原則として無料で医療サービスを受けることができるが、入院待ちになっても生命への直接影響のない腰痛や白内障などの場合には、入院できるまで数ヵ月待たされることが当たり前になっている。また、NHS では病院の主治医を選ぶことはできない。こうした問題に対応するために、民間の医療保険があり、商品内容により民間医療保険（PMI：Private Medical Insurance）と現金給付医療保険（HCP：Health Cash Plan）に大別される。PMI は医療費等の実費を支払うもの、HCP は入院や手術に対して一定額を支払うものである。

（4）薬剤使用に関する動向

1）薬剤費支出の動向

医療費及び NHS における薬剤費支出は年々増加しているが、医療費全体に占める薬剤費の割合は、2005〜2006 年に 11.7％であったものが、2009〜2010 年には 10.5％に若干下がっている（図表 1-6、1-7、1-8）。これには PPRS（Pharmaceutical Price Regulation Scheme：医薬品価格規制制度）で 2005 年以降に実施された一連の価格調整が行われたことが影響していると考えられる。

図表 1-6　医療費（保健省予算）と薬剤費支出の推移[5]

	Total DH Resource Budget (m£)	Total Drug Spend (m£)	％
2005/06	85,647	9,999	11.7
2006/07	90,734	10,562	11.6
2007/08	98,982	10,937	11.0
2008/09	106,256	11,397	10.7
2009/10	113,297	11,920	10.5

[5] Department of Health: Departmental Report 2009 に基づいて作成

図表1-7　プライマリケアにおける薬剤費支出の推移（イングランド）[6]

Figure A.21: Primary care gross drugs bill, 1996-97 to 2007-08, England

年度	£ million
1996-97	3,808
1997-98	4,107
1998-99	4,356
1999-00	4,852
2000-01	5,168
2000-01	5,160
2001-02	5,714
2002-03	6,345
2003-04	6,963
2004-05	7,376
2005-06	7,235
2006-07	7,593
2007-08	7,663

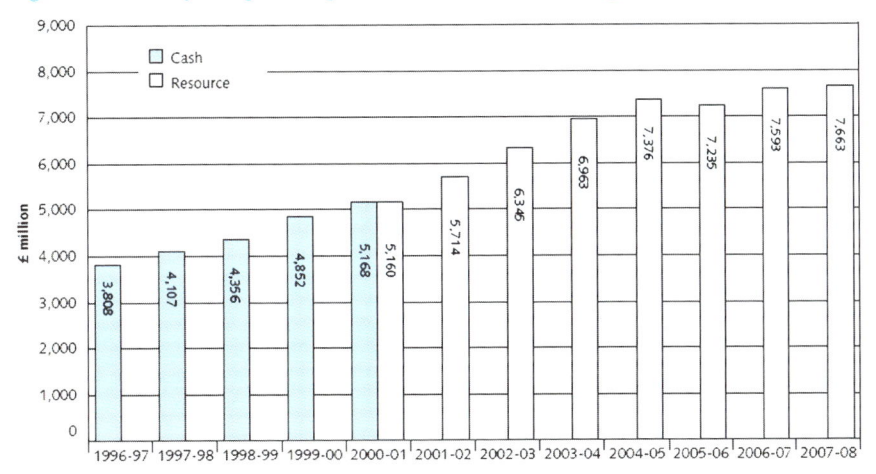

図表1-8　セカンダリケアにおける薬剤費支出の推移（イングランド）[7]

Figure A.22: Secondary care gross drugs bill, 1996-97 to 2007-08, England

年度	£ million
1996-97	961
1997-98	1,088
1998-99	1,211
1999-2000	1,369
2000-01	1,530
2001-02	1,740
2002-03	2,013
2003-04	2,311
2004-05	2,595
2005-06	2,764
2006-07	2,969
2007-08	3,274

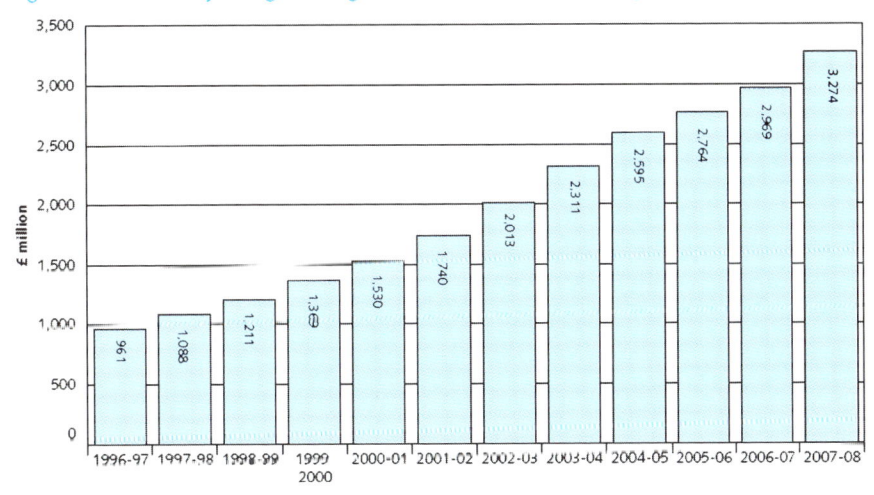

2）後発医薬品の使用状況

イギリスではGPの処方せんの大部分は薬剤名が一般名で記載される。2009年には82.7％の処方が一般名で行われたが、先発医薬品しか上市されていない場合等もあり、調剤された医薬品のうち、後発医薬品が調剤された処方シェアは67.4％、金額シェアは29.6％であった（図表1-9、1-10）。後発医薬品は一般名で承認された医薬品である。後発医薬品でも商品名で承認された医薬品はブランデッド・ジェネリックと呼ばれジェネリックとは区別されている。

---

[6] Department of Health: Departmental Report 2009
[7] Department of Health: Departmental Report 2009

図表 1-9　一般名処方及び後発医薬品調剤の実績（処方ベース）：イングランド（病院は除く）[8、9]

年	一般名処方			ブランド名処方	合計処方数（百万 ITEM）
	後発医薬品調剤	先発医薬品調剤	合計		
1999	48.3%	17.7%	65.9%	34.1%	514.7
2000	51.8%	19.2%	71.0%	29.0%	536.3
2001	52.2%	21.9%	74.1%	25.9%	570.5
2002	53.0%	23.0%	76.0%	24.0%	600.0
2003	55.4%	22.2%	77.8%	22.2%	631.8
2004	57.8%	21.3%	79.1%	20.9%	667.6
2005	59.3%	20.8%	80.1%	19.9%	770.7
2006	62.2%	19.6%	81.8%	18.2%	730.3
2007	64.1%	18.5%	82.6%	17.4%	773.2
2008	65.0%	17.7%	82.7%	17.3%	818.6
2009	66.1%	16.7%	82.8%	17.2%	861.0
2010	67.4%	15.4%	82.7%	17.3%	900.1

図表 1-10　一般名処方及び後発医薬品調剤の実績（金額ベース）：イングランド（病院は除く）[8、9]

年	一般名処方			ブランド名処方	合計調剤金額（百万ポンド）
	後発医薬品調剤	先発医薬品調剤	合計		
1999	18.2%	38.5%	56.8%	43.2%	5,026.4
2000	21.6%	40.9%	62.5%	37.5%	5,300.1
2001	17.8%	47.3%	65.2%	34.8%	5,804.3
2002	19.9%	48.1%	68.0%	32.0%	6,509.4
2003	23.7%	46.6%	70.3%	29.7%	7,139.5
2004	26.3%	44.7%	71.1%	28.9%	7,677.6
2005	26.4%	44.4%	70.8%	29.2%	7,500.6
2006	29.5%	42.4%	71.9%	28.1%	7,724.0
2007	29.1%	42.4%	71.8%	28.2%	7,868.4
2008	26.2%	44.1%	70.3%	29.7%	7,790.7
2009	28.3%	41.5%	69.9%	30.1%	7,966.6
2010	29.6%	39.7%	69.3%	30.7%	8,232.0

　なお、イギリスでは病院の中では商品名で記載された処方を薬剤師が後発医薬品に変えて調剤することは認められているが、外来においては、GP の処方が一般名でない場合に薬局が銘柄を変更して調剤すること（ジェネリック代替調剤）は認められていない。

[8] Prescription Dispensed in Community Statistics for 1999 to 2009; England, Department of Health, July 2010
[9] Prescription Dispensed in Community Statistics for 2000 to 2010; England, Department of Health, July 2011

2．医薬品の価格決定システム

（1）先発医薬品の価格決定

　イギリスでは、先発医薬品と後発医薬品の価格決定システムは異なっているが、両者とも一定の範囲で企業が自由に価格を決定することができ、その価格が保険償還価格となる。

　先発医薬品の価格決定には、PPRSが用いられている。国がPPRSによって、NHSに対する製薬企業の利益率を規制することで、製薬企業はその規制された利益の範囲内で自由な価格設定が可能となり、その価格がNHS価格として償還されるシステムとなっている。そのため、医薬品の薬事承認から償還価格の決定までのタイムラグがなく、販売承認と同時に償還される。

　PPRSは、公的部門の医薬品支出を規制すると同時に、研究開発志向型産業の発展を強力に促進することを目的に、保健省とABPI（Association of the British Pharmaceutical Industry：英国製薬産業協会）との定期的な協議で決められている。PPRSへの加入は任意であり、ABPIに加盟していない製薬企業であってもPPRSに加入することができる。これは自主規制であるが、保健大臣はその協定に加入しない製薬企業に対して不利となる決定を下す法的権限を有している。改定は原則として5年ごとに行われるが、それ以内であっても一部もしくは全面改正もあり得る。2012年現在のPPRSは2009年1月に締結したものである。

　PPRSの対象となる薬剤は、ブランド名で販売承認を受けた「NHS medicine」（NHSのもとで処方される医薬品）であり、処方せんにブランド名が記載されたものに限定される。すなわち、GP及びNHSトラスト病院などからNHSとして処方される先発医薬品とブランデッド・ジェネリック（ブランド名で販売承認された後発医薬品、ただしスタンダード・ブランデッド・ジェネリックを除く）が対象となる[10]。

　PPRSの対象とならない医薬品は、後発医薬品（一般名で販売承認を受けたものと、スタンダード・ブランデッド・ジェネリック）、プライベート医療用医薬品（NHSの処方せんでは処方されず、主に保険外で処方される医薬品）、OTC薬、PPRS制限品目リスト[11]に収載された医薬品、国内未承認で輸入などにより特定の患者に処方される医薬品、体外診断薬等である。

　PPRSは、NHSが支払い過ぎない範囲内で新薬に対する製薬企業の利益を確保することが目的とされており、製薬企業は一定の利益率の範囲であれば、自由に医薬品の価格を設定することができる。これにより安定した新薬開発の促進を図っている。

　自由価格の対象は、新規化学物質としての新有効成分であり、既存有効成分の新剤形追

---

[10] Department of Health (2004) The Pharmaceutical Price Regulation Scheme 2005, p5
[11] Schedule 1 to the NHS (General Medical Services Contracts) (Prescription of Drugs etc.) Regulations 2004

加や効能追加、新配合剤等については、製薬企業は自由に価格を設定できない。例えば、新有効成分として発売した2年後に徐放製剤を開発しても自由な価格設定は認められず、保健省と価格交渉することになる。その際、高い有用性が認められれば高い価格設定が認められることもある。つまり、既存有効成分の新剤形追加や効能追加、新配合剤等の新有効成分として販売承認を得ていない新薬は、保健省との交渉により、比較対照薬や類似医薬品の価格、NHSでの予想売上やNHS財政への影響、臨床上の必要性、例外的な経費などを考慮して価格が設定される。

（2）後発医薬品の価格決定

後発医薬品の償還価格の決定にはPPRSは適用されず、大部分はスキームM及びスキームWというルールによって価格が設定される。この2つのスキーム（スキームM及びスキームW）は、後発医薬品の償還価格を設定するための同じ目的のスキーム（制度）であり、Mは後発医薬品企業、Wは卸売企業にそれぞれ適用される（一般にこの制度は「スキームM」と呼ばれている）。2005年4月1日より導入されたこの新スキームにより、Drug TariffにカテゴリーM[12]が新設された。このスキームでは、製薬企業、卸売企業及び薬局が特許切れ後の医薬品に対して低価格で質の良い製品を提供する。一方、保健省は特許期間満了後すぐに後発医薬品を発売できるよう業界をサポートする。後発医薬品企業にとって、このスキームは、自由価格であること（価格承認を得る必要がない）、薬事承認に関する申請が特許切れの2年前から可能であること（医薬品としての承認には約2年かかるが、このスキームにより特許切れ後直ちに後発医薬品を発売できる）などのメリットがある。

この制度では、これまで明確に把握できていなかった市場実勢価格を明確に把握するために、参加する後発医薬品企業（スキームM）及び卸売企業（スキームW）に以下のような取り決めを盛り込んでいる。初めて市場に参入する後発医薬品の場合、先発医薬品よりも低価格であれば自由に価格を設定することができ、その価格が償還価格となる。その後、四半期（3、6、9、12月）ごとに見直される。この制度の下では、後発医薬品企業は3ヵ月に一度、データを保健省に報告する。保健省は提出されたデータから工場出荷価格の加重平均値を算出し、カテゴリーMによる薬局の利益（Pharmacy purchase profit）の総額が5億ポンドになるように設定した公式（Formula）に組み込み、償還価格を決定する（図表1-11）。この価格決定プロセスは3ヵ月ごとに行われDrug Tariffに反映される。なお、5億ポンドは薬局の全国組織であるPSNC（Pharmaceutical Service Negotiate Committee：薬局の全国組織）と保健省の協定に基づき設定された金額である。

---

[12] カテゴリーMとは、従来のカテゴリーA、B、C、Eに追加して、Drug Tariffに新設されたカテゴリー。カテゴリーMに属する薬剤については、後発医薬品製造企業及び卸売企業より正確な価格情報を入手し、その情報を元に保健省が償還価格を決定することになる。

図表 1-11　後発医薬品の価格決定の仕組み[13]

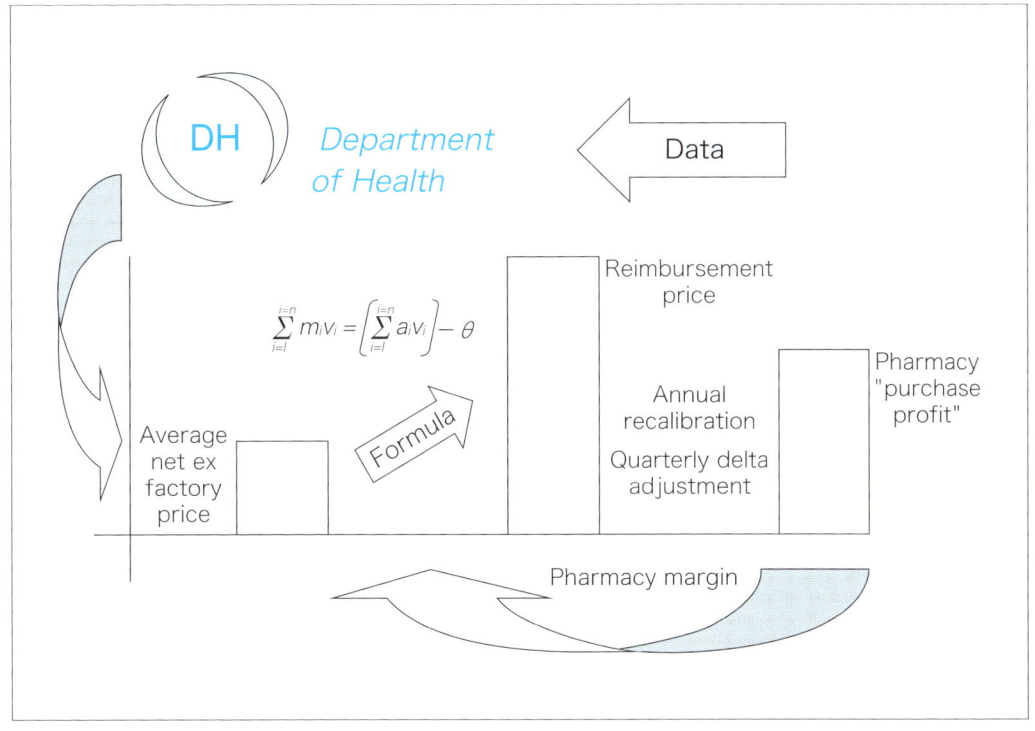

(図中テキスト)
DH　Department of Health
Data
$$\sum_{i=1}^{i=n} m_i v_i = \left(\sum_{i=1}^{i=n} a_i v_i\right) - \theta$$
Formula
Average net ex factory price
Reimbursement price
Annual recalibration
Quarterly delta adjustment
Pharmacy "purchase profit"
Pharmacy margin

出典：BGMA 提供資料

（3）先発医薬品の価格決定と薬剤経済学的評価

　PPRS は原則として製薬企業が自由に価格を設定できるが、NHS のもとで使用可能な薬剤であるためには、NICE が実施したテクノロジー・アプレイザルにおいて VFM（value for money：費用に見合った価値がある）と判断される必要がある。

　テクノロジー・アプレイザルで NHS での使用を推奨する基準とされている閾値（threshold）は、現在のところ QALY（質調整生存年）あたり 2 ～ 3 万ポンドとされている。テクノロジー・アプレイザルの評価プロセスには、MTA（Multiple technology appraisals）と STA（Single technology appraisals）の 2 つの方法がある。MTA では、研究者や学術機関が独自にシステマティック・レビューやモデリングを行い評価する方法であり手間と時間を要する。これに対して、2006 年から導入された STA では、データを製薬企業が提供するため迅速に評価することができ（製薬企業はガイドラインを遵守）、協議会も 1 回であり、評価は約 6 ヵ月で終了する。この STA による評価は、1 種類の薬剤・機器もしくは技術で、かつ 1 種類の適応に関する評価を対象としている（図表 1-12）。

---

[13] BGMA Generic Medicines in the United Kingdom (November 2007)

図表1-12　テクノロジー・アプレイザルの内訳（2000年11月～2012年2月）[14]

勧告の区分	STA	MTA	計
Recommended（推奨）	53（56%）	231（64%）	284（62%）
Optimised（最適化）	15（16%）	68（19%）	83（18%）
Only in Research（研究のみ）	3（3%）	22（6%）	25（6%）
Not Recommended（推奨しない）	24（25%）	39（11%）	63（14%）
計	95（100%）	360（100%）	455（100%）

　NICEの評価結果が出されるまでの間、テクノロジー・アプレイザルの評価対象となった治療（薬剤）は、NHSで使用することが実質できない。また、NICEにおいて費用に見合った効果が認められないと評価された治療は、NHSの下での使用は実質できなくなる。しかし、たとえNICEが推奨しなかったとしても、保健省が法的に当該サービスや薬剤を提供しないよう命令する権利はない。したがって、GPが処方すれば保険償還は行われる。一方、地域の管轄組織であるPCTでは、予算の管理上、医師に対して当該サービスを提供しないよう指示することはできる。通常、NHSで償還されない薬剤は、医師等からPCTのエクセプション・パネルに申請があれば、例外的使用としてPCTが適切であると判断すれば支払うことが可能である。科学的根拠が認められずに例学的使用が適切ではないとPCTが判断した場合でも、病院が持つ財源から患者に薬剤を提供することは可能である。このような薬剤の対象には、NICEが推奨しなかった薬剤、NICEが推奨しない適応外使用、希少疾病に対する適応外使用も含まれている。患者の費用負担はない。通常は使用する前にPCTの判断を仰ぐことになるが、使用後になる場合もある。この場合は財源を提供できるかどうかは保障できない。

　抗がん剤などの高額薬剤について製薬企業がPAS（patient access scheme：患者アクセススキーム）を申請し、費用対効果が改善されればPASのもとで高額薬剤を使用することが可能となる。PASは、「費用対効果を改善し患者が画期的新薬へのアクセスを享受することを可能にすることを保健省との合意をもって製薬企業が提案したスキーム」であり、NICEにおいて費用に見合った効果が認められないと評価され、NHSの下での使用が実質できない医薬品について、患者がNHSの下でアクセスすることを容易にするために2009年PPRSにおいて設けられた制度である。このスキームは、その薬剤がコストエフェクティブになるように、NHSと製薬企業とで償還ルールを取り決めるものである。例えば、効果が見られなかった患者の治療にかかる薬剤の費用を製薬企業がNHSに返金する方法や、投与開始から一定期間分をNHSの償還対象とし、その後は製薬企業の負担とする方法などが採用されている。管理コストや薬剤費が許容できる範囲でないとスキームは認められない。2012年1月現在、20の治療（うち、12はがん治療）にスキームが適用されている

---

[14] http://www.nice.org.uk/newsroom/nicestatistics/TADecisionsRecommendationSummary.jsp

（図表1-13、1-14）。

図表1-13　PASの対象薬剤一覧（2012年1月現在）

	薬剤名（商品名）	適応	製造販売業者
1	Trabectedin (Yondelis)	Advanced soft tissue sarcoma：進行性軟部肉腫	PharmaMar
2	Ranibizumab (Lucentis)	Macular degeneration (Acute wet AMD)：黄斑変性症	Novartis
3	Lenalidomide (Revlimid)	Multiple myeloma：多発性骨髄腫	Celgene
4	Erlotinib (Tarceva)	Non small cell lung cancer：非小細胞肺癌	Roche
5	Bortezomib (Velcade)	Multiple myeloma：多発性骨髄腫	JC
6	Ustekinumab (Stelera)	Moderate to severe psoriasis：中〜重度乾癬	J&J / JC
7	Sunitinib (Sutent)	Gastrointestinal stromal tumour：消化管間質腫瘍	Pfizer
8	Cetuximab (Erbitux)	Metastatic colorectal cancer (first Line)：転移性結腸直腸癌（ファーストライン）	Merck S.
9	Sunitinib (Sutent)	Renal cell carcinoma：腎細胞癌	Pfizer
10	Certolizumab pegol (Cimzia)	Rheumatoid arthritis：リウマチ	UCB
11	Gefitinib (Iressa)	Non small cell lung cancer：非小細胞肺癌	AstraZeneca
12	Pazopanib (Votrient)	Advanced renal cell carcinoma：進行性腎細胞癌	GSK
13	Azacitidine (Vidaza)	Myelodysplastic syndromes, chronic myelomonocytic leukaemia and acute myeloid leukaemia：骨髄異形成症候群、慢性骨髄単球性白血病、急性骨髄性白血病	Celgene
14	Golimumab (Simponi)	Psoriatic arthritis：乾癬性関節炎	Merck Sharp & Dohme
15	Romiplostim (Nplate)	Chronic idiopathic (immune) thrombocytopenuc purpura：慢性特発性（免疫）血小板減少性紫斑病	Amgen
16	Golimumab (Simponi)	Rheumatoid arthritis：リウマチ	Merck Sharp & Dohme
17	Golimumab (Simponi)	Ankylosing spondylitis：強直性脊椎炎	Merck Sharp & Dohme
18	Mifamurtide (Mepact)	High grade resectable non-metastic osteosarcoma：高グレード切除可能非転移性骨肉腫	Takeda
19	Tocilizumab (RoActemra)	Systemic juvenile idiopathic arthritis：全身若年性特発性関節炎	Roche
20	Nilotinib (Tasigna)	Imatinib-resistant chronic myeloid leukaemia：イマチニブ耐性慢性骨髄性白血病	Novartis

図表1-14　PASの適用例[15]

薬剤名 （商品名）	適応	PASの適用方法	提供方法
Trabectedin (Yondelis)	進行性軟部肉腫	5サイクルを超えた治療が必要な場合は、企業が負担する。	フリーストック
Ranibizumab (Lucentis)	黄斑変性症	片眼当たり2年間で14回を超えた注射に要する薬剤費を企業が負担する。	フリーストック
Lenalidomide (Revlimid)	多発性骨髄腫	28日間サイクルの治療を26サイクル（通常2年間）を超えた場合の薬剤費を企業が負担する。	フリーストック
Erlotinib (Tarceva)	非小細胞肺癌	同じ適応症でドセタキセルを使用した場合よりも治療コストが低いこと	単純割引
Bortezomib (Velcade)	多発性骨髄腫	ノンレスポンダーの患者の治療費を企業が払い戻す。	患者の反応
Ustekinumab (Stelera)	中～重度乾癬	体重100kgを超える患者の用量についても、価格調整により、費用対効果を確立する（1バイアルの価格で2バイアルを提供する）。	フリーストック
Sunitinib (Sutent)	消化管間質腫瘍	最初の治療サイクルの薬剤費を企業が負担する。	フリーストック
Cetuximab (Erbitux)	転移性結腸直腸癌（ファーストライン）	使用されるセツキシマブ量の16％のリベート後に費用対効果が確立されることに基づく。NICEの最終ガイダンスに沿って治療され、データが企業に提供されること	リベート
Sunitinib (Sutent)	腎細胞癌	最初の治療サイクルの薬剤費を企業が負担する。	フリーストック
Certolizumab pegol (Cimzia)	リウマチ	治療開始から3ヵ月（10シリンジ）の費用を企業が負担する。	フリーストック

3．医薬品の保険償還

（1）保険償還の制度概要

　現在のNHS制度は、保健省を最高機関として全国10ヵ所にある戦略的保健当局（SHA：Strategic Health Authorities）が当該地区のPCTやNHSトラスト病院を監督しているが、医療計画の策定と予算管理はPCTに権限が委譲されている（前述のように、現在のSHA及びPCTは2013年3月末までに廃止）。

　PCTはコミッショナーとして、当該地区の医療サービス提供においてNHSトラスト病

---

[15] Adrian Towse, Value based pricing, research and development, and patient access schemes. Will the United Kingdom get it right or wrong?, British Journal of Clinical Pharmacology, 70(3), September 2010, 360-366

院やGPと契約を交わすが、支払い方式は病院とGPとでは全く異なるものを採用している。病院では「Payment by Results（PbR）」と呼ばれる包括払い方式が2005年4月からNHSトラスト病院で導入された。一方、GPの支払いは、原則として登録人口に対する人頭払いを導入しており、ボーナス部分として支払われるQOF（Quality and Outcome Framework）が2004年度から追加導入された。

　薬局がNHSから得る収益は、保健省とPSNC（イングランドの薬局の組織）との間で毎年行われる予算契約（National Contract Funding）に基づいている。契約では薬局が提供するサービスで保険償還の対象となるものや、薬局が得た購買益（主に薬価差益など）の回収分（額）が決められる。2011年度は約25億ポンドであり、この金額は年々増加している（2005年度は約20億ポンドであった）。この金額のうち、調剤した医薬品からの購買益として薬局は5億ポンドを保持することが保証されている。実際にカテゴリーMによって得られた利益はこの金額よりも大きい可能性がある。超過した購買益は、クローバック制度によって政府に返還することになる。クローバック制度とは、カテゴリーMが導入される前から、薬局の医薬品からの購買益を制限するために設けられた仕組みである。一定以上の購買益を政府に返還するという考え方に基づいている。クローバック率（Deduction scale）は、薬局の薬剤コスト（調剤量）であるNIC（Net Ingredient Cost、Drug Tariffの価格で計算したコストの総計）に対して決められており、購入量が多い薬局ほど率は高い（平均約10％、5.63％〜11.50％の幅あり）。

　原則として患者の自己負担はないが、薬局で処方薬を受け取る際は1薬剤につき7.65ポンド（2012年4月〜、イングランド）が求められる。しかし、年齢（16歳未満、16〜18歳のフルタイムの学生、60歳以上）や出産前後の女性、その他疾患や所得などによる社会的弱者は患者負担が免除されるため、結果的に、イングランドでは人口の約50％が処方薬の患者負担免除対象者である。プライマリケアにおける薬剤給付のうち、これらの一部負担金を要さない処方数の割合は年々増加しており、2010年は94.4％が無料で給付された（10年前（2001年）は85.4％）[16]。処方薬以外にも自己負担があるものは、歯科治療、検眼、眼鏡・コンタクトレンズ、加圧ストッキングやカツラなどが挙げられる。これらも患者属性によって患者負担が免除される。なお、病院（セカンダリケア）では患者属性に関わらず、治療や薬剤など全て自己負担無料であるが、個室や小部屋を備えている病院でこれらのベッドを利用する患者からは差額が徴収される（アメニティベッド）。

---

[16] Prescriptions Dispensed in the Community: England, Statistics for 2000 to 2010, The NHS Information Centre, July 2011

（２）保険償還の仕組み

１）病院に対する保険償還

　NHSトラスト病院に対する支払い方式は、以前は「Block Contract」と呼ばれ、契約時に決められた年間予算の範囲で医療提供を行っていた。しかし、この方式では病院に与えられた予算がどのように使われたかは不明瞭であり、PCTのみならず病院自体も把握するところではなかった。また、配分される予算額には根拠がなく、歴史的な経験値で配分されていた。したがって、病院の支払い方法の透明性を高める目的で、活動量（治療患者数）とそのタイプ（HRG：Healthcare Resource Groups（保健資源の分類））に対して支払う包括支払い方式 PbR（Payment by Results）が、2005年4月からNHSトラスト病院で導入された（NHS Foundationトラスト病院では一年前に導入済み）。この導入によって、院内で提供された治療の詳細は、病院の経営管理者のみならず国民や政府も把握できるようになった。

　PbRでは、治療患者数とそのタイプ（HRG）の総計が病院の収入となる。HRGとは、米国のDRG（診断群分類）と類似であるが、イギリス独自のものである。HRGは、診断や治療法を、同レベルの資源利用という観点からグループ化したものである。したがって、個々の診断や治療法に直接対応しているわけではない（「診断」だけでも1,000以上あるのでそれにさらに治療法を加算していく方法では天文学的数字になってしまうからである）。HRGは当初は約600に分類されていたが、2009年の支払いからは1,400以上のグループに細分化された（HRG4）。このHRGには、それぞれ対応する国定価格が算定されており、これをタリフ（National Tariff）と呼んでいる。

　HRGに対応する国定価格（National Tariff）の算定は、全ての病院に各疾患に対する治療費用（reference cost）を保健省に報告させ（毎年6月末まで）、その平均をタリフとしている。タリフは、前々年度の治療費用の平均をベースにインフレ率を勘案し決定される。これによって各病院では、国定価格よりも低価格で治療を行うインセンティブが働く。複数の疾患を抱えている患者のタリフは、複数のHRGを組み合わせることはできないので、当該患者が持つ複数の疾患の中から、一番コストの高いものをそのコードとして選択する。残りの疾患については、追加的な費用が補填される程度である。なお、一度当該コードを選択すると、後から変更することはできない。病院の支払いはこのHRGのタリフに基づき、薬物治療の費用もこのタリフに含まれているため、病院では、Drug TariffやMIMS（価格表が載っているGP向けの月刊誌）などの一次医療で保険償還に用いる医薬品の価格表は使用されない。

2）GPに対する保険償還

　GPの報酬額は、登録人口に対する人頭払い、QOF、エンハンスト・サービス（Enhanced services）としてPBC（Practice Based Commissioning：診療ベースの購入）、設備費・インフラ整備から構成される。QOFは、質の高い医療を提供したGPにボーナスとして支払われる制度である。これは2004年度から導入され、臨床的な基準（Clinical Indicator）の目標値を達成した結果に基づき、獲得することができるポイントに応じて支払われる。Clinical Indicatorを例示すると、「過去に心筋梗塞と診断された患者が、現在ACE阻害剤もしくはアンジオテンシンⅡ受容体拮抗薬による治療が行われているか」、「糖尿病患者のHbA1cを過去15ヵ月記録しているか」などが挙げられる。これら臨床基準のある一定割合の達成に、それぞれ給付金が付いている。

　また、GPが患者を病院へ紹介した際、従来はGPに経済的な責任はなかったため、個々のGPは、患者の病院での検査や専門医への紹介を安易に行うことができた。しかしそのしわ寄せ、すなわちGPによる不必要な紹介によって、PCTは過剰支払いを請求される危険性を負っていた。2006年4月から導入されたPBCは、これらの無駄な紹介や検査を減らすために、GPによる患者の病院への紹介に対し予算を与え、GPにその予算管理を任せることにした。GP自らが治療を行うか、それとも病院へ紹介するかを、自問自答して最適な医療の提供場所を選択することを目的としている。

3）薬局に対する保険償還

　薬局の収入は主に、①調剤報酬など処方せん薬の調剤に関わる収入、②調剤以外の保険サービスにおける保険償還、③薬価差の3つである。

　調剤された処方せん薬の調剤報酬と保険償還は、NHSBSA Prescription Services（旧PPA）[17]により償還される。償還は電子請求を基に仮払いされ、その後送られた処方せんを基に、電子請求と照合され、問題がある場合は3ヵ月後の償還で差し引かれる。2012年現在の調剤料は、1処方（1アイテム）あたり90ペンスである（図表1-15）。

　薬価差、すなわち保険償還価格（先発医薬品・後発医薬品共にDrug Tariffの価格）と仕入価格との差は、一般的に先発医薬品よりも後発医薬品の方が大きいため、薬局には後発医薬品の仕入価格交渉に強いインセンティブが生じている。

　NHSで薬局が提供する保険サービスは、次の3つである。

　①エッセンシャル・サービスとは、処方せん薬の調剤と機器の供給のサービスである。②アドバンスト・サービスは必須ではなく、基準を満たした薬局において提供する薬剤使用評価（MUR：Medical Use Review）等のサービスである。③エンハンスト・サービスは、

---

[17] NHS Prescription Servicesは、DoH（保健省）のarm's length bodies（ALBs）であるNHS Business Services Authority（NHSBSA）内の部局、旧PPA（http://www.nhsbsa.nhs.uk/）

当該地区の PCT と地域の医療提供者（GP、薬局）との調整で行われる地域のニーズに合わせたサービスである。そのため予算の確保と配分先は、各 PCT に委ねられている。これら３つのサービスの詳細は、P41「５．（２）」に記述する。

図表 1-15　薬局数及び調剤数の推移（イングランド）[18]

Figure 9.1: Family health services – key statistics on pharmaceutical services, England									
Pharmaceutical services[(1)]	1997-98	2002-03	2003-04	2004-05	2005-06	2006-07	2007-08	% change 1997-98 to 2007-08	% change 2006-07 to 2007-08
Prescription items dispensed (millions)[(2)]	462.2	566.3	596.5	623.2	659.0	688.4	725.8	57.0%	5.4%
Number of contracting pharmacies [(2)(3)]	9,785	9,748	9,759	9,736	9,872*	10,133	10,291	5.2%	1.6%
Average number of prescription fees per pharmacy[(2)]	47,899	59,530	62,691	65,854*	68,808*	70,121*	72,818	52.0%	3.8%
Average net ingredient cost per fee (£)[(2)(6)]	8.53	10.87	11.23	11.29	10.50	10.36*	9.89	15.9%	-4.5%
Percentage of all prescription items which attracted a charge[(4)(5)]	14.6%	14.3%	13.7%*	13.1%	12.4%	12.0%	11.3%		

Copyright © 2009 Re-used with the permission of The Health and Social Care Information Centre. All rights reserved.
* Indicates figure has been revised from the 2008 Departmental Report.
Notes:
(1) Pharmaceutical services include the supply of medicines and appliances prescribed by NHS practitioners.
(2) Includes prescriptions dispensed by community pharmacists; excludes personally administered items and items dispensed by appliance contractors and dispensing doctors.
(3) Figures refer to 31 March (eg 2007-08 is number as at 31 March 2008).
(4) Prescriptions dispensed to patients who pay prescription charges or hold prescription pre-payment certificates. The analysis is based on a 1 in 20 sample of exempt prescription forms submitted to the Prescription Services Division of the NHS Business Services Authority. The analysis is based on prescriptions submitted by community pharmacists and appliance contractors and excludes dispensing doctors and personally administered items.
(5) Figures in reports prior to 2007-08 were presented in calendar years, not financial years.
(6) Cash-based figures 1997-98 and resource-based figures 2002-03 to 2007-08.

　なお、イギリスは完全医薬分業制であるが、一部の地域では薬局がないなどの理由から、GP による調剤が認められている。医師から直接調剤してもらえるのは、僻地や農村部などに居住し最も近い薬局が 1.6km 以上離れている患者に限定されている。

（３）保険償還に関する最近の動向

　既存有効成分の新剤形追加や効能追加、新配合剤等の新有効成分として販売承認を得ていない新薬は、保健省との交渉により、比較対照薬や類似医薬品の価格、NHS での予想売上や NHS 財政への影響、臨床上の必要性、例外的な経費などを考慮して価格が設定される。高い有用性が認められれば高い価格が認められることもあると考えられる。最近は配合剤の製品が増えてきたが、配合剤を対象とした価格設定ルールはなく、現状では２つの有効成分であれば単剤同士を合わせた価格と同程度である（PPRS の自由価格の対象は新規有効成分であり、配合剤は既存有効成分のため）。

　ドラッグ・タリフは毎月発行されるため、ひと月ごとに新しい価格が反映されるが、改訂の頻度はカテゴリーごとに異なる。NHS の下にプライマリケアで通常使用できる医薬品はドラッグ・タリフのパートⅧに収載されている（ドラッグ・タリフには使用できる医

---

[18] Department of Health: Departmental Report 2009

薬品だけでなく使用できない医薬品やプライマリケアで提供される医薬品以外のサービスも収載されている）。収載品の大部分は A、C、M の各カテゴリーに分類されている。ジェネリック医薬品の大部分はカテゴリー M に収載される。ブランド医薬品はカテゴリー C に収載されるが、パテントが切れるとカテゴリー A に収載され、その後カテゴリー M に収載される。カテゴリー A 及び C は銘柄ごとに基本価格（Basic Price）が設定されているが、カテゴリー M については銘柄ごとではなく成分・規格・用量別に基本価格が設定される。カテゴリー M の償還価格は 3 ヵ月ごとに全面的に見直されるが、カテゴリー C の収載品（特許期間中）の価格はほとんど変更されない。カテゴリー A の収載品の価格は頻繁ではないが改訂されている。

（4）コンパッショネート・ユース（CU）

1）未承認薬及び適応外使用時の償還に関する規定及び申請手続

未承認医薬品（スペシャルズ）の供給は、MHRA（Medicines and Healthcare products Regulatory Agency：英国医薬品・健康関連製品監督庁）のガイダンス[19]に基づいて行われている。スペシャルズには、①治験薬、②海外では承認済みだが英国では未承認の医薬品（治験薬を除く）、③病院で特殊に製造した医薬品（商業的に製造が困難なもの）などが該当する。これらの製品を供給（製造、輸入、配送）するためには、特別なライセンスを有する必要がある。製造、輸入、配送等以外の目的でスペシャルズを入手できるのは、医師、歯科医師、補助的処方者、薬剤師（病院、ヘルスセンター、薬局）とガイダンスで規定されており、患者は上記の医療関係者を経由しないで直接スペシャルズを入手することは原則不可能である（インターネット等での患者による個人輸入は禁止されているが、実際に制限することは難しいのが現状）。

スペシャルズは、特定の患者について特別なニーズがあると認められる場合、例えば、含有成分にアレルギーがある患者や用量や剤形が合わない患者などに対して、医師、歯科医師及び補助的処方者等が、処方者の責任において使用することができ、医療機関や薬局を通じて患者のスペシャルズへのアクセスが確保されている。患者は特別な自己負担を払う必要はなく、NHS の枠組みの中で使用される。薬局には購入した価格が償還される。使用する未承認医薬品が非常に高額である場合は、PCT のプライオリティーズ・パネルという委員会に諮り承認を受ける必要があるが、このようなケースはむしろ特殊であり、通常は特別な審査等を受けることなく使用されている（例えば、小児に使用するメラトニン製剤など）。

---

[19] Guidance Note 14: The supply of unlicensed relevant medicinal products for individual patients (Aug 2006)

適応外使用に関しては、NHS 病院が適応外処方を認めれば、それは NHS のサービスであるため保険（契約内での PCT の支払い）で賄われる。NHS 病院で行われる治療に関する患者負担額は、治験の対象または適応のあるなしに関わらず無料である。ただし、NHS が認めない治療は提供されないため、個人が特定の治療を希望するのであれば、民間病院へ行かざるを得ない。民間病院は原則として NHS が認める公的保険の対象ではなく、任意加入である民間保険の対象となる。

２）評価機関の有無及び評価方法

治験薬は、治験実施医療機関と製薬企業との契約に基づいて使用される。治験期間終了後の使用については、治験薬が有効であった被験者には治験終了後も承認までの間無料で治験薬を供給しつづけられるような契約を締結することがある。承認後も継続して使用する場合は購入しなければならないが、価格が非常に高額である場合には前述のプライオリティーズ・パネルに諮る必要がある。医師が治験薬の使用が必要と判断した場合には、医師から患者に治験への参加を勧めたり、治験実施医療機関の紹介などが行われ、患者の治験薬へのアクセス向上に繋げている。また、治験の被験者に該当しない患者であっても、治験薬の使用が必要な場合には、主治医の責任のもとで、しかるべき手続きにより治験薬を製薬企業から購入して使用することができる。

また、MHRA のガイダンスに基づいて、病院ではスペシャルズ使用に関わるルール（ガイドライン）を作成している。スペシャルズは処方者の責任の下に使用されるが、使用結果に対する評価が十分行われているわけではない。ヘルスケア委員会では、４年に一度全ての病院の医薬品の管理について検討し基準を作成するが、病院はその基準を遵守することを毎年宣言しなければならない。病院では、医薬品のリスク管理という観点から、スペシャルズの使用についての情報を収集しリスクアセスメントを行う方針である。

３）有害事象が発生した場合の報告方法、公的機関の責任

承認、未承認に関わらず、医薬品の使用で発現した重篤な副作用については MHRA への報告が義務づけられている。製薬企業は副作用の報告を受けた日から 15 日以内に MHRA に報告し、医師及び薬剤師は Yellow Card Scheme（イエロー・カード・スキーム：副作用に関する情報収集する仕組み）により報告することとされており、未承認薬についても同じである。

４）未承認薬の価格設定における問題点

未承認医薬品には通常の医薬品の価格設定ルールが適用されず、自由に価格を設定することができる（無料の場合もある）。治験薬が他の適応症等で既に市場に流通している場合は、市場価格で購入することができる。スペシャルズを取り扱う業者が提供する価格には、

通常、仕入価格に手数料（物流コスト及び利益分）が上乗せされる。保険償還においては薬局が支払った分だけ償還される仕組みとなっているので、薬剤費全体に占める金額は多くはないものの、製造業者、流通業者が設定する価格が高いことは問題とされている。

5）診療ガイドラインにおける未承認薬の記載

診療上、未承認薬を使用することが非常に重要な場合は専門的なガイドラインが示されている。ガイドラインは DoH ではなく、Royal College of Practitioners（王立医師会）あるいは NPC（National Prescribing Centre：国立処方センター）で作成している。また、NICE の診療ガイドラインにおいては、未承認またはまたは適応外であっても、その薬の使用をサポートするエビデンスがあれば、ガイドライン中に脚注を付けて記載する（脚注「この医薬品は英国の市場においては、まだ承認がされていない」など）。

4．医療費適正化における取り組み

（1）後発医薬品に関する取り組みと役割

1）後発医薬品使用拡大の要因

後発医薬品は十数年前から普及し、現在では数量ベースで約7割まで浸透している[20]。当初は、後発医薬品の品質に対する医師及び薬剤師の懸念はある程度あったが、後発医薬品の普及とともに懸念は払拭され、現在は問題視されることはほとんどないと言ってよい。

薬剤費適正化策の大きな柱は、薬剤に対する保険償還の仕組みと医師の処方に対しての介入である。保険償還の仕組みにおいては、カテゴリーMが低価格の後発医薬品の使用促進に結びついており、薬剤価格の引き下げに貢献している。一方、医師の処方に対する介入には、一般名処方の徹底だけでなく、NICE ガイドラインなどを用いて適正な治療薬を推奨することにある。この医師の処方に対する介入には、病院では病院薬剤師が、またプライマリケアでは、当該地区の PCT に所属する処方アドバイザー（主に薬剤師）が大きな役割を担っている。

なお、患者の自己負担金は、調剤された薬剤が先発医薬品か後発医薬品に関わらず同額であり、患者は後発医薬品使用促進のインセンティブはほとんどないと言える。薬局は仕入価格が最も低い製品を購入するため、患者に調剤する製品が途中から変更されることもあるが、大部分の患者は薬局薬剤師が勧める後発医薬品を問題なく受け入れているという。

---

[20] Prescription Dispensed in Community Statistics for 2000 to 2010; England, Department of Health, July 2011

２）医療機関の取り組み

　病院では、病院薬剤部に薬剤費を抑えるインセンティブがある。病院内の薬剤費管理は、薬剤部が請け負うことが一般的であり、不必要な薬剤を限りなく削減することは、病院薬剤師の責任の一つであると言える。また、通常病院内では後発医薬品への代替調剤（病院勤務医がブランド名で処方しても、院内薬剤部で後発医薬品を調剤すること）が、病院薬剤師により行われている。病院はNHSから医薬品を安く購入することが求められている。イングランドではジェネリックのサプライヤーは薬剤ごとに1社に限定されているが、これはイングランドの全病院の購入を一括することで購買力を高め、購入価格を抑えることが目的である（例えば、シンバスタチン20mgは1包装28日分あたり25ペンス以下で購入している）。注射剤のジェネリックはイングランドを6つの地域に分けてそれぞれの地域で薬剤ごとに1社を限定して購入する（注射剤については、全体で1社にすると採算が合わずに注射剤の販売を中止する製薬企業が発生する可能性があるため）。薬剤購入先との契約期間は1～2年間である。製薬企業と購入の契約を行い、卸売企業とは運搬の契約を行う。なお、実際には、契約した製品よりもさらに安く購入できる製品がある場合は病院が独自に購入する場合もある。

　一方、プライマリケアでは、コミュニティー薬剤師には後発医薬品への代替調剤は認められていない。しかし、GPの処方薬剤の大部分が一般名で記載されるため、薬局において調剤される際に後発医薬品が多く使用される。一般名で処方する教育は医学部で行われており、若い医師ほど一般名での処方率が高い傾向にある。一般名に慣れていない年配の医師でも簡単に一般名処方が出せるように、コンピュータの操作時にボタンを押せば製品名を一般名に変換する機能を持つシステムが導入されている。

　各PCTにおけるGPインセンティブスキームにおいて一般名処方率の目標値（72～75％程度）が示されているが、現在では一般名処方率が十分高くなっているため、普及のためのインセンティブとしては機能していない。しかし、PCTの運営は外部機関によって評価されており、その評価項目の一つとして、後発医薬品の使用割合の目標値が与えられている。そのターゲット達成のため、PCTには経済的なインセンティブ（診療所に必要なものの購入費用にあてたり、PCTからIT化の援助を受けることができるなどの仕組み）があるため、GPの一般名処方率はPCTに所属する処方アドバイザーに常に監視させている。もし一般名処方率が低ければ、PCTはGP診療所に対し何らかの対策を講じるであろう。処方アドバイザーは、臨床の薬物療法とガイドラインの両方に精通している必要性から薬剤師が担っている。処方アドバイザーは、各GPを年に1～2回程度訪問して、PACT（Prescribing Analysis and Cost：処方分析と費用）報告書に基づき、最新医薬品アップデート、処方監査（予算、高額薬剤、Controlled Drug（麻薬）の使用状況）など詳細な処方分析及びアドバイスを行う。このPACT報告書とは、日本でいうレセプトを処理し償還

する機関であるNHS BSAが作成している。そこではGPが処方した薬剤名（規格・剤形別）とその処方量が、GP診療所ごとに報告されている。これは人口特性を調整し、比較可能な数値に計算し直したものなので、他の診療所と処方傾向が比較できる。何の診断に対する処方かは、PACT報告書では分からないが、処方薬剤の範囲や新しく出されたガイドラインに対応しているかなど、処方傾向の移り変わりも把握できる。

3）供給体制

卸売企業の医薬品の配送回数に法的な規定はないが、フルラインの卸売企業は1日2回の配送を行っている。ショートラインの卸売企業は、通常1日1回の配送を行っている。チェーン薬局、個人薬局、病院のいずれに対しても通常の配送回数は同じである。

医薬品は、法律上、3年間市場に供給されなかった製品は認可が取り消される。市場で流通する製品が不足するという事態は起こる場合があるが、それによって患者に必要な医薬品が入手できない事態にまで発展したことはなく、供給は現状ではうまく行われている。なお、医薬品の製造拠点はヨーロッパ内（スペイン、イタリア）からヨーロッパ外（特に中国、インド）に移動しており、複数の製造販売業者が同じ海外の製造会社に委託している場合もあるため、その国で（パンデミックのワクチンなど）医薬品の需要が高まった場合にイギリスに供給できないといった事態が生じる可能性がある。このような事態に対して政府は供給がしばらくない場合の医薬品を備蓄しようとしている。

NCSO（No Cheaper Stock Obtainable）concessionとは、一般名の処方せんについて、薬局でジェネリックが入手できない時にやむを得ずブランド薬を調剤したときには、ブランド薬としての償還を受けることができるという仕組みである。このようなケースは極めて少ないが、この仕組みによって安い薬剤が薬局にない場合でも患者への薬剤の供給が確保されることになる。償還に際しては、保健省とPSNCが確認作業を行う。

医療機関や薬局への医薬品情報の提供は、主にUKMi（UK Medicines Information）[21]というNHS独自の薬剤師ネットワークを通じて行われている。UKMiは、各トラスト病院薬剤部の医薬品情報センター（250ヵ所）と地域の情報センター（14ヵ所）及び全国的な情報センター（2ヵ所、北アイルランドとウェールズ）のネットワークで構成され、NHSの組織での薬物治療等に関するサポートがシステマティックに行われている。UKMiは、NHSトラストであるNHS Direct[22]という国民向けの健康相談システム（電話、インターネットサービス、デジタルテレビなどを介する）とも連携し、医薬品情報の提供等を行っている。

---

[21] http://www.ukmi.nhs.uk/
[22] http://www.nhsdirect.nhs.uk/

5．薬剤師の業務範囲に関する動向

（1）病院薬剤師

1）代替調剤

　病院では一部の薬剤を除き、外来患者に対する調剤は行っていない。HIV 感染症などの長期間にわたり病院への通院が必要な患者の薬剤についても、薬局で購入するほうが安く入手できるため（薬局の医薬品は付加価値税が免除される）、病院からではなく薬局から購入して、薬局から患者宅に直接届けるのが一般的である。

　入院患者については、ドラッグ・チャート（投与状況が時系列で分かるチャート）に入院中に処方された薬剤が記載され、臨床的観点をはじめ、一般名への修正（後発医薬品が存在するにも関わらずブランド名処方されている場合）、剤形・投与回数の書き漏れ修正や変更など、薬剤師による全ての修正・介入は、黒色のインクで行われる（以前は、薬剤師が介入したことを表すため緑色のペンと決められていた）。また、患者の服用状況（アドヒアランスの良し悪し）から、薬剤師の判断と患者との相談の上、薬剤師には剤形変更する権限を与えられている。変更については、医師と情報共有化のため事後報告することもあるが、医師らとはチーム医療であり、薬剤師がどの点に関して介入するかお互いに理解し合っていることや、薬剤師が剤形変更に際しての服用量の換算や、入手可能な剤形に詳しい[23]とのことから報告義務はない。この変更は、先発医薬品、後発医薬品に関わらず日常的に行われている。なお、これらの権限について明文化された規定は存在していない。また、院内の処方せん様式は個々の病院に任されている。入院・外来のいずれの場合も、どの後発医薬品に代替したかを報告する義務はなく、実際に報告されていない。

2）処方権

　薬剤師が処方できる権限については、補助的処方者（Supplementary Prescriber）及び独立処方者（Independent Prescriber）として法的に認められている。

　補助的処方者とは、特定の医師とコンビを組み、医師の処方を基に補足的に処方を行える処方者を指している。医師の診断・処方に基づき、モニタリングとその投薬量の調整を行うことができる。2001 年 5 月に薬剤師と看護師に認められ、その枠は 2005 年 4 月には、検眼士、理学療法士、レントゲン技師と足治療師に拡大した[24]。これらの技師にはそれぞれの専門分野に関わる医薬品に制限されているが、薬剤師及び看護師には医師との治療指針

---

[23] 葛西美恵編著（2006）「調剤から消えた薬剤師」p180-181（座談会で Chelsea & Westminster 病院の病院薬剤師の発言）

[24] Department of Health (2005) Supplementary Prescribing by Nurses, Pharmacists, Chiropodists/Podiatrists, Physiotherapists and Radiographers within the NHS in England, a guide for implementation, updated in May

に基づいていれば、麻薬や適応外処方も含め取扱い薬の制限は設けられていない。ただし、患者に予測外の症状の変化があれば医師への差し戻しをしなければならないことになっている。これは、医師による診断と治療方針を明確にした上で、その治療方針の範囲内で処方するというルールの基に成り立っている。例えば、糖尿病患者の場合、補助的処方者は、定期的な血糖値の検査から、医師の判断なしで投薬量の調整を行うことが可能である。

　2006年5月に医師以外による独立処方が法律で認められ、その対象者は薬剤師と看護師となった。独立処方者となれば診断が伴うが、これは専門分野・能力の範囲内という条件付である。例えば、喘息クリニックで補助的処方を行っていた薬剤師が独立処方者に認定された場合は、その専門領域（この場合は喘息）で独立処方を行うことになる。薬剤師独立処方者（Pharmacist Independent Prescriber）と看護師独立処方者（Nurse Independent Prescriber）が処方できる薬剤の範囲はDrug TariffのPart XVIIIBに規定されている。両者ともに承認された医薬品であれば能力の範囲で処方することができるが、現在までのところ、薬剤師は麻薬を処方することはできない（麻薬の販売は可能である）が[25]、法（Misuse of Drugs Act）改正後に処方可能となる予定である。独立処方のトレーニングコースは、薬剤師の場合は補足的処方と同様、大学薬学部が行う。現在サプリメンタリー・プリスクライバーとして認定されている者が、追加コースを履修して認定を取得することが可能である。

3）医薬品情報

　医薬品情報室（MI：Medicine Informationの略、日本でいうDI：Drug Informationに該当）が各病院に置かれ、その情報収集も病院薬剤師の役割の一つとなっている。MIでは各種文献の収集、病院内外の問い合わせの対応を行っている。さらに病院は専門診療科に分化する傾向があり、薬剤師も専門薬剤師が存在するため、専門領域のエビデンスに精通している。

（2）薬局薬剤師

1）必須サービス

　薬局の収入の90％はNHSとの契約によるもので占められている。NHSの下で提供されるサービスは、エッセンシャル・サービス、アドバンスト・サービス及びエンハンスト・サービスに大別されている。
　エッセンシャル・サービスは契約に基づいて必須で提供しなければならないサービスで

---

[25] Improving patients' access to medicines: A guide to implementing nurse and pharmacist independent prescribing within the NHS in England, DoH, 12 April 2006

あり、処方せん調剤、リピート調剤、PCTのキャンペーンへの参加（年6回）、不要薬剤の廃棄、セルフケアのサポート、クリニカル・ガバナンス、及び、2010年4月に導入された機器の供給（Supply of Appliances）が該当する。機器の供給に関しては、適正な供給（無駄な供給を抑える）、リピート調剤、薬局名と連絡先のラベル表示、店舗で供給できない場合の別の入手先の確保、（在宅医療用機器やストーマ製品などの）ホーム・デリバリー、（機器のみでなく）関連製品の供給、臨床アドバイス、緊急時の供給などを行うこととされている。

2）アドバンスト・サービス

アドバンスト・サービスは、どの薬局でも提供することは可能であるが、サービスを提供するためには認定を受ける必要がある。該当するサービスは長期投薬患者の処方レビューを行うMURのみであったが、2010年以降にAUR（Appliance Use Review：医療機器使用評価）、SAC（Stoma Appliance Customization：人工肛門のカスタマイズ）、NMS（New Medicine Service：新規薬剤サービス）の3つと合わせて4つのサービスが提供されるようになった。

3）エンハンスト・サービス

エンハンスト・サービスはPCTごとにサービスが決められている。サービスの例としては、時間外営業、各種検査（クラミジアの検査など）、予防接種（季節性インフルエンザ、子宮頸がんワクチンなど）、禁煙プログラム、育毛プログラム、メサドンを用いた薬物乱用者へのサービス、などである。サービスを提供するために研修が必要な場合は、PCTや薬剤師会等で提供される研修を受ける。エンハンスト・サービスはローカルで提供されるサービスであるが、このようなサービスの価値や費用を調査し有用性が高いサービスと認められれば全国的なサービス（アドバンスト・サービスなど）へと展開する可能性がある。2011年にアドバンスト・サービスになったNMSも以前はエンハンスト・サービス（ファースト・プレスクリプション・サービス）であった。

イギリスで要処方せん薬（POM）が処方できるのは、医師、歯科医師と、後述する有資格の処方者（補助的処方者・独立処方者）のみである。しかし、例外的に緊急性を要する薬剤に限っては厳格なプロトコールに従い、医師以外の医療専門職（薬剤師や看護師）に要処方せん薬（POM）の投薬を認めている。これはペイシェント・グループ・ダイレクション（PGD：Patient Group Direction）と呼ばれ、薬局のエンハンスト・サービスとして提供されている。PGDを投薬した際は、必ずその投薬者のサインが必要である。PGDは、事前にその使用対象になる症状や状況が厳格に決められており、また、処方できる要処方せん薬（POM）も限られている。現在は、緊急避妊薬EHC（Emergency Hormonal Contraceptives：通称モーニング・アフター・ピル）、インフルエンザ薬、花粉症薬、禁煙補助

薬等が主で、そのリストは事前に各PCTがその地域の人口特性などから管理・作成し、医師が事前に承認する。このため、地域によって認められているPGDは異なる場合がある。

4）責任薬剤師

2009年10月に薬剤師に係る法律（Medicines Act）が改正されて、薬局にリスポンシブル・ファーマシスト（責任のある薬剤師、以下「責任薬剤師」）を1名配置することが義務づけられた（規則：Medicines（Pharmacies）（Responsible Pharmacist） Regulations 2008）。この責任薬剤師の役割は、業務手順により安全性を監査すること、常時薬局における薬剤師の記録をつけ保管すること、責任薬剤師の氏名、登録番号及びその薬局で管理業務を担当している旨を薬局内に掲示することが求められている。責任薬剤師が適切に記録し保管することの保証は薬局所有者の義務である。

（3）その他

1）箱出し調剤

薬剤を包装のまま患者に交付するような調剤（いわゆる箱出し調剤）は2000年頃から急速に普及した。包装のまま交付することが義務づけられている訳ではなく、必要な分だけシートをカットして交付することもできるが、ほとんどの調剤薬は包装のまま交付されている。包装での交付が普及した理由としては、法律において患者用の薬剤説明書の添付が義務づけられていること、品質管理の点から大包装よりも小包装のほうが望ましいこと、医師が処方においてコンピュータ化が進んだことなどが挙げられる。包装の単位は適応に応じて設定されており、慢性疾患については1ヵ月分が標準となっている。抗生物質等は5日分や7日分の単位になっている。1ヵ月分については、同じ有効成分の製品でも30日包装と28日包装の単位が混在しているが、統一はされていない。医師の処方せんへの記載方法は、「1パック」、「30日」、「28日」などの指示があり、「1パック」と記載された場合には薬局で28日分または30日分の包装を交付できるが、「30日」と記載された場合には、30日分の包装または28日分の包装に2日分を追加した薬剤を交付しなければならない。「28日」と記載されて30日分の包装を出す場合は2日分の薬剤を箱から取り出すことになるが、30日分の包装を交付しても問題とはされない。このように処方せんの記載方法や包装単位が統一されていないことで、時々患者からクレームが生じている。なお、30日分を超える長期投薬は予算の節約という点から推奨されておらず、現在は1ヵ月に短縮されている。

また、箱出し調剤のメリットの1つとして、安全性確保のためのトレーサビリティーの向上が挙げられると考えられるが、イギリスにおいても実際に様々な理由による製品の回

収等に活用されている。なお、現在 EU 内では包装の表示を厳格にする提案が出されているがまだ最終段階には入っていない。この提案は、主に模造医薬品の流通を阻止することを目的として行われている。

2）有害事象等の情報収集

医薬品の有害事象の情報収集システムとしては、医師、薬剤師などの医療従事者のみならず、患者やその介護者等が報告できる Yellow Card Scheme という仕組みがある。これは、MIMS や BNF（British National Formulary：医薬品集）に挟まれている黄色の報告用紙（イエロー・カード）または MHRA のウェブサイトを通じて MHRA に有害事象を報告する仕組みである。新医薬品については全ての有害事象が報告対象となるが、新医薬品以外については、重篤な有害事象のみを報告すればよいことになっている。また、製薬企業は有害事象を MHRA に報告することが義務づけられており、最終的に MHRA と製薬企業は報告された全ての有害事象の情報を共有する。Yellow Card Scheme により収集された情報は、MHRA が分析・評価を行い、その危険性を4段階の対応別（Class 1～Class 4）に分類して医療機関等に提供される。

3）患者への情報提供

医薬品の情報文書には2種類ある。一つは医療従事者向けに使われる SPC（Summaries of Product Characteristics）であり、もう一つは、患者向け添付文書 PILs（Patient Information Leaflets）である。これらの医薬品情報文書は公開されており、民間会社の Datapharm Communications Ltd. が、ABPI の依頼を受け、電子媒体上で掲載している（www.medicines.org.uk）。このインターネットサイトでは、先発医薬品・後発医薬品に関わらず医薬品情報文書を収載しているが、文書の提供は各製薬企業に委ねられているため、収載されていないものもある。SPC に関しては、出荷時に各薬剤の包装に封入されておらず、添付義務もない。SPC は、先発医薬品と後発医薬品の両者に同じ記載内容を求めている。

SPC の記載内容を分かりやすく表現したものが患者向けのリーフレット PILs である。PILs は、SPC に基づいて作成されるが、SPC には著作権が設定されているため、後発医薬品企業は先発医薬品の SPC の記載をそのまま引用することはできない。そのため、製品ごとにリーフレットの表現等が異なっている。PILs は処方薬とともに患者に渡される。PILs は、先発医薬品・後発医薬品に関わらず、製薬企業が医薬品製造時に各薬剤に添付封入している。イギリスの薬局では1ヵ月服用分に相当する小包装で仕入れし、調剤することが推奨されているため、この PILs も小包装の各薬剤に封入されている。投薬時に製薬企業によって封入された PILs は、処方薬と共にそのまま患者に渡される。これは入院患者を除いた全ての患者に渡す義務があるため、投与する薬剤が万が一小分けになった場合も例外ではない。そのため、病院薬剤部、薬局などではこの Datapharm Communications Ltd. のサ

イトが、PILsへの情報提供として利用されている。視覚障害者に対する配慮も法令で求められていることから、視覚障害のある患者向けにPILsを大きな文字で表示したものや音声によるサービスが提供されている。

また、PILsは、使用者に読みやすく、明瞭で、理解しやすいことを確認した結果を反映した記載であることが求められている。そのため製薬企業はMHRAのガイドラインに基づき、リーフレットの記載が適正かどうかを評価するためのユーザー・テストを実際に製品を使用している患者を対象に実施することが義務づけられている。ユーザー・テストの結果はMHRAに報告され反映される。PILsの作成ルールは全製品が対象である[26]。

4）処方せんの電子化

外来患者に発行される処方せん様式（イングランド）は、グリーン、ブルー、イエロー、ライラックの4種類あり、GP用は通常、グリーンの処方せんを使用し、メサドンなどの規制医薬品を投与する場合のみブルーの処方せんを使用する。歯科医はイエロー、薬剤師や看護師が処方する場合（補助的処方者や独立処方者として）は、ライラックの処方せんを使用する。規制医薬品（主にメサドン）以外の記載様式は同一である。規制医薬品の処方は、1日分ずつ薬局で調剤を受けなければならないため、調剤日と調剤量を記入する欄が設けられている。また、リピータブル処方せんは、親処方せんと子処方せんが一つに綴られている様式になっている。

電子処方せんの場合は、処方欄に記載がなくバーコードを読み取ることによって処方情報をデータベースから引き出し、薬局で調剤用の用紙にプリントすることができるものもある。電子処方サービスはEPS（Electronic Prescription Service）と呼ばれている。EPS（Release 1）のシステムは、2007年時点で、薬局の81％、GPの79％が設置しており、8,900万枚を超える処方がEPSによって転送されている。このシステムは処方せん偽造対策としても有用とされている。現在普及しているシステムでは、処方せんに印刷されたバーコードを薬局で読み込むことによって処方情報を引き出している。このシステムの改良版（Release 2）では処方せんのペーパーレス化が可能であり、患者が処方せんを薬局に持参するのではなく、患者が選定した薬局で処方せん情報を引き出し、その情報に基づいて薬局が調剤する仕組みが導入されている（図表1-16）。

---

[26] 例えば、後発医薬品企業のTeva UKでは約600製品の後発医薬品製品を取り扱っているが、ブリッジングが適用される製品（スタチン製剤などは薬効ごとに評価すればよいことになっている）があるため、約120製品についてのユーザー・テストを実施した。

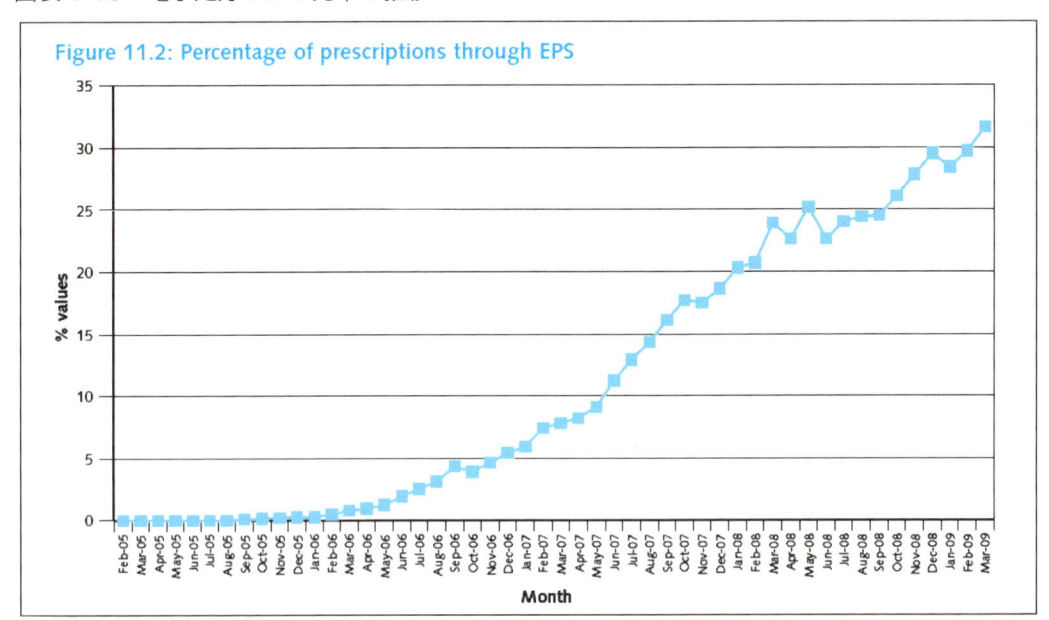

図表1-16　電子処方せんの比率の推移[27]

Figure 11.2: Percentage of prescriptions through EPS

（4）リフィル制度

　プライマリケアにおける投薬日数は通常1ヵ月分であり、それ以上の投薬期間であれば患者は1ヵ月ごとにGPから処方せんを受け取る。GPへの受診には予約が必要となるが、同じ薬剤の処方を受ける場合は、処方せん交付をリクエストする用紙（repeat slip）を持参またはFAXや郵送で送付すれば、数日後に処方せんを受け取ることができる。このように、GPを受診せずに処方せんを受け取り、薬局で薬剤を受け取ることは一般的に行われている。患者の半分は同じ処方を繰り返し受けており、繰り返し処方される薬剤（リピート調剤）は薬剤費全体の60〜70％、プライマリケアにおける処方品目の80％を占めているという[28]。

　2002年秋から、服用薬が変わらない慢性疾患の患者を対象に薬剤師が管理するリピータブル処方せん（repeatable prescription）によるリピート調剤が開始されている。2005年10月からはエッセンシャル・サービスとして、NHSにおける必須の薬局サービスに含まれている[29]。NHSはリピート調剤のメリットとして以下のことを掲げている。

・患者の選択とサービスへのアクセスの向上：年に1回診察を受ければ済む場合もあり、患者が不必要にGPを訪問する必要性がなくなる。リピート調剤のスキームにより、患者

---

[27] Department of Health: Departmental Report 2009
[28] NHS, Electronic Prescription Service (EPS) Release 2 Benefits 2009/2010
[29] DH, NHS repeat dispensing schemes in England, 1 June 2007

の服用薬について定期的にレビューが行われる。
- 時間の節約：GP 及び GP 診療所のスタッフが主に処方せんを発行する時間を節約できる。薬局の調剤時間も節約できる。処方せん 1,000 枚あたり、通常の処方せん調剤よりもリピート調剤は 2 時間調剤時間を節約できる。
- スキルの発展：リピート調剤で同じ薬局を利用することで、薬剤師や薬局スタッフと患者との信頼関係及び薬物治療管理が発展する。薬剤師による薬物治療のレビュー（MUR）が行われる。
- 無駄の縮小：薬物治療のレビュー（MUR）によって問題点を早期に発見し介入できる。
- リスクの減少：従来の繰り返し処方よりも、レビュー等が行われるステップが入るので、薬剤で生じる問題点を減らすことができる。一度に数ヵ月分調剤するよりも、規則的に調剤することで用量間違い等に対応することができる。OTC 併用等による問題点に対応できる。
- 費用の節約：マンチェスター大学の報告によると、リピート調剤では患者が必要としない薬剤は調剤されないので、従来の処方せんと比較して 1,000 調剤あたり 550 ポンドの薬剤費を節約できるという。

現在のリピータブル処方せんは、一枚の雛形となる処方せん（親処方せん）と何枚かの発行番号が打たれた処方せん（子処方せん）がセットになっている。親処方せんは、公式な処方せんであり医師がサインするが、その際、有効期限と期限後の診察日を記入しなければならない。リピータブル処方せんの投薬期間に関して保健省は特に規定していないが、今のところ親処方せんの有効期限は 6 ヵ月から 1 年、子処方せんの投薬期間は概ね 1 ヵ月である。子処方せんは、薬を受け取った際に患者がサインするもので、保険請求のために薬局が使用する。リピータブル処方せんは医師のみが発行することができ、薬剤師にはいかなる変更も認められない。なお、スケジュールⅡに該当する薬剤はリピータブル処方せんで処方することが禁じられている。

リピータブル処方せんは、電子処方せんシステム（EPS Release 2）の導入によってペーパーレス化が図られている。リピータブル処方せんによるリピート調剤の割合は地域差が大きく、最も高い割合である PCT（Richmond and Twickenham PCT）では 17.5％を占める。一方、0.5％未満の PCT も多く、普及しているとは言えない[30]。

なお、リピート調剤は、臨床判断に基づく医師による処方に基づいて、医師・患者・薬剤師との合意のもとで実施されることとされており、薬剤師には、処方変更の必要がないかを確認した上でリピート調剤を行うことが求められている[31]。そのため、この調剤を行う

---

[30] NHSBSA, Update on growth in prescription volume and cost in the year to June 2008
[31] DH, NHS repeat dispensing schemes in England, 1 June 2007

薬剤師は、適切なトレーニングを受けることが推奨されている[32]。なお、処方せんを発行することに対するGPへの報酬は設定されていない。薬局ではリピート調剤の場合でもそうでない場合でも1アイテムあたり90ペンスの調剤料が設定されている。また、リピート調剤は薬局のエッセンシャル・サービスであるが、このサービスを提供することに対して1薬局当たり年間一律1,500ポンドが支払われている。

---

[32] Drug Tariff (Part VIA)

イギリス用語略語集

- ABPI：Association of the British Pharmaceutical Industry：英国製薬産業協会
- BNF：British National Formulary：王立医師会と王立薬剤師会が共同作成する医薬品集
- CPH：Collaborative Procurement Hub：PASA の地域単位組織
- DHL：（国際）宅配便会社
- DoH：Department of Health：保健省
- Drug Tariff：NHS から薬局に支払われる償還価格を掲載した書籍及び電子媒体
- EPS：Electronic Prescription Service：電子処方サービス
- GP：General Practitioner：かかりつけ医
- IDIS：未承認医薬品の輸入・配送会社
- MIMS：Health Republic 社より発行される GP 向け月刊誌（価格表が掲載）
- MHRA：Medicines and Healthcare products Regulatory Agency：英国医薬品・健康関連製品監督庁
- MUR：the Medicines Use Review：薬剤使用評価
- NHS：National Health Service：国民保健サービス
- NHS Prescription Services：DoH（保健省）の arm's length bodies（ALBs）である NHS Business Services Authority（NHSBSA）内の部局、旧 PPA（処方せん薬価当局）
- NHS Direct：医療・健康に関する情報提供や治療法のアドバイスを行う電話サービス
- NICE：the National Institute for Health and Clinical Excellence：国立臨床評価研究所
- OFT：Office of Fair Trade：公正取引局
- PASA：Purchasing and Supply Agency：NHS トラスト病院の医薬品購入契約及び配送を請け負う組織
- PbR：Payment by Results：病院の包括支払い方式
- PCT：Primary Care Trust：プライマリケアトラスト
- PGD：Patient Group Direction：緊急性を要する薬剤に限っては、厳格なプロトコールに従い、医師以外の医療専門職（薬剤師や看護師）に要処方せん薬（POM）の投薬を認めること
- PILs：Patient Information Leaflets：患者向けのリーフレット
- POM：Prescription Only Medicine：要処方せん薬
- PPRS：Pharmaceutical Price Regulation Scheme：医薬品価格規制制度
- PSNC：Pharmaceutical Services Negotiating Committee：薬局の全国組織

- QOF：Quality and Outcome Framework：質の高い医療を提供した GP にボーナスとして支払われる制度．臨床的な基準（Clinical Indicator）の目標値を達成した結果に基づき、獲得できるポイントに応じて支払われる
- ROC：Return on Capital：使用資本利益率
- ROS：Return on Sales：売上高利益率
- SPC：Summaries of Product Characteristics：医薬品の添付文書
- SHA：Strategic Health Authorities：戦略的保健当局
- UKMi：UK Medicines information：英国の医薬品情報システム
- VAT：Value-Added Tax：消費税（付加価値税）

第2章 フランスにおける調査結果

1．医療保障制度の概要と薬剤給付

（1）医療保障制度の特徴

　医療保障制度の特徴は、国民皆保険の原則のもと、基本的に患者には医師及び医療機関選択の自由、そして医師には出来高払いによる診療報酬と自由開業制による医療活動の自由が認められていることである。

　第二の特徴は医療保険制度が複数の基金から構成され、被保険者が従事している業種・職種により所属制度が決まることである。医療保険制度は下記の4つ（a～d）に大別することができ、各制度に応じた管理運営組織が保険者（保険事業の運営にあたる者）となる。なお、日本の地域保険、高齢者保険に相当するものはなく、高齢者は退職後も引き続いて現職時の制度に所属する。

（a）一般制度（régimes général）：被保険者は民間企業労働者で構成されCNAMTSが管理運営
（b）自営業者保険制度（régimes non salariés）：被保険者は自営業者などで構成され、CANAMで管理運営
（c）特別制度（régimes spéciaux）：古くからの慣習が残り、他の3つには属さず職業ごとに分かれて独自に管理運営（公務員、国鉄・公社職員、船員、軍人など）
（d）農業社会共済制度（régimes agricoles）：被保険者は農業従事者で構成され、MSAが管理運営

　これらの中で、加入者数が国民の80％以上を占める一般制度は民間の商工業被用者を対象として1967年に創設され、医療、老齢、家族の独立した3部門と保険料徴収事務を担当する部門で構成されている。医療部門は5種類の保険（疾病保険、労災保険、妊産婦保険、障害保険及び死亡保険）を管理・運営する。運営主体には、全国レベルのCNAMTS（Caisse nationale de l'assurance maladie des travailleurs salariés：全国被用者疾病保険金庫）、地

方レベルの CRAM（Caisse régionale d'assurance maladie：地方疾病保険金庫）、県レベルの CPAM（Caisse primaire d'assurance maladie：疾病保険一次金庫）がある。一般制度の医療保険の保険料率は被用者が 0.75％、事業主は 13.1％である。フランスの医療保険は、外来診療では償還払い方式、入院診療では第三者支払い方式を採用しており、一部負担金の負担割合は基本的には 3 割である。

1）保険給付の内容

被保険者はまず、登録した「かかりつけ医」の診察を受け、必要に応じて連携医と呼ばれる専門医を受診する。外来医療の場合、原則として被保険者は受診医療機関において診療費の全額を支払い、医師の領収証（処方薬がある場合は薬局での費用を含めた領収証）を所属の疾病保険基金に送り償還を受ける。償還率は開業医の一般的医療行為は 70％、一般薬剤「白ラベル」は 65％、胃薬などの「青ラベル」は 30％[1]、有用度の低い「橙ラベル」の薬剤は 15％であり、またビタミン剤や強壮剤などは償還対象から外されている。入院医療の場合は、患者は自己負担分のみを施設に支払い、残りは現物給付される。公的医療保険制度では、本人・家族の区別なく医療の約 70％が給付される。

2）補完医療保険

被保険者である患者の多くは公的医療保険とは別に何らかの相互扶助組合等に加入しており、公的医療保険制度における約 30％の一部自己負担金相当額に関しては補完医療保険が支払う。この補完医療保険を運営するのは共済組合（mutuelles）、相互扶助組織（institutions de prévoyance）及び保険会社（société d'assurance）である。これらの補完医療保険に加入している場合、受診の際に支払いの必要がない。

フランスでは「所得の有無によって医療へのアクセスが制約されてはならない」との考えから、CMU（Couverture Maladie universelle：普遍的医療給付）制度が制定され（Loi 99-641 1997 年 7 月）、2000 年 1 月 1 日から実施された。一定の報酬限度額以下の所得しかない場合（2007 年：年間所得 8,774 ユーロ）、継続的かつ適法にフランスに居住するフランス人及び外国人は、CMU-B（Couverture Maladie universelle de Base：普遍的基礎医療給付）により、保険料の負担なしに一般制度の現物給付を受けることができる（社会保障法典 L.380-2）。さらに加入の補完保険料相当額も世帯数に応じた報酬限度額に従い支給される。これを CMU-C（Couverture Maladie universelle Complémentaire：普遍的補完医療給付）という。2007 年における CMU-B 受給者は 486 万人、うち法定基礎組織と CMU-C に関する契約を締結した者は 424 万人である[2]。

---

[1] 従来の 35％の償還率は 2011 年 5 月 2 日から 30％に引き下げられた。Questions d'Économie de la Santé, N°167, juillet-août 2011, P.2
[2] 加藤智章「フランスにおける無保険者の解消策－普遍的医療給付について」フランス医療関連データ集 2008 年、医療経済研究機構、P.77-83

3）完全医薬分業

フランスでは完全医薬分業が行われている。処方医は処方せんと共に処方を行った旨と診療費を記載した診療票（Feuille de soins）を患者に渡す。患者はこの処方せんと診療票を市中薬局に提出して処方薬を受け取る。その際、診療票には薬剤費の追記と薬局の押印がなされ、これを所属の医療保険基金に提出することにより償還を受ける。なお1999年以降には、医師が処方せんに「代替不可」と明記していない場合に限り、薬剤師が処方された先発医薬品を後発医薬品に代替調剤できる制度が導入されている。

4）医療保険財政

図表2-1が示すように、社会保障制度（医療保険）の収支バランスに関し、2004年に116億ユーロ、2005年に80億ユーロであった赤字は2007年には46億ユーロにまで減少した。一般制度（棒グラフ）の赤字のほとんどを占めた医療保険（実線折れ線グラフ）による赤字は漸減しつつあったが、2009年以降は憂慮すべき傾向にある。さらに今後は高齢化も深刻な問題になることが予想される。

2005年以後の成果は諸施策による。まず社会保障予算財政法が医療保険支払い額の伸びを低く設定し、政府は従来に加え新たな制度改革と医療費削減計画を打ち出した。改革の柱は次の通りである：

（a）医療保険制度運営の効率化と被保険者の自己責任を高めるための新たな管理指導機能の導入

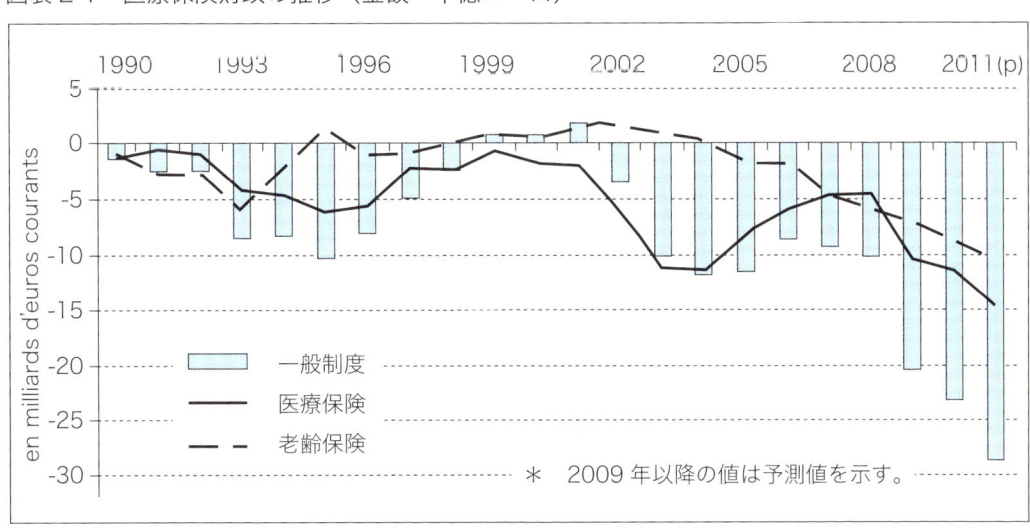

図表2-1　医療保険財政の推移（金額：十億ユーロ）

＊2009年以降の値は予測値を示す。

出典：Les Comptes de la Sécurité Sociale, Rapport septembre 2010

（b）医療供給体制の改善と医療従事者の意識行動の変革
（c）制度の財政的生き残りのための、収入増と分配の公平性確保
（d）新たな管理指導機能を担う組織として、UNCAM（Union National des Caisses d'Assurance Maladie：全国疾病保険金庫連合）とHAS（Haute Autorité de Santé：高等保健衛生機構）の創設。

　UNCAMはCNAMTS、MSA（Mutualité Sociale Agricole：農業社会共済組合）及びCANAM（Caisse Nationale de l'Assurance Maladie et Maternité des travailleurs Non salariés：全国自営業者疾病及び妊産婦保険金庫）の三者で構成され、これら保険運営者の事業を調整し、医療従事者及び2005年1月創設のUNOPSC（Union nationale des organismes de protection sociale complémentaire：全国補完社会保護団体連合会）との連携強化を担う。また、国の決めた枠内での医師団体との協定締結交渉、償還率及び診療報酬の決定等を行う一方、国に対し診療行為などの償還（保険給付）対象の範囲と内容についての提案も行う。

　「医療保険制度の将来を考える高等諮問委員会」の報告書の中で、フランスの医療システムの欠点として『縦割りによる各担当省庁間の連携・調整不足、薬剤及び医療行為の有用性評価の不足』が指摘され、それを是正する目的でCT（Commission de la transparence：透明性委員会）、医療・薬剤・医療材料給付評価委員会（Comission d'évaluation des produits et prestations de santé）、ANAES（Agence nationale d'accréditation et d'évaluation en santé：医療機能評価認定機構）を吸収して2005年1月1日にHASが創設され、下記の事項を担うことになった：

・医薬品、診療行為などの償還の定期的評価
・償還可能医薬品リストへの新規収載の提案
・診療行為の妥当性及び償還条件に関する勧告
・適正医療基準の策定と実施、ならびに情報開示の普及と監視
・医療機能評価と認定手続きの策定と実施
・MRによる宣伝活動の質を認定する手続きの開発

（2）薬剤使用に関する動向

1）償還医薬品市場の状況

　CEPS（Comité économique des produits de santé：医療用品経済委員会）の2011年報告によると2010年の市中薬局、病院での薬剤支出は、税別生産者価格で255億ユーロであり前年比＋1.3％であった。ちなみに2009年は257億ユーロ、増加率は前年比＋2.8％であっ

た。

　財源別薬剤費の負担割合（2009 年）は図表 2-2 の通りで、2007 年以後の薬剤費比率は総医療費の 20％以下に減少している（P90、4.(1) 1) 参照）。

図表 2-2　財源別薬剤費の負担割合　2009 年

- 公的医療保険　65.0％
- 国・地方自治体　1.2％
- 共済組合　10.6％
- 民間損保会社　3.9％
- 相互扶助組織　2.2％
- 家計　17.0％

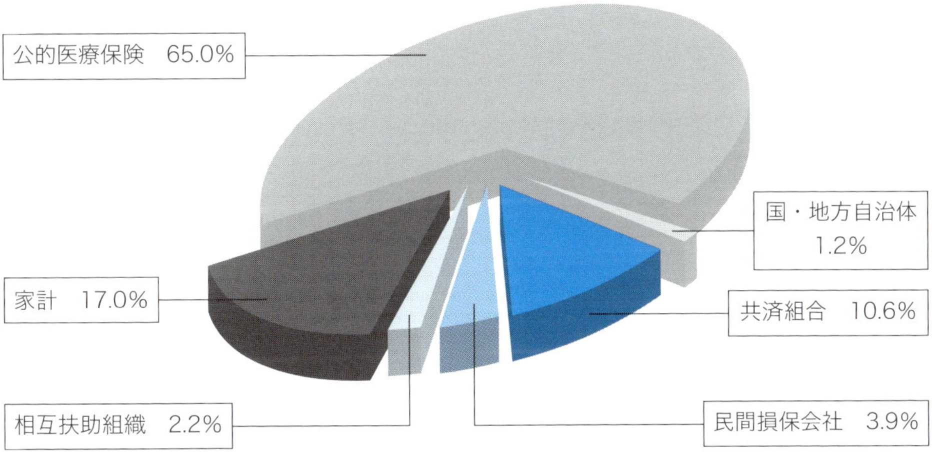

出典：Comptes nationaux de la santé 2009, septembre 2010.

2）医療施設内薬局における販売

　医薬品消費については、市中薬局における販売と医療施設内に設置された院内薬局による外来患者向けの販売とを区別する必要がある。2004 年末まで、院内薬局が販売する医薬品とその価格は医療機関と製薬企業との間の交渉で自由に決められていたが、2004 年 12 月の政令により、院内薬局が販売できる品目は省令が規定するリストに収載された品目に限定された。またこれら医薬品の基準価格（メーカー納入価格または院内薬局の販売価格）が規制されることになった。

2．医薬品の価格決定システム

(1) 概要

　保険償還の対象となる医薬品は、タバコ、書籍とともに、政令（1986 年 12 月 1 日付 Ordonnance 86-1243）によって価格統制品目に指定されている。

　「製薬産業に対する合理的な収益の保証」と「公的医療保険の薬剤費の抑制」を基本目標に、CEPS が、保健省の基本方針に沿って、開発企業との交渉を基に小売価格（販売の上限価格）を決定する（「公衆衛生法典」L 5123-1 条）。小売価格には別途定められたマージンと

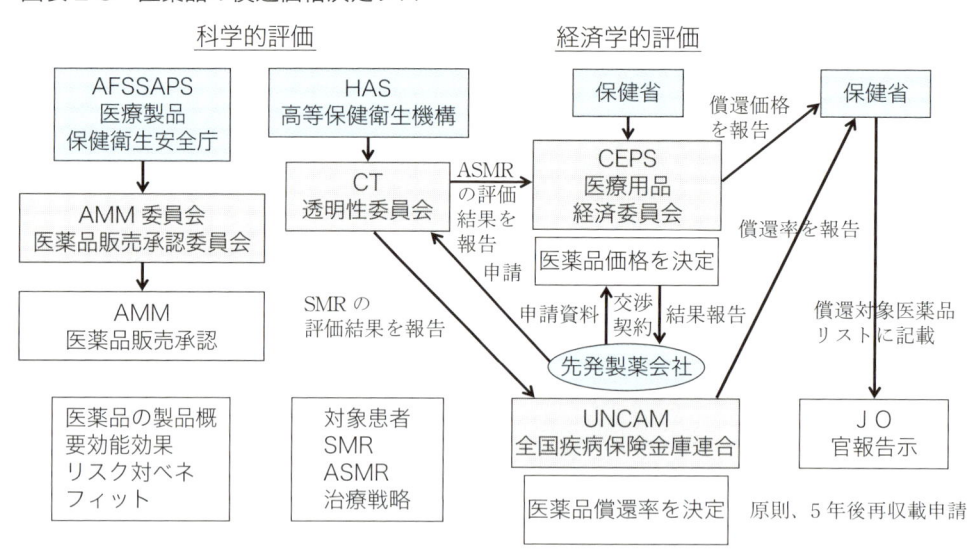

図表 2-3　医薬品の償還価格決定フロー

```
          科学的評価                        経済学的評価

  ┌─────────────┐  ┌─────────────┐    ┌──────┐      ┌──────┐
  │  AFSSAPS    │  │    HAS      │    │ 保健省│ 償還価格│ 保健省│
  │  医療製品    │  │ 高等保健衛生 │    └──┬───┘ を報告 └──────┘
  │保健衛生安全庁│  │    機構     │       ↓
  └──────┬──────┘  └──────┬──────┘    ┌──────┐
         ↓                ↓           │ CEPS │
  ┌─────────────┐  ┌─────────────┐    │医療用品│
  │  AMM 委員会  │  │    CT       │ASMR│経済委員会│
  │医薬品販売承認 │  │ 透明性委員会 │の評価└──┬───┘
  │   委員会    │  │             │結果を  ↓
  └──────┬──────┘  └─────────────┘報告  ┌──────┐  償還率を報告
         ↓                              │医薬品価格を決定│
  ┌─────────────┐                      └──────┘
  │    AMM      │  SMRの                 ↑
  │ 医薬品販売承認│  評価結果を報告  申請資料│交渉 結果報告  償還対象医薬品
  └─────────────┘                       │契約           リストに記載
                                    ┌────────┐
  ┌─────────────┐  ┌──────────┐    │先発製薬会社│       ┌──────┐
  │医薬品の製品概 │  │ 対象患者  │    └────────┘       │  JO  │
  │要効能効果   │  │ SMR      │         ↑           │官報告示│
  │リスク対ベネ  │  │ ASMR     │    ┌────────┐       └──────┘
  │フィット     │  │ 治療戦略  │    │ UNCAM   │
  └─────────────┘  └──────────┘    │全国疾病保険│
                                   │金庫連合  │
                                   └────┬───┘
                                   ┌────────┐
                                   │医薬品償還率を決定│  原則、5年後再収載申請
                                   └────────┘
```

税金が含まれる。

　図表 2-3 に示すように価格決定に至るまでの医薬品評価の特徴は、科学的評価と経済学的評価との担当機関が明確に分かれていることである。

（a）AFSSAPS（Agence Française de Sécurité Sanitaire des produits de santé：医療製品保健衛生安全庁）において治験結果などを踏まえ AMM（Autorisation de mise sur le marché：販売承認）を取得した医薬品が保険償還を受けるには、社会保険加入者償還可能医薬品リスト（Liste des spécialités pharmaceutiques remboursables aux assurés sociaux）に登録・収載されていることが要件となる。

（b）製薬企業は登録・収載申請書を HAS の中にある CT（Commission de la transparence：透明性委員会）へ提出する。

（c）同委員会では SMR（Service Médical Rendu：医療上の有用性）及び既存の薬剤または治療法に比較した ASMR（Amélioration Service Médical Rendu：医療上の有用性の改善度）を判定基準として当該医薬品を科学的に評価する。

（d）CT からの SMR の評価結果（レベル）をもとに UNCAM は償還率を決定する。

（e）ASMR の評価レベル及び製薬会社からの必要書類・発売後3年間の販売予想量・金額などを参考に CEPS は医薬品生産者価格[3]（上限価格）を決定する。

　病院に対する薬品の販売価格は病院とメーカーとの交渉で決められる。ただし、その中でも特別リストに収載されている医薬品（保健省が指定した高価でイノベーション性の高い新薬）と外来患者に対して販売される医薬品は保険償還の対象となるため、CEPS により

---

[3] Document de Travail, Comptes nationaux de la santé 2009, P.169.

決められた価格となる。

　先発医薬品は特許期間の終了時に価格が 20％引き下げられ[4]、その 18 ヵ月後にさらに 12.5％引き下げられる。また、後発医薬品価格は先発医薬品価格の▲60％であり[5]、その価格は 18 ヵ月後に 7 ％引き下げられる（P61、2.（3）参照）。

（2）先発医薬品の価格決定

1）先発医薬品の価格決定方法

　価格決定の基本方針は、CEPS が LEEM（Les Entreprises du Médicament：フランス製薬工業会）との間で締結した 4 年間の基本協定、及び所管大臣から毎年提示される方針に基づいており、価格水準、価格決定の特別方式、年度末に算定される割戻し（医薬品の販売数量が事前に報告した予測値を超えた場合、製薬企業が医療保険公庫に支払う）の算定方法等が示されている。医薬品リストに収載する価格の決定・修正・罰則規定などに関しては、CEPS の活動報告に掲載される。

　価格の決定基準は、社会保障法典第 L162-16-4 条において、「医薬品の価格は主として当該医薬品によってもたらされる医療上の有用性の向上、同種同効品の価格、販売数量（予測または実績）、使用状況（予測または実績）を勘案して決定する」と規定されている。SMR は治療上の貢献度・有用度が図表 2-4 の 4 段階で表示され、償還率決定の指標となる。代替治療がなく、高価な特別な医薬品（グリベック、ソリリス等）は 100％償還される（横線付き白ラベル）[6]。

図表 2-4　SMR（治療への貢献度・有用度）基準

SMR の基準
有効性および副作用
治療戦略における位置づけ
疾患の重症度
予防・治療あるいは症状改善
公衆衛生における有用性

SMR の基準 4 段階	
I	顕著または大：important
II	中等度：modéré
III	軽度：faible
IV	償還には不充分：insuffisant

償還率	
65％	白ラベル
35％	青ラベル

（a）価格決定と ASMR のレベル

　図表 2-5 に示すように ASMR は改善度が 5 段階で表示され、価格決定の際の指標とな

---

[4] 以前は 15％の引き下げであったが、2012 年 1 月 1 日から 20％に変更された。
[5] 以前は先発医薬品価格の▲55％であったが、2012 年 1 月 1 日から▲60％の引き下げに変更された。
[6] 100％償還薬の消費総額は年々増加しており、全償還額に占める割合も増加している。フランスでは EU 諸国の 2 倍に相当する抗ガン剤が使用されているため、安易に不必要な処方が行われていないかを調査し、抗ガン剤売上価格の成長を抑制する方針である（CEPS）。

る。CEPSは医薬品の革新性と治療上の必要性、公共の福祉への影響、ONDAM（Objectif National des dépenses d'assurance maladie：疾病保険全国支出目標）、医薬品市場等を総合的に考慮し、医療保険財政にとっても適切な価格と条件を引き出すことを使命としている。

図表2-5　ASMR（医療の進歩・治療上の改善度への貢献度）基準

I	治療上顕著な進歩が認められる
II	有効性及びまたは副作用の軽減において高度の改善がある
III	有効性及びまたは副作用の軽減において中程度の改善がある
IV	有効性及びまたは副作用の軽減において軽度の改善がある
V	改善なし

価格の基準
医療上の改善度
同効薬の価格
販売量
予想される使用量

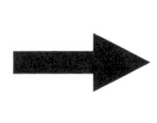

→

ASMR	医薬品価格決定結果
ASMR I・II	諸国（イギリス、ドイツ、イタリア、スペイン）の実情価格との整合性
ASMR III	
ASMR IV	
ASMR IV	

（b）ASMR IVとVの医薬品

ASMR III以上は欧州4ヵ国（イギリス、ドイツ、イタリア、スペイン）の平均価格が基本価格とされる。2006年には686品目（後発医薬品以外は277品目）が償還対象となった。そのうちASMR I〜IIIに該当したのは約10製品であった。ASMR IVと評価された医薬品が市場において後発医薬品群内の既存薬と入れ替わり得る場合は、CEPSは短・中期的に保険財政に影響の少ない価格を提案する。実際には、先発医薬品と後発医薬品の市場シェアについて仮説を立て、算出した薬効群内の薬剤の平均1日薬価を基に、ASMR IVと評価を受けた当該薬の価格を提案する。ASMR Vと評価された医薬品が比較薬と同一の患者層を対象とする場合、開発企業による研究開発費の回収は市場における競争を通して行われるものであり、「比較薬より高い価格ではない」との見解をとっている。

ASMRが認められない場合の薬剤費の節減額は、新医薬品と比較薬の単価の差と販売量の積をベースとするが、新医薬品の上市によって市場（効能を的確に限定する）の拡大が生じない場合、即ち新医薬品が既存薬のシェアを奪う場合は、価格差すべてが節減に繋がると考えている。逆に、新薬によって市場拡大が起きる場合は新医薬品の価格を調整する必要があるとしている。

病院の医薬品価格に関しては下記の決まりがある。

ア）GHS（Groupe homogène de séjours：疾患別標準入院費用群＝フランス版包括払い）の医薬品価格はCEPSの定めた価格以下でなければならない。もし、病院がCEPSの設定価格を下回る価格で医薬品を購入した場合には、その差益を病院と疾病金庫とで折半することになる。

イ）転売薬（退院患者に病院で販売する病院専用薬）については、それらの医薬品が一旦市中薬局で発売されるようになった場合には、原則として病院では発売しない。ただし、抗エイズ薬は例外で病院でも市中薬局でも購入することができる。

（c）医薬品価格指数の推移

図表 2-6 は OECD 諸国における国民 1 人当たりの医薬品支出と GDP を比較したものである。かつて比較的低レベルであったフランスの支出は近年では上位に位置している。

図表 2-6　国民 1 人当たりの医薬品支出と GDP 国際比較　2008[7]

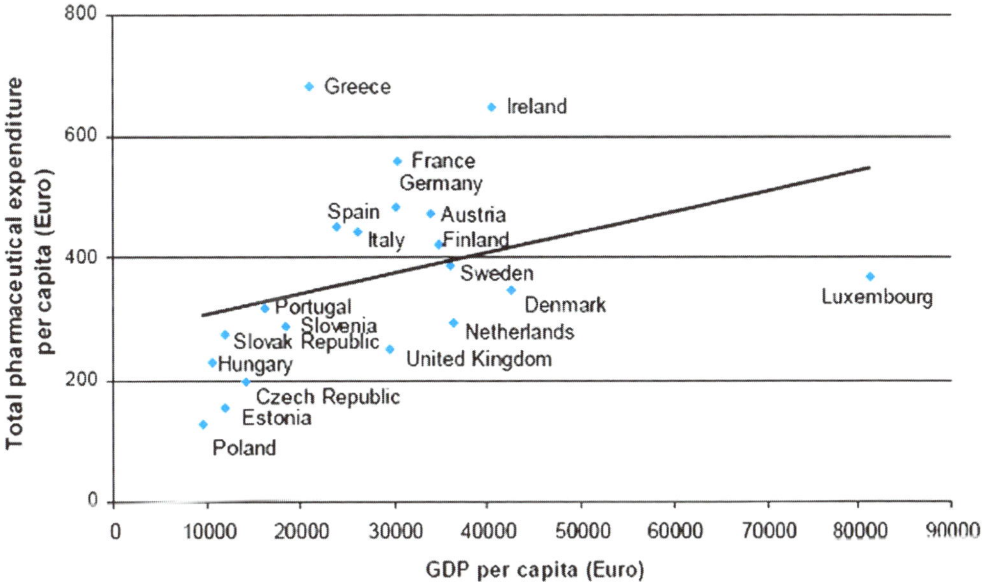

出典：OECD Health Data 2010

図表 2-7 は 1990 年における値を 100 とした場合の 2010 年までの各年の物価指数、医療費及び医薬品価格の年次推移を示したものであり、1990 年から 2010 年までの物価指数と償還医薬品及び非償還医薬品の消費額を反映したグラフを図表 2-8 に示す[8]。

図表 2-7　医薬品価格指数の推移

	1990	1995	2000	2005	2006	2007	2008	2009	2010
物価指数	100.0	111.6	118.5	130.4	132.5	134.5	138.3	138.4	140.5
医療費	100.0	107.0	109.7	113.1	113.0	113.4	113.4	112.8	112.3
医薬品価格	100.0	103.2	104.1	97.8	93.7	92.6	90.5	88.2	86.3

出典：INSEE-DRESS

---

[7] Differences in costs of and access to pharmaceutical products in the EU, IP/A/ENVI/ST/2010-12, European Parliament；http://www.europarl.europa.eu/studies
[8] Les Entreprises du Médicaments en France Eléments Chiffrés Edition 2011, LEEM.

図表 2-8　物価指数と償還医薬品及び非償還医薬品消費額の年次推移

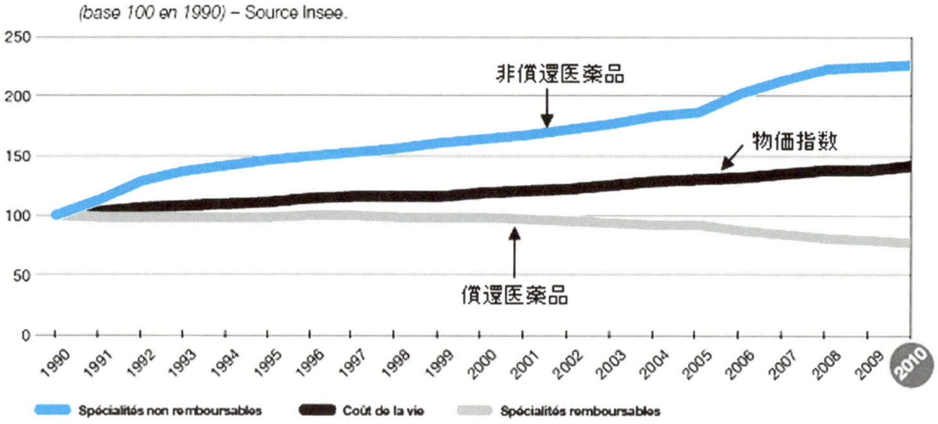

出典：Insee

　1990 年から 2010 年までの間に 40.5％のインフレーションが発生したが、償還医薬品の消費額は 22.9％低下している。これは償還医薬品市場における後発医薬品の継続的な成長が医薬品価格指数の引き下げの要因であることを示唆している。一方、価格設定が自由な非償還医薬品ではインフレーションを上回る勢いで価格上昇が見られる。その一因として、幾つかの医薬品が償還停止となったことが考えられる。

（d）償還医薬品平均価格と供給マージンの推移
　2004 年から 2010 年の償還医薬品平均価格と供給マージンの推移を示す（図表 2-9）。2004 年以降の販売高は増加傾向にあるのに対し、販売箱数と平均マージンは 2006 年頃から頭打ちになり、近年ではマイナス成長が懸念される。

（e）価格寄託（Dépôt de prix）制度
　製薬企業は販売承認の取得後に価格決定の申請を行うが、HAS がこれを受理してから価格が決定されるまでの期間は最長 180 日、CT の評価が決定してから 75 日を超えないものと定められている。しかし、革新性が高く、１日も早い上市が求められる新薬の場合、社会保障法典 L162-17-6 条の規定により、「価格寄託」制度の適用が受けられる。
・製薬企業の申請価格が参照する欧州４ヵ国における価格と一貫性があること
・販売数量が予測を超過した場合、割戻しを行うこと
・CEPS が要請した場合、使用実態調査を実施すること
　これらの条件のもと、CEPS が申請書の受領後 15 日以内に当該製薬企業に対し疑義を発しない場合、製薬企業の申請価格は認められ、48 時間以内に官報公示される。

図表2-9　1箱あたりの償還医薬品平均価格と供給マージンの推移

	2004	2005	2006	2007	2008	2009	2010
税抜販売高（10億€）	16.82	17.97	18.10	18.79	18.94	19.36	19.46
税込販売高（10億€）	24.31	25.83	25.83	26.61	26.53	27.11	27.19
箱数（百万箱）	2,724	2,817	2,658	2,656	2,529	2,607	2,582
1箱平均税抜製造者価格	6.18	6.38	6.81	7.08	7.49	7.43	7.54
対前年伸び率	7.40%	3.20%	6.70%	3.89%	5.90%	-0.85%	1.44%
1箱平均税込小売価格	8.93	9.17	9.72	10.02	10.49	10.40	10.53
対前年伸び率	6.10%	2.70%	6.00%	3.05%	4.73%	-0.86%	1.25%
平均マージン（€）	2.57	2.60	2.71	2.74	2.78	2.76	2.78
対前年伸び率	2.80%	1.20%	4.10%	1.10%	1.72%	-0.88%	0.76%
マージン率	44.50%	43.80%	42.70%	38.70%	37.13%	37.12%	36.87%

出典：GERS community pharmacy sales data, data processed by CEPS.

（3）後発医薬品の価格決定

　2004年2月以前は、後発医薬品のメーカー出荷価格を先発医薬品価格の少なくとも30％減とする価格政策がとられていた。この価格差決定の背景には、欧州諸国に比べフランスの先発医薬品価格が低い水準にあったこと、後発医薬品企業の発展力を見極めること、そして後発医薬品企業の値引きとリベートの原資が確保できる価格にすること等への配慮があった。近年では先発医薬品の平均価格が上昇し、フランスの先発医薬品価格が欧州価格に並ぶようになった。「後発医薬品集」に収載されている基準医薬品（先発医薬品）の平均価格は2000年の7ユーロから2004年には8ユーロに上昇し、2005年から2007年の間に市販された新医薬品（先発医薬品）の1箱当たりの価格は20ユーロ（約2,500円：1€＝125円で換算）と上昇傾向が続いている。

　一方、後発医薬品企業からは薬局に対し多額のバック・マージンが支払われてきた。「医療保険の将来に関する高等評議会（HCAAM）」事務局は、聞取り調査データから2005年の総額を3.6億ユーロ（約450億円：1€＝125円で換算）と推定した。この額は後発医薬品企業の総出荷額（税別）の25％に相当するが、このバック・マージンは2008年には廃止されている（P64、2.（3）2）参照）。

　CEPSでは「後発医薬品は開発費用が要らないので製造費と販売費だけで済む。したがって医薬品のコスト削減を行うためにはイノベーションの高い高額医薬品ではなく、後発医薬品の価格を見直すべきである」と考えており、後発医薬品の税別製造者価格は2004年2月に先発医薬品の▲30％から▲40％に、2006年1月には▲50％に、2008年には▲55％

に、そして2012年1月には▲60％にまで引き下げられた。フランスでは後発医薬品の価格は同一となっており[9]、同一成分の後発医薬品間での価格競争は発生しない。

　また、先発医薬品価格は特許期間終了時に15％引き下げられていたが、2012年1月からは20％の引き下げに拡大された。さらに、特許期間終了の18ヵ月後には先発医薬品価格は12.5％、後発医薬品価格は7％引き下げられることが2008年9月に既に決定されている（図表2-10）。CEPSによると、この後発医薬品価格の引き下げ率の根拠は財務分析の結果ではなくメーカーとの交渉によるものであり、日本の▲30％に関しては「引き下げ幅としては低すぎる」とのコメントであった。図表2-11は、医薬品価格別の卸・薬局に対するマージンを示している。

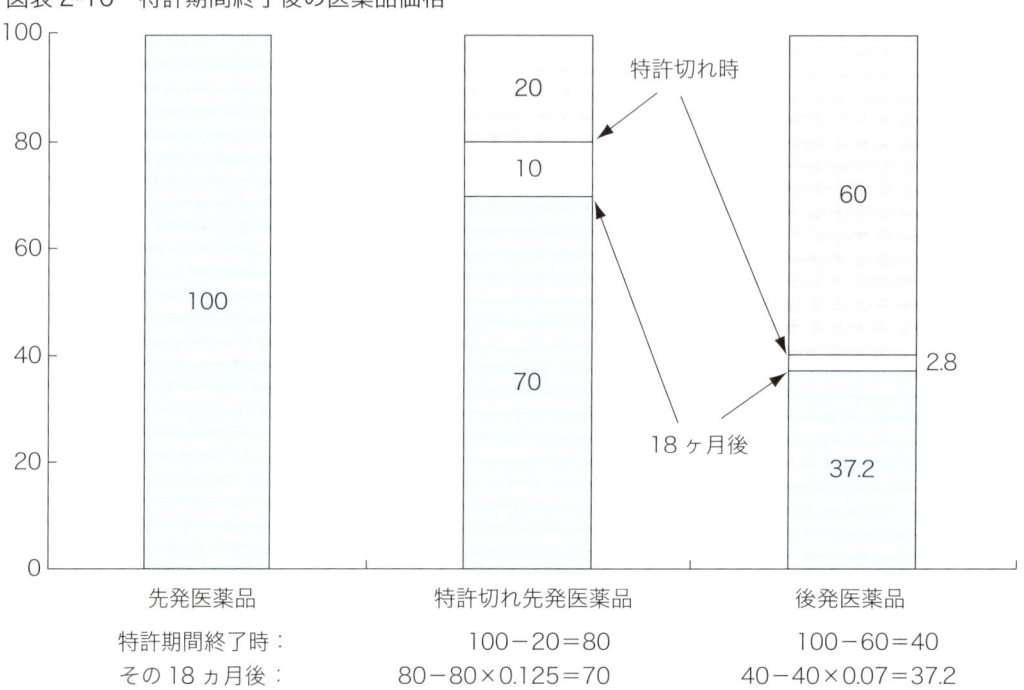

図表2-10　特許期間終了後の医薬品価格

	特許期間終了時：	その18ヵ月後：
特許切れ先発医薬品	100−20＝80	80−80×0.125＝70
後発医薬品	100−60＝40	40−40×0.07＝37.2

図表2-11　卸及び薬局のマージン

卸のマージン		薬局のマージン	
医薬品の価格	マージン	医薬品の価格	マージン
0〜4.49 €	0.30 €	0〜22.9 €	PFHTの26.1％
4.49〜450 €	PFHTの6.68％	22.9〜150 €	PFHTの10％
450 €〜	30.06 €	150 €〜	PFHTの6％

（注）　卸のマージンは2012年から改正された。薬局のマージンは各価格帯のマージン率の総和である。22.9ユーロまでは価格の26.1％がマージンであるが、22.9ユーロを越えた場合には、越えた価格分の10％がマージンに加算される。

---

[9] 発医薬品発売の18ヶ月後に価格の引き下げが行われるが、ここでも最初に発売された後発医薬品と遅れて発売されたものとの間で価格のバラツキが生じることはない。

1）先発医薬品と後発医薬品の価格構成

（a）製薬企業の出荷価格が決まると流通における卸・薬局のマージン（図表2-12）及び付加価値税（2.1%）が加わり、図表2-12の小売価格となる。

（b）償還医薬品の取引で卸売業者と薬局が手にする報酬にはマージンとリベートがあり、いずれも法令によって規定されている（P64、2.（3）2）参照）。

図表2-12　マージン率、先発品・後発品の価格構成

項　目	率		先発品（特許切れ）	内訳	後発品（卸経由）	内訳
卸業者マージン	6.68%	①	0.5344	④×0.0668	0.30	0.30（4.49まで定額）
薬局マージン	26.10%	②	2.088	④×0.261	2.088	先発品のマージン額
1箱の基本マージン	0.53（定額）	③	0.53	定額	0.53	定額
税別メーカー仕切価格		④	8.		4.	
薬局の仕入価格		⑤	8.5344	①+④	4.30	①+④
薬局の粗利		⑥	2.618	②+③	2.618	②+③
小売価格（税別）		⑦	11.15	⑤+⑥	6.92	⑤+⑥
小売価格（税込）	2.10%	⑧	11.38	⑦×1.021	7.07	⑦×1.021

（注）　卸のマージンはPFHT価格の6.68%であるが、最低0.30ユーロは保証される。
出典：薬剤使用状況調査等に関する調査研究　2008をもとに改編

図表2-13　特許期間終了医薬品の価格構成

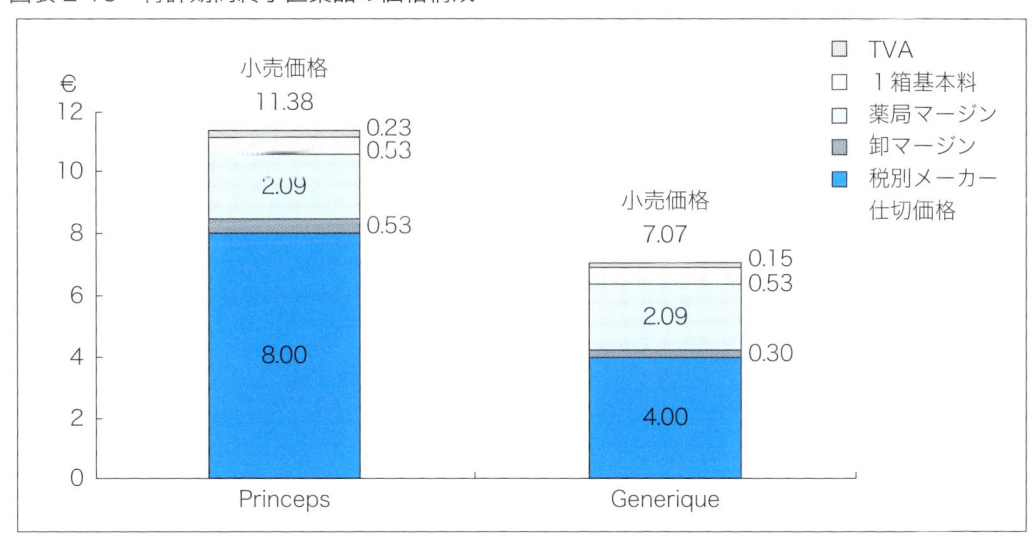

（注）　特許期間終了時のPFHT価格は先発品が8で後発品が4である。先発品の薬局マージンは2.62（2.09＋0.53）であるので、後発品にも同額のマージンが保証される。

図表 2-13 が示すように、先発医薬品の価格を 10 とすると特許期間終了時にはそれが 8 となる。先発医薬品の価格切り下げがある現状では、薬局の粗利は以前切り下げがなかった場合の 3.14 から 2.62 に減少している。この粗利額は後発医薬品にも連動しているので影響は大きい。

2）「値引き」と「バック・マージン」に対する規制とその改正

（a）値引き率

卸売業者または製薬企業が薬局に提供できる値引き率の上限に関しては：

ア）先発医薬品の場合は 2.5％

イ）後発医薬品及び TFR 適用医薬品の場合は 17％

と規定している[10]。

（b）バック・マージン

後発医薬品企業と薬局間に締結される「販売協力契約」により、多額のバック・マージンが薬局に提供されてきたが、その額は前述のように 2004 年当時後発医薬品市場全体で約 3 億ユーロと推定されている。これらのバック・マージンの上限が 2005 年 8 月 2 日付の中小企業優遇法により、2006 年 1 月 1 日以降は製造者出荷価格の 20％に規制され、2007 年 1 月 1 日以降は 15％に切り下げられ、さらに 2008 年には廃止となった。

（c）バック・マージン廃止に伴う値引き率の変更

2008 年 1 月のバック・マージン廃止とともに、後発医薬品の値引き率が 10.74％から 17％へ変更されたが、先発医薬品の値引き率は 2.5％から変更はない。

3）後発医薬品企業による直販

製薬企業からは全医薬品のうち約 66％が卸へ出荷され、約 19％は病院へ直接、約 16％は市中薬局へ直接販売される。卸を通さない直販の医薬品製造会社はフランスに約 200 社存在する。後発医薬品企業は薬局との間に卸が介在しない場合も多く、薬局の利益には卸のマージン分までが増え、より大きな利益になっている。

---

[10] Code de la sécurité sociale Art. L138-9 (modifié le 3 janvier 2008).

（４）配合剤の承認審査と価格決定等

１）配合剤の承認審査及び上市に関する動向

　フランスの配合剤には降圧剤、喘息治療剤、鎮痛剤、糖尿病薬及びβ遮断薬＋高脂血症治療薬などがある[11]。ちなみに、2007年に1品目、2008年には日本からの申請2品目（*LOGROTON* 及び *TANDEMACT*）を含む3品目、2009年には13品目が承認されている。

　配合剤については特別なルールがあるわけではなく、他の医薬品と同じ扱いで承認審査が行われる。配合剤はCTによりASMRがⅤ（既存のものと比較して改善なし）と評価されSMRも不十分とされることが多く、価格も構成成分の合計を上回ることはない。単剤に対する配合剤の優位性は容易には評価されず、また「利用の簡便性」もHASの評価基準には採用されていない。

　LEEMでは配合剤は全く新しい医薬品であると認識しているが、フランス当局は配合剤の意義に懐疑的で価格や償還には厳しい姿勢である。配合剤は新薬として上市されるが、効果がなければ5年を待たずに再評価を受け、薬価や償還が見直される可能性がある。2010年には *EXFORGE HCT*[12]（amlodipine / valsartan / hydrochlorothiazide）、*XILANIK*[13]（ketoprofene / omeprazole）[14] 及び *AVANDAMET*（rosiglitazone / metformine）などの配合剤がCTで「償還に値しない」との評価を受け償還対象から外されている。また、配合剤は成分名処方では使用できず、今後の見通しが明るいとは言い難い。

２）配合剤の価格の設定方法

　降圧剤＋利尿薬の場合は降圧剤の価格を薬価とする（利尿薬の価格は加算されない）。これ以外には特別なルールは存在せず、他の医薬品と同様にCEPSとメーカーの交渉により価格が決められる。ASMRは構成成分と同じと評価され、価格も構成成分の合計を上回ることはない。ただし、CEPSでは吸入剤に限り「利用の簡便性」という基準が評価され、価格決定に考慮される。

　一般の医薬品の場合には定期的再評価や特許切れの際に価格が引き下げられるのに対し、配合剤の場合は構成成分の価格が改定された時点でそれに連動して価格の改定が行われる（ただし、価格改定の手続きが完了するまでには若干の日数がかかる）。

---

[11] フランスでは医療用の医薬品にも合剤が多いため、いわゆる配合剤という用語は一般的ではなく、通常は合剤と理解される。「決められた組み合わせ」としての配合剤を区別するためにフィックスアソシエーション（association fixe）と表現される。
[12] Synthèse d'avis de la comission de la transparence du 31 mars 2010 (CT-7151).
[13] Synthèse d'avis de la comission de la transparence du 3 novembre 2010 (CT-7738)
[14] Synthèse d'avis de la comission de la transparence du 3 novembre 2010 (CT-9105)

3）配合剤の医療上の位置づけと使用実態

　医師及び薬剤師は、患者のコンプライアンス向上のためには、服用薬の数が少ない方が患者にとって便利であると考えているので病院では使用頻度が高い。しかし、2009年下旬時点において、市中薬局ではあまり使用されていないようである。

4）配合剤のデータ保護期間の有無

　基本的には新薬と同じ扱いであるがCEPSが個別に決定する。後発医薬品になっている薬に他の薬を組み合わせて新しい特許を獲得し、高い償還を得ることはフランスでは疑問視されている。また、配合剤に特許が得られても剤形特許となり保護期間が短く、配合剤に対するHASの評価も低いため、メーカー側には配合剤にデータ保護期間があるという意識は低い。なお、配合剤は患者の治療向上を目的として上市されるため、後発品使用促進の妨げとなる現象はみられない。

（5）バイオシミラー（生物由来製品）

　バイオシミラー医薬品は特許が切れたバイオ医薬品のコピー商品であり、フランスでは欧州規制と同様の定義がされている（公衆衛生法典L.5121-1条）。すなわち、基準となるバイオ医薬品と有効成分が質的にも量的にも同一であり、同一剤形であり、同量を同一の疾患に対して適用する医薬品である。また後発医薬品との相違点として、原材料及び製造工程の複雑さや特殊性から、同等性（品質、安全性、有効性）を保証するために前臨床及び臨床試験の追加データを必要とする。

　バイオシミラーは市販されている別の医薬品に類似したバイオ医薬品であるため、AFS-SAPSは治療における正当性がない限り先行バイオ医薬品からの代替を奨励していない。さらに、バイオシミラーは後発医薬品群リストにも登録されておらず、薬剤師による代替調剤も認められていない。また、CEPSによると、バイオシミラーを製造している製薬会社が少ないため、価格決定には統一された基準がなくメーカーとの個別交渉になる。図表2-14に示すように、現在、フランスでは少なくとも8つのバイオシミラー商品が販売されているが、それらには先発のバイオ医薬品と同じ償還率が適用され、薬価は80％になっている。

図表 2-14　フランスで販売されているバイオシミラー

先発バイオ医薬品 / メーカー		バイオシミラー	ASMR	価格削減	償還率
GENOTONORM somatrophine	Pfizer Growth hormone	OMNITROPE may 2007	V	−20%	100%
EPREX epoetin alfa	Jansen Cilag Erythropoetin	BINOCRIT july 2008 ABSEAMED november 2008 RETACRIT march 2009 EPORATIO may 2010	V	−20%	65%
NEUPOGEN filgrastim	Amgen GSF-1st generation	RATIOGRASTIM march 2009 ZARZIO october 2009 TEVAGRASTIM march 2010	V	−20%	100%

出典：Sanofi Aventis 2010; BdM_ IT

（6）医療上不可欠な医薬品の保険償還価格の改定方法

重要な医薬品の中で薬価が継続して下がり採算割れになっている医薬品としては、*EXTENCILLINE*（benzathine benzylpenicilline：ペニシリン系抗生物質）、*DIAMOX*（acetazolamide：利尿剤）などがある。これらは発売後の年数が長いもので、薬の効果と危険性が熟知され治療上の安全性が高く償還率は 65％になっている。CEPS によると、これらの医薬品ではメーカー側による生産停止の対策として価格の引き上げが行われている。

メーカーが採算割れを理由として価格の値上げを希望する場合、CEPS にその意向を伝えなければならない。CEPS はメーカーの提出した過去 5 年間の明細書から原価を見極め、財務分析をもとに市場での流通を判断し、流通を継続する場合にはメーカーとの交渉で価格を決定する（代替製品のある場合はメーカーが一方的に製造中止する場合もある）。

UNCAM によると、一度採算割れになったもので代替製品のないもの（抗てんかん薬、甲状腺疾患薬など）は、CEPS と CT により価格を下げないように配慮される。また、用途が特殊で病状の安定に不可欠なものは改めて値上げの要請が不要となるように配慮される。

（7）医薬品のフラットプライス

フラットプライス形式の医薬品は、アルツハイマー治療薬や高血圧の薬の中に幾つか存在する。これはメーカーからの要請によるものと CEPS からの要請によるものがあり、服用量に関する条項が設けられ価格が決定される（UNCAM）。このうち前者の理由によるものに関し、R 社（バーゼル本社）は次のように述べている。

多くの国々では有効成分の含有量が 2 倍になった場合、価格は 50〜70％引き上げる規定になっているが、その増加された投与量の適用を受ける患者数が非常に少ない場合、メーカーは必ずしも価格を上限まで引き上げない場合がある。これはその薬剤が提供しうる最

大の効能を享受することが患者の権利であり、薬価の引き上げにより高い投与量を必要とする患者に対して金銭上の障壁が生じないようにメーカーが配慮するためである。

また、企業の競争上の理由でフラットプライスが生じる場合もある。統合失調症の先発医薬品ジプレキサでは、患者が十分な効果を得るためには高い投与量にしなければならずコストが非常に高かったが、他社が競合する新しい薬剤を開発した際に「（症状が悪化して）薬の容量を変えても価格を同じにする」という販売戦略が取られている。このように当局の規制による強制ではなく、メーカー独自の判断によりフラットプライスが生じることもある。

スイスでは新薬に付ける価格が医療費予算全体にどれだけの影響を与えるかという観点を評価して価格決定に考慮する。したがって、全体的な予算に対する影響を明確に予見するため、投与量を引き上げても価格は引き上げない場合もある。

（8）同一成分の新薬の価格が各国により異なる要因

LEEMによると欧州各国には医薬品価格の自動参照システムがあり同じような価格になるが、これに医療体制、生活水準、医師が処方薬を出す傾向、人口や市場に占めるシェアの違いなどが加わって各国での価格のバラツキが出るとのことであった。

その他の要因として、メーカーの企業戦略が予想されたため、医薬品の販売をグローバルに展開しているR社の取材を行い以下の回答を得た：

(a) 医薬品の価格は日本、米国、ドイツの価格はタイやアルゼンチンの価格を上回るべきで、これらの価格は開発途上国であるバングラデシュやアフリカ諸国の価格より高くなければならない。ワクチンやマラリアの薬ではグローバル契約（GAVI: Global Alliance for Vaccines and Immunization）が締結されており、その契約の枠組みの中で最低価格、中程度価格、最高価格などの価格帯が設定され、どの国にどの価格が適用されるべきかも決められている。同社では他の医薬品もこれと類似の取り扱いを行うべきであると考え、低所得の国々では医薬品をより低価格で入手できるように、国ごとに異なった価格を設定する試みを始めている。

(b) 価格には「償還率」と「患者の幅」という2つの構成要素がある。例えばフランスでは患者の幅は全国民という捉え方で、国民全員がその医薬品にアクセスできる状況をめざして交渉がなされ、他の国より薬価が低くなることが多い。一方、国民全員にアクセスさせるのではなく「非常に重篤な患者であったり、他の医薬品では十分な治療ができなかった患者に限りその医薬品を償還対象にする」という考え方をする国では、薬価が高く設定される可能性がある。

(c) ある薬剤に対し全世界で単一の同じ価格を付けることは間違いであると考えている。まず主要国や大国の状況に着目して、その国での最適価格を算定し、その後、より経済力の低い国々では価格をどのくらい下げると適正価格になるかを算定するという方式をとる。

（9）価格決定と薬剤経済学的評価

医薬品の適正使用に関しては、2008年に降圧剤、2009年にPPI、そして2010年にはスタチンに関する報告書が発表されている。

(a) ACE阻害剤とARB：医薬品の適正使用文書には、まず「ACE阻害剤を投与し、空咳の副作用のある患者にのみ高価なARBを投与するとコストがかからない」と記載されている。このガイドラインによりARBの使用量が当然減少することが予想されるが、CEPSによると「ARBの使用量減少はHASがガイドラインを発行する以前から既に現われていた」とのことである。

(b) PPI：「フランスで発売中のPPI先発医薬品及び後発医薬品の薬効はどれも大して差がない。この中で後発医薬品が最も安価である」と、客観的に評価している。

(c) スタチン：「スタチン類の高コレステロール血症に対する医療経済学的評価」においてベネフィット／コスト効果の高い推奨医薬品ついて報告している[15]。

従来、HASの経済的評価に関しては全般的な治療戦略の効率性の評価に留まっていたが、2011年12月の社会保障予算の決定の際に、医療経済的評価の機能が強化される方針が明文化された。これにより、CEPSが薬価の決定をする際に医療経済的評価の結果が提示されている場合には、その評価内容を考慮しなければならなくなった。その結果、付加価値が高くASMRが高い医薬品の場合に、どれくらいの価格差まで価格を上げられるかという判断に医療経済的評価が有用となると考えられる[16]。

HASは2011年の10月に経済的評価に関する解説書[17]を発行している。しかしHASの取材によると、これは経済性評価の科学的手法をまとめたものであるが、まだ実際の経済性評価を行うための政令が規定されておらず、評価の手法は定められていないとのことである。

---

[15] Efficacité et efficience des hypolipémiants: Une analyse centrée sur les statines, Juillet 2010, HAS.
[16] これまでは価格差を決める判断基準はなかった。
[17] Choix méthodologiques pour l'évaluation économique à la HAS, Octobre 2011.

現在、4段階ある疾病保険の償還率を変更する予定はないが、医薬品のカテゴリーごとに償還率の妥当性を検討し必要に応じてランクの引き下げを行う方針である。2011年、抗アルツハイマー薬の再評価がされ、4種の医薬品 *ARICEPT*（donépézil）、*EXELON*（rivastigmine）、*REMINYL*（galantamine）、*EBIXA*（mémantine）については臨床的効果が低く治療中の経過観察が特に必要な医薬品であり、SMRは低度、ASMRはVと評価されている[18]。CEPSによると、抗アルツハイマー薬の償還率は65%から15%に引き下げられ、上記4種の医薬品の薬価も20〜30%引き下げられる。

3．医薬品の保険償還

（1）償還医薬品と制度概要

1）保険償還薬と償還率

　市中薬局で調剤交付される医薬品が保険償還されるためには、償還可能な医薬品のポジティブ・リストである「保険償還医薬品リスト」Liste des spécialités pharmaceutiques remboursables aux assurés sociaux の収載品目であることが要件になる。病院、その他医療施設等で調剤される医薬品の場合、「医療施設等での使用認可医薬品リスト」Liste des spécialités agréés aux collectivités への収載が要件となる。

　2010年の市中薬局における医薬品の総売上高は302億ユーロであり、30億箱の売上げをみた（図表2-15）。これは国民1人当たり1年間で平均46箱の医薬品を購入する計算になる。そして、その10箱のうち8箱以上は処方せんに基づいて販売される償還医薬品である[19]。

　医薬品の償還額は患者が支払う税込小売価格（PPTCまたはPTTC）に償還率を乗じて算出される。TFR制度が適用されている医薬品はTFR価格に償還率を乗じたものが償還額となる（社会保障法典L.162-16条）。

　薬剤師は、患者が実際に支払った金額を医薬品毎に償還請求時に作成する診療票（Feuille de soins）に記入する。値引きをした場合、その額または率を記入しなければならない。記載事項が未記入の場合、償還は行われない（社会保障法典L162-36条）。

---

[18] Synthèse d'avis de la comission de la transparence du 19 octobre 2011 (CT-10649, 10676, 10677, 10775).
[19] Le Mémento du Médicament commentaire détaillé Edition 2011, Mutualité Française.

図表 2-15　2010 年の市中薬局における医薬品の販売高と販売量（箱数）

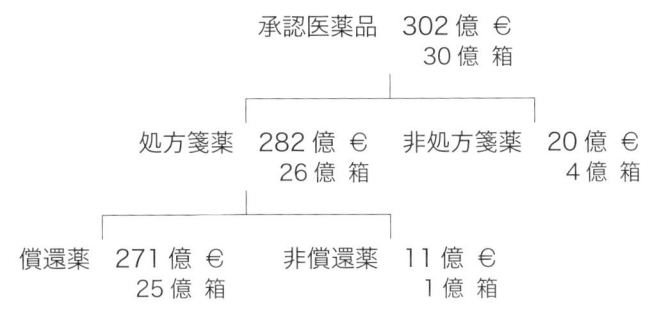

```
            承認医薬品  302 億 €
                       30 億 箱
        ┌──────────────┴──────────────┐
   処方箋薬 282 億 €              非処方箋薬 20 億 €
          26 億 箱                          4 億 箱
   ┌──────┴──────┐
償還薬 271 億 €   非償還薬 11 億 €
     25 億 箱             1 億 箱
```

出典：MS Health, ventes pharmacies de ville 2010.

　なお患者には医薬品代金に加算される費用（該当する場合の時間外調剤費、処方せんコピー費等）は 100％償還される。また、償還率は先発医薬品、後発医薬品の区別なく同一の率が適用される。

　企業は 1999 年 10 月 27 日付け政令改訂の基準に従い、医薬品を「保険償還医薬品リスト」に収載するためには、AFSSAPS で AMM（Autorisation de Mise sur le Marché：販売承認）を取得後、HAS の CT に申請書を提出しなければならない（図表 2-3 参照）。CT では申請医薬品と既存医薬品の有効性（SMR）を比較した場合の ASMR と SMR を評価するが、SMR が不十分（ランクⅣ）と評価された医薬品は収載されない。SMR の評価がⅢ以上の場合、委員会はリストへの収載ならびに SMR の評価ランクと適応症の重篤度に従った償還率を提案する（図表 2-16）。

図表 2-16　SMR 評価ランクと償還率

SMR	重症疾患	通常重症に至らない疾患
1：顕著または大	65％	35％
2：中等度	35％	35％
3：軽少	35％	35％
4：償還には不十分	償還不可	15％
		償還不可

出典：社会保障法典　R.322-1-2 条

　UNCAM は CT の SMR 評価をもとに申請医薬品の償還率を決定し、CEPS は CT の ASMR 評価に基づきメーカーと交渉して価格（PFHT）を決定する。償還薬リストへの収載が決定した当該医薬品は官報で価格と償還率が公開される。リストへの収載期間は 5 年間であり、期間満了後、再収載されるためには CT で SMR の再評価が必要となる。この再評価の結果、償還率が変更される場合や償還停止となる場合がある（P75、3.（1）3）参照）。

　2006 年 2 月 1 日以来、疾病保険における償還率は 100％、65％、35％、15％の 4 段階であっ

た[20]。このうち、15％の償還率は経過措置として設定されていたもので、2007年12月31日に期限切れとなって消滅したため、2008年と2009年の償還率は15％を除く3段階になっていた。2010年にUNCAMの理事会が医療上の有用性が低いと判断されている医薬品について15％の償還を認めたため（2010年4月16日付官報）、2010年4月17日以降は再び従来の4段階の償還率で運用されることになった。その後、2011年5月2日から35％の償還率は30％に引き下げられた[21]。100％償還率は抗がん剤、抗HIV薬、成長ホルモン製剤、血液製剤、緊急（事後）避妊ピルの*NORLEVO*等、適用はごく少数の医薬品に限定されている。

なお、償還率が65％及び30％（旧35％）の医薬品の自己負担分については補完医療保険で給付を受けることができるが、償還率が15％の医薬品については「医療上の有用性が低い」との判断から自己負担分の給付は認められていない。各償還率における医薬品の販売額、理論償還率は図表2-17を参照。

図表2-17　市中薬局における償還率別税込売上高と理論償還額　　　（金額：千ユーロ）

償還率	2009			2010		
	税込販売価格	理論償還額	理論償還率	税込販売価格	理論償還額	理論償還率
15％			66.16％	899	135	66.10％
35％	3,711	1,299		2,629	920	
65％	20,718	13,467		20,713	13,464	
100％	2,680	2,680		2,952	2,952	
*転売100％	1,450	1,450		1,488	1,488	
全薬局合計	28,559	18,896		28,681	18,958	

*転売100％：退院患者に病院で販売する病院専用薬であるが、抗エイズ薬など市中薬局でも販売されるものがあり便宜上、薬局の売上高として計算されている。
出典：données CNAMTS et GERS-marché de ville et déclarations rétrocédable, exploitations CEPS

2）医薬品販売承認から官報告示までの関係諸機関

医薬品が官報告示に至るまでの、関係各組織の構成及び機能は次の通りである。

（a）AFSSAPS：医薬品の治験から販売承認までを取り扱う。後発医薬品の承認の際は厳密に審査している（生物学的同等性を重視）。また、医薬品の1箱の錠数決定、3ヵ月分の大型包装発売承認、リフィル制度の承認、ATU（Autorisation Temporaire d'Utilisation：暫定使用承認）の許可、後発医薬品群リストの管理、販売後の医薬品

---

[20] 代替薬がないか、または高額の医薬品は100％の償還率、CT（透明性委員会：Commission de la Transparence）のSMR評価（Service Médical Rendu）が高く、重症疾患の治療に使用する医薬品は65％、SMR評価が中程度の医薬品は35％（現在は30％）、SMR評価が低い医薬品は15％の償還率となっている。
[21] Questions d'Economie de la Sante, N0167, juillet-août 2011, P.2.

の監視など多様な業務がある。さらに、従来より医薬品情報提供[22]は重要な任務であり、2008 年からは HAS との連携も開始されている。

（b）HAS：2005 年に創設された独立した公的機関で 2008 年に改組された。申請医薬品の評価以外に、HAS は独自のイニシアティブにより、ある医薬品（医薬品のグループ）の再評価を行うこともある。その評価は、純粋な医療側面に限らず、医療経済的な側面、あるいは倫理的、社会的な側面（医薬品がある障害の軽減に貢献するような場合）についても評価する（P78、3.（1）8）参照）。

（c）CT：1981 年に保健省の内部局として創設されたが、2005 年に HAS に移管され独立した委員会となった。投票で選ばれた 20 名の科学者と 8 名の顧問[23]で構成され、2 週間ごとに会議を開く。AMM を得た医薬品の医療上の有用性や既存医薬品に対する改善度を評価する。

（d）CEPS：総裁、副総裁のもとに行政から 4 名（4 部門より代表者各 1 名）、疾病金庫から 3 名、補完保険関係者 1 名を加え、さらに投票権を持たない顧問 2 名（医療施設局代表 1 名、保健省関係者 1 名）からなる。CT の評価に基づき予算を参考に医薬品の価格決定やメーカーとの交渉を行う。

（e）CEESP（Commission d'Evaluation Economique et de Santé Publique：医療経済学委員会）：2008 年に HAS に設立された委員会で、適正価格での同等治療効果を検討するため、市販後調査、異なる治療薬・治療方法の相対的有効性比較調査などにより適正な治療処方方針を確立し、合理的な償還政策や医療支出対策に貢献することを目標とする（P78、3.（1）9）参照）。

これらの評価機関による、医薬品の販売承認、価格決定、販売開始、再評価の流れを図表 2-18 に示す。

販売承認：AFSSAPS または EMA で販売承認を得る。さらに、保険償還を希望する場合は HAS に申請する。
意見提案：申請医薬品について HAS の部局内での評価と外部のエキスパートの意見を交えた結果を CT に提出する。CT で医療上の有用性及び既存医薬品に対する相対的有用

---

[22] 一般向けの平易な情報も含む。VIDAL には、車の運転に危険性を及ぼす医薬品を解りやすくランク分けした表がある。
[23] AFSSAPS または国の代表者 4 名、支払部門代表者 3 名、LEEM 代表者 1 名。

性を科学的に評価する。この評価はメーカーに送られ、CT に意見を述べる機会をあたえられる。CT は、メーカーから異議申し立てを受けた時など、必要に応じて部局内のワーキンググループに意見を求めて最終評価を出す[24]。

償還決定：CEPS 及び UNCAM は CT の最終評価（ASMR 及び SMR）を参考に、それぞれ医薬品の価格と償還率を決定し、その報告を受けて保健大臣は償還対象医薬品リストに登録する。

販売後監視：上市された医薬品は、その後 AFSSAPS による監視を受け少なくとも5年ごとの定期的な見直しが行われる。この再評価には経済的評価も含まれる。現在のところ、医療行為などの経済評価が行われているが、医薬品に関しては、治療クラスでの評価を

図表 2-18　各評価機関の関係

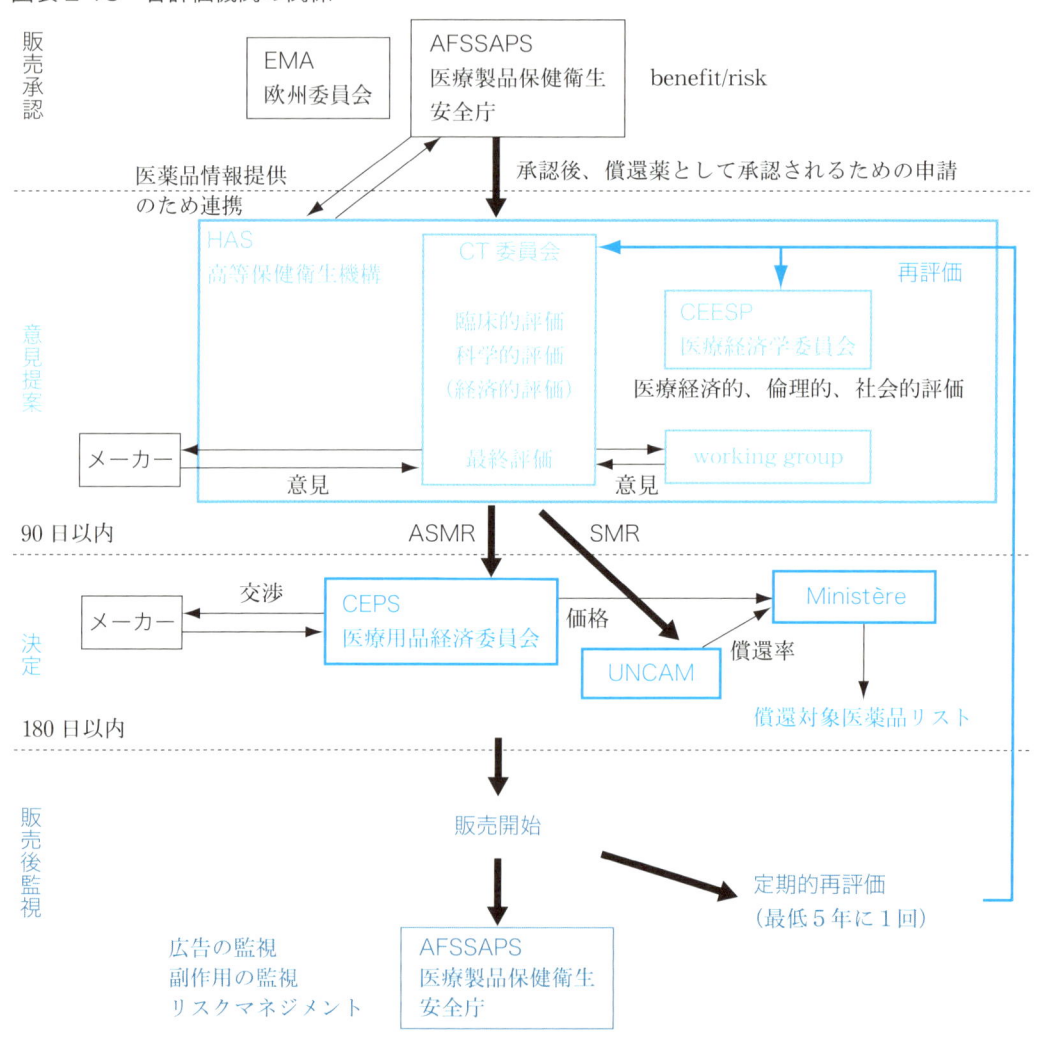

---

[24] 医薬品の価格決定のための最初の申請時には効率、経済性の吟味はない。

最近開始したところである。

3）再評価と償還

医薬品の再評価でCTが臨床データの研究結果から臨床的価値が不十分、耐薬性なし、償還に値しない、使用を推奨しないなどの結論を下した場合、その医薬品は使用の制限、償還率の削減、償還停止あるいは販売停止となる場合がある。CTの評価内容の詳細はHASのホームページで閲覧できる。

1999年から2001年にかけて、4,490品目のSMRが再評価された。うち835品目は保険償還を正当化するに足るSMRはないとの判定を受け、償還率は65%から35%へ、併せて価格も引き下げられた。

先に償還停止となった品目の中に、その後製薬企業が価格を約2倍に引き上げた事例があり、同様の例が続く事態を懸念する声も聞かれる。一方、SMRまたはASMRの再評価結果に異議のある場合、企業は異議申し立てをすることができる。

1999年から2001年にかけて再評価を受け、SMRが不十分の判定を受けた835品目のうち、実際に保険償還対象から除外されたのは72品目であった。残る763品目について企業の異議申し立てがあり（2005年9月に公表）そのうちHASが再度評価を実施した403品目中364品目は再びSMRが不十分との判定を受け、2006年3月、償還停止となった。また、2011年には再評価を受けた医薬品でSMR不十分の判定を受けた486品目のうち369品目が償還停止となった。これらの医薬品は32の治療クラスに分けられるが、その多くはA07（止瀉薬、腸の抗菌・抗炎症薬）、C05（血管強化薬）、N05（鎮静薬）及びR05（感冒薬、鎮咳薬）に分類される医薬品であった[25]。

4）医薬品の償還価格申請から官報告示までの所要日数

償還価格申請から官報告示に至るまでに要した、2010年における段階別所要日数を図表2-19に示す。後発医薬品の64日に対し先発医薬品は209日と日数に大きな開きがある[26]。欧州指令（Directive Européenne 89-105 CEE）及び国内法である「社会保障法典 R.163-7-1条」には「価格決定の申請書を受理した日から180日以内に価格の決定、リストへの収載及び官報に告示する」と規定されている。

---

[25] Questions d'économie de la Santé, N° 167, juillet-août 2011.
[26] 2009年の256日に比較して、2010年では209日と47日も短縮されている。

図表2-19　初回収載申請医薬品区分別審査処理段階別平均所要日数（日）

	CT	予備審査	交渉	協定締結	官報告示	全体
後発医薬品	1	14	1	16	33	64
後発医薬品以外	79	19	48	25	38	209
全体	NS	16	14	19	34	105

出典：rapport d'activité 2010 CEPS 2011

　申請書の受付から官報告示までの5段階の過程は以下の通り。
（a）CTへの書類提出から当該委員会の見解をCEPSに送付するまで
（b）CTの見解についてCEPSが予備審査を開始するまで
（c）予備審査の開始から審査終了までの交渉期間
（d）申請企業との合意を基に協定書を作成・締結する期間
（e）官報告示のための保健省内及び関係省庁への手続きに要する期間

　次に、協定締結まで至らなかった場合も含め、審査に要した日数を図表2-20に示す。これによると、締結に至った場合より、至らなかった場合の方が要する日数が多い。

図表2-20　医薬品の区分別審査処理に要した平均日数（日）

	協定締結	棄却・却下・取下げ	全体
後発医薬品	62	183	64
後発医薬品以外	205	240	209
全体	99	227	105

出典：rapport d'activité 2010 CEPS 2011

5）価格の改定

　一旦決定された価格でも、発売後に価格設定の根拠となった1日薬用量あるいは使用頻度の高い成分含有量規格が計画と乖離し1日薬価が変化した場合、販売実績が価格決定時の販売計画を上回った場合には改定される。一方、医療に不可欠な薬剤に関しては、価格が製造・販売コストを回収できない時には価格の引き上げが認められる。市場が縮小しつつある古い薬剤や、オーファンドラッグまたは、経済的にそれに近いものなどが対象になる（P67、2.(6) 参照）。

6）保険適応外使用

　償還医薬品リストには償還対象となる保険適応範囲が明示されている（用量、投薬期間等の項目については明確ではない）。ほとんどの場合、範囲は承認適応症と一致するが、より狭い範囲に限定されることもある。

保険適応範囲外処方をする場合、処方医はその旨を患者に通知し、対象となる医薬品名のそばに、《NR》（償還適応症外、非償還を意味する）と記載しなければならない。「社会保障法典 L-162-4 条、R162-1-7 条」に保険適応範囲を逸脱して処方した場合、原則、違反行為として「社会保障法典 R147-6 条」により制裁金の対象となるが、2007 年社会保障財政法の施行により、一部例外規定が設けられた（P89、3．(3) 5）参照）。

7）保険償還の範囲―加入者の自己負担

　患者は医師の発行する処方せんを薬局に持参し医薬品を購入するが、薬局の選択は患者の自由に委ねられている。処方せんを交付した医師が「かかりつけ医」であるか否かによって、処方された医薬品の償還率が変わることはない。薬剤費及び治療費のうち公的医療保険が負担せず、加入者の自己負担となる部分の割合は、薬剤及び診療の種類により異なる。しかし、国民の 90％以上が共済保険等民間の補完保険に加入しており、通常、自己負担分はこれによって全額カバーされる。

　診療の種類、医薬品の種類、加入者の身体状況、経済状態等が所定の条件を満たす場合、自己負担分は免除されるが、給付の範囲を超えることはない。医薬品が 100％償還されるのは以下の要件を充たした場合である。

（a）100％償還率の適用対象
（b）ALD（Affections de longue durée：特定重症慢性疾患）の治療用（ただし 15％償還率の医薬品は除く）
（c）個々に認定される特定疾患患者
（d）視力喪失、股関節骨折の併発で歩行困難な高齢患者など複数の疾患を併発の患者
（e）妊婦（妊娠 6 ヵ月以降）
（f）新生児（1 月齢未満）
（g）在宅医療
（h）CMU の加入者（ただし 15％償還率の医薬品は除く）
（i）重度障害者及び障害年金受給者
（j）軍人恩給受給者及び特定老齢年金受給者

　2005 年、ALD を事由に自己負担免除の適用を受けた患者は、一般制度加入者の約 12％に相当する 750 万人に達し、医療費の約半分がほとんど規制を受けていない事態になった。自己負担のない 100％償還の割合は、1970 年の 30.4％から 1987 年には 55.5％と大幅に増加した。1987 年の改革により一旦 36.5％に低下したものの、2007 年には約 45％と増大している。その要因は、低所得者が加入する CMU 制度の実施、75 歳以上の高齢者の在宅医療の推進、100％給付対象の拡大等によるものとされている。

8）評価機関の組織体制（人員構成・予算等）

2005年1月1日に創設されたHASは、保健衛生領域で豊富な経験をもつ8名の科学者で構成され、議長を除く7名のメンバーは各委員会の議長を務める。任期は6年間であり、1回のみ更新が可能である。同機構は2008年に改組され、2009年～2011年の3ヵ年計画で学術的役割と経済性評価の役割の両方を担うことになった。年間予算は6,200万ユーロ、410名（2010年実績）の正規職員と外部の約3,000名の有識者・専門家により運営されている。

一部の任務が重複するAFSSAPSと協力体制を樹立して、2011年までに政府・医療専門家への機能性に富む学際的評価サービス提供システムを構築の予定である。

現在、HASには8つの委員会が存在し、各委員会でまとめられた意見が外部に発信される。この中には評価に関する3つの重要な委員会があり、医療行為及び医療機器の評価を行う委員会（Commission nationale d'évaluation des dispositifs médicaux, des actes et des technologies de santé）、医薬品の評価を行う委員会（CT）、そして経済性及び公衆衛生の評価を行う委員会（CEESP）からなる。

従来は評価対象を治療薬の医療上の有益性だけに限定していたが、治療薬の経済性も対象に組み込まれ医療経済的評価の機能が強化されることになった。また、2011年には新薬承認後、官報告示までの期間短縮を目標に掲げている。

さらに他官庁との協力関係を緊密にし、NICE（英国立臨床評価研究所）、IQWiG（独医療品質・経済研究所）など他国の類似行政機関との協力も高めていき、欧州医療技術評価ネットワークと欧州患者安全確保ネットワークでの活動の活発化を計画している。

9）CEESPの活動状況及び償還政策への関与スキーム

CEESPは、医療政策における科学的有効性、経済性、公衆衛生的評価、倫理性などの意見を出すことを目的として、2008年7月1日に設立された。この組織は経済学者、公衆衛生専門医師、疫学者、臨床医師、倫理学者、社会学者の中に患者代表2名を加えた25名で構成される、非常に学際的な集団である。

CEESPはAMMを得た医薬品の最初の価格及び償還率決定のプロセスには関与せず、純粋な臨床とは別の側面から市販後の再評価に参画するもので、医療経済的側面、倫理・社会的側面、障害の軽減など社会への貢献度を評価の尺度としている。

2010年にはスタチンについての経済評価を行ったが、HASではCEESPの本来の活動は「医療界における医薬品のよりよい使用方法についての啓蒙活動」であると考えている。公衆衛生関係者にはリスクマネジメントを理解してもらい、医師には公開された情報やガイドラインを処方時に有効利用してもらうことが重要である。また、経済評価の観点では、医薬品の評価ではなく、むしろ社会保障の行為リスト（償還対象）にある医療行為の評価

をする場合に、CEESPは経済的考察をより強く反映できると期待されている。

（2）償還医薬品と価格情報

1）医薬品関連統計

❶ データベース

薬剤の使用実態に関する統計調査に必要なデータベースとして現在よく利用されているものは下記の通りである。それぞれのデータベースは異なったデータ収集方法で構築されており直接比較は困難である。

（a）民間調査機関のGERS、IMS及びCEGEDIM等が運営するもの
　　・GERS（製薬企業の出荷実績）
　　・IMS-Health社（処方医対象の処方せん実績）
　　　これらのデータは医薬品の販売動向や市場分析に主として利用される。

（b）AFSSAPSが製薬企業の納税申告から得られたデータを蓄積したもの

（c）疾病保険金庫が保険薬局から収集する薬剤の償還請求情報を蓄積したもの
　　償還医薬品に関しては3つの制度の疾病保険金庫がそれぞれの集計データを下記の名称で公開している。
　　・Médic'AM
　　・MédiCANAM
　　・MédicMSA

❷ アンケート調査

償還医薬品の処方動向・推移、医師・薬剤師・患者間の相互関係、疾病と医薬品の関連性等を知る手掛かりは、網羅的な統計データよりアンケート調査が利用されることが多い。

（a）開業医の処方せん調査
　　・処方せん永続調査（EPPM）：IMS-Health社
　　・Thalès：市場調査会社CEGEDIM/BKL-Consultant

（b）一般市民を対象にした調査
　　・医療社会保護アンケート（ESPS）：医療経済研究資料研究所（IRDES）が隔年実施

・健康と医療に関する調査：国立統計経済研究所（INSEE）が実施

❸ その他

　CNAMTSは一般制度用に開発された現在の第二次情報システムErasmeに償還医薬品情報（医薬品コード、価格、償還率、後発医薬品の区分、TFR適用の有無等）、患者属性（性別、年齢、市町村名等）、処方医情報（保険医番号、保険医区分、診療科目、性別、年齢、地域名等）、薬剤師情報（地域名）、診療行為情報（日付、点数）等の膨大なデータを蓄積している。これらのデータにより患者毎の年間医薬品消費は把握できるが、患者の病態と処方せん内容の照合が困難なため、クロス分析等のデータ解析は困難である。

　現在切り替え中の被保険者カード（Carte Vitale 2）には個人の医療情報を保存することも考えられており、技術的な検討を進めている第三世代の情報システムSNIIR-AM（制度間全国情報システム）の稼動により、公的医療保険加入者全体を繋ぎ、開業医及び病院の双方を網羅し、加入者個々のレベルまで落としたデータの活用が可能になるという。また不適切な処方せん、不法な薬剤購入等への対応がより効果的になると期待されている。

2）リストプライス（医薬品の価格表）

❶ 価格の構造

　償還薬の卸・搬送供給者及び薬局への報酬は（TFRを除き）省令により公定されており、段階的マージンと、リベートの2つの規則が適用されることは前述の通りである。非償還薬は市民への直接広告が可能で、価格及び卸への報酬は製薬会社が自由に設定することができる。しかし税率は償還薬が2.1％であるのに対し非償還薬は5.5％である。

❷ 薬箱に表記のバーコード

　薬剤データベース及び価格情報は、償還薬、非償還薬に関する7桁、2種類のCIPコードによって識別されていた。しかし従来の7桁のCIPコードでは、ロット番号・有効期限・トレーサビリティ等は確保できないため、リコールの際の事故防止などに役に立たない。そこで、2007年2月フランス薬剤師会は、公衆衛生法典R5124-58条に伴う変更を発表した。これに伴い、製造から消費者までの流通ルートでの一貫したロット番号・有効期限に関する情報管理の必要性を流通関係各者に示した。AFSSAPSによる施行は遅くとも2010年12月31日を期限とし、2011年1月1日より全ての薬品のセカンドパッケージにデータマトリックスECC200による製品コード（2009年1月1日以降CIP13文字）、ロット番号、有効期限、さらに任意でシリーズ番号（メーカーの任意選択）の表示が義務となる。

❸ 医薬品・価格情報ベース

　公的情報として参照するにはJO（Journal Officiel：官報）が最も信頼性が高い。数多く

あるリストプライスのなかで、汎用されているのは CNAMTS の BdM_IT である。BdM_IT は、CIP コード別、専門科別、製薬メーカー別、その週のアップ・デートされた新認可医薬品別、変更事項別により、迅速に検索することができる。保険償還医薬品価格の決定及び改定は逐次官報に掲載・告示されるが、官報の価格表は PFHT で表示され、全医薬品のリストが更新されるわけではない。UNCAM ではこれらの情報を集録・加工し、インターネット上で以下のようなデータベースの形態で一般公開している。その他、TFR が適用される後発医薬品群の一覧表も作成・公開している。

（a）BdM_IT（Base des médicaments et informations tarifaires）

UNCAM からインターネット上に一般公開されているデータベースで、CIP コード、商品名、メーカー名から検索できる[27]（図 2-21）。

医薬品毎に、CIP コード、販売承認番号、メーカー名、商品名（成分名）、成分量、剤形、包装、税別製造者価格（PFHT）、税込小売価格（PTTC）、償還率（Taux）、価格の適用期間、TFR 価格、官報掲載日等の項目に関する情報が提供されている。毎週金曜日に更新され価格情報源として速報性、網羅性に優れている。

図表 2-21　「医薬品・薬価情報ベース」の検索画面の例

CIP	Désignation	Conditionnement	PTTC en €	Taux en %	Date application	TFR en €	Motif fin	Date fin	Date JO
3400921652192	ATORVASTATINE ZENTIVA 20 MG	1 Boite de 90, comprimes pellicules	43.32	65	08/03/2012	-	REEXAMEN	07/03/2017	07/03/2012
3400921650181	ATORVASTATINE ZENTIVA 80 MG	1 Boite de 30, comprimes pellicules	19.64	65	08/03/2012	-	REEXAMEN	07/03/2017	07/03/2012

（注）　医薬品・価格情報の基本用語
　　　　CIP＝医薬品コード、Désignation＝名称、Conditionnement＝包装、PTTC＝税込み小売価格、Taux＝償還率、Date application＝適用開始日、TFR＝TFR 価格、Motif fin＝事由区分、Date fin＝事由消滅日、Date JO＝官報掲載日

（b）GET（Guide des équivalents thérapeutiques：治療等価薬便覧）

インターネットで一般公開されているデータベースで、一般名、商品名、薬効分類名、メーカー名から検索できる[28]。

医薬品全般にわたって、医薬品コード、商品名（成分名）、償還率、包装単位、TFR 価格、

---

[27] http://www.codage.ext.cnamts.fr/codif/bdm_it/index.php?p_site=AMELI
[28] http://www.mediam.ext.cnamts.fr/get/index.htm

個装価格、剤形単位当たり価格、品目別包装別に最も売れている製品との価格差、「後発医薬品集」における区分（先発、後発医薬品の区別）、SMRレベルなどの医療経済情報を提供するデータベースで3ヵ月毎にデータが更新される。

（c）TFR適用後発医薬品群一覧

後発医薬品群の名称（規格、包装容量を含む）とTFR価格の一覧表がTFR適用の開始日ごとに分けて作成されており、UNCAMのホームページからダウンロードできる[29]（図2-22）。最新の更新は2011年6月15日である。

CEPSは後発医薬品への代替率の低い医薬品について、後発医薬品価格を基準にして償還を行うためのTFR（Le Tarif Forfaitaire de Responsabilité：責任包括価格）を設定することができる。TFRが適用された後発医薬品群ではTFRを限度額として償還が行われるため、先発医薬品を選択した場合には差額が自己負担となる（P98、4.（3）④参照）。

図表2-22　TFR適用後発医薬品群一覧表の一部[30]

Liste des groupes génériques soumis au TFR (actualisée au 1er janvier 2011)

Groupe générique	Tarif forfaitaire de responsabilité
ACICLOVIR 800MG CPR BT 35	58,75 €
ACIDE TIAPROFENIQUE 100MG CPR SEC BT 30	3,40 €
ACIDE TIAPROFENIQUE 200MG CPR SEC BT 15	3,51 €
ACIDE TRANEXAMIQUE 500MG CPR BT 20	3,62 €
ACIDE TRANEXAMIQUE 1G/10ML BUV AMP BT 5	2,79 €
ALENDRONATE MONOSODIQUE 10MG CPR BT 28	19,75 €
ALENDRONATE MONOSODIQUE 10MG CPR BT 84	51,91 €
ALENDRONATE MONOSODIQUE 10MG CPR BT 90	55,24 €
ALGINATE DE SODIUM 50MG/ML + BICARBONATE DE SODIUM 26,7MG/ML BUV FL250ML BT 1	2,29 €
AMILORIDE (CHLORHYDRATE D') 5MG + HYDROCHLOROTHIAZIDE 50MG CPR, CPR SEC BT 30	3,92 €
AMILORIDE (CHLORHYDRATE D') 5MG + HYDROCHLOROTHIAZIDE 50MG CPR, CPR SEC BT 90	10,17 €
AMISULPRIDE 100MG CPR SEC BT 30	13,65 €
AMISULPRIDE 200MG CPR SEC BT 60	50,62 €
AMISULPRIDE 400MG CPR SEC BT 30	50,62 €
AMOXICILLINE 1G PDR BUV SACH BT 6 - CLAMOXYL	2,68 €

（d）VIDAL

医師が処方する際の医薬品製品情報源として利用される。病院薬剤部や市中薬局に備えてある紙ベースの冊子はDictionnaire VIDALで、下記の情報が部門ごとに色ラインで区分して掲載されている。冊子は毎年2月に発行、5月と10月に追補版が出される。

VIDAL 2011年版の内容は以下の通りである。

　ア）白部門：AFSSAPSの情報（医薬品安全性、相互作用、妊婦・授乳と薬、車の運転への影響）、ドーピング関連医薬品、助産婦の処方、医療関連アドレス

　イ）青部門：先発品リスト（一般名で分類）

---

[29] http://www.ameli.fr/professionnels-de-sante/medecins/exercer-au-quotidien/nomenclatures-et-codage/medicaments/groupes-generiques-soumis-au-tfr.php
[30] TFR適用後発医薬品群：http://www.ameli.fr/professionnels-de-sante/gestionnaires-de-centres-de-sante/exercer-au-quotidien/medicaments/groupes-generiques-soumis-au-tfr.php

ウ）黄部門：薬物治療群の分類
エ）赤部門：後発医薬品群リスト（先発医薬品を含む）
オ）（本編）：医薬品の解説（商品名順）【商品名（化合物名）、形態、用途、用法、解説、PPTTC価格（包装単位）、償還率、メーカー】
カ）橙部門：医薬部外品、化粧品
キ）緑部門：メーカー情報

他の媒体としてCD-ROM、毎月更新されるインターネットで公開されるデータベースがあり、OTCや一般向けの冊子もある。

(e) その他
・病院対象ではCNHIM（Centre National Hospitalier d'Information sur le Médicament：国立病院医薬品情報センター）が作成し週に5回更新されているデータベースThériaqueがある。
・開局薬局で使用される在庫管理システム上にも医薬品薬価情報がある。卸業者（OCP、PHOENIXなど）の提供によるものであり、医薬品の包装写真も含め内容が充実している。ただし、これらにはパスワードが必要である。

④ 価格の掲載内容
　CEPSと製薬会社間で折衝・設定する価格は工場出荷価格であり、発表する価格は、マージン、税などを加えた患者への販売価格である。
　したがって、一般に「薬価」という場合、患者への販売価格：PPTC（＝PTTC, PPTTC；Prix Public toutes Taxes Comprises：税込小売価格）をいう。
(a) 非償還医薬品価格（推奨価格　生産者からの指示価格）
(b) 償還医薬品価格（CEPSが決定）
　　　　PFHT（Prix Fabricant Hors Taxes：製造会社税抜出庫価格）
　　　　PGHT（Prix Gros Hors Taxes：薬局税抜購入価格＝税別卸売価格）
　　　　PPTC（Prix Public toutes Taxes Comprises：患者税込購入価格）

⑤ 2種類の別途請求可能な高額薬剤
　特別に別途請求できる高額薬剤は大きく2種に分類できる。それらは当局の認可を得て薬価が公定されたAMM取得薬品であるT2A（TAA）別枠医薬品と、当局の一時的使用承認を得たのみで薬価の公定されていない医薬品ATU薬である。

(a) T2A（＝TAA；Tarification à l'activité：別枠医薬品）
　フランスでは、2004年から公私立病院ともにT2A（またはTAAと呼ばれる）による1

件当たりの包括評価方式の報酬体系が採用されている。しかし、定型の治療費で収まらない高額薬剤・ディバイスでの治療は、T2Aに包括せず別途保険請求できることとした。これら高額薬品・ディバイスは品目リストが公定され、価格は官報にて公示される。「入院費に加算請求可能な医薬品」、「適正処方医薬品」とも呼ばれるこのTAA別枠医薬品は、2007年1月10日現在234品目あり、AFSSAPSのホームページに掲載されている[31]。これらの医薬品の適正使用に関し、医療機関は各管轄地方病院庁（ARH：Agence Régionale de l'Hospitalisation）と契約を結び、GCP（Good Clinical Practice：医薬品臨床試験実施基準）が遵守されていれば、公的保険より100％費用が支払われる。遵守されていないと判断された場合には、当該医療機関からの翌年度の高額薬剤費請求額に対して70％の減率支払いとなる。

（b）ATU取得医薬品：当局の一時的使用承認を得たのみで正式認可されていない医薬品

　薬価が公定されていないATU薬に関しては「社会保障法典L162-22-7条、高額薬剤適正使用と薬剤費別途請求に関する法律」により「被保険者への保険償還不可薬品」となっており、上述の薬剤適正使用契約に則り病院内で使用される場合に限り患者負担はない。患者が直接薬剤を購入し償還される性質の薬剤ではなく、医療機関に直接薬剤費が支払われる（P86、**3.（3）**参照）。

3）保険償還に関する最近の動向—医療従事者間の情報共有化の推進

　IT化は医療の透明性・質の向上・コスト抑制に最も有効な手段である。フランスでは2004年8月13日付「医療従事者間の情報共有推進を目的とする法」（社会保障法典L16-36-2条）により2007年より、本格的に医療のIT化に関する取り組みが始まった。

❶ DMP（Dossier Médical Personnnel：個人電子診療録）

　個人の診療歴情報を蓄積したDMPは患者の治療歴情報共有による適正医療、医療における安全性確保を目的としたものである。検査や薬物投与における重複・過剰を回避し、患者の安全を守るとともに、薬剤費抑制対策の一つにも位置づけられる。同システムの普及により年間18億の処方薬と2億の非処方薬（OTC薬）の情報が共有可能になると見積られている。DMPは1つのウェブ・ホスト（hebergeur）下に作成される（社会保障法典L16-36-1条）もので、2007年12月19日付法修正により薬剤師の同システムへのアクセス権が新たに制定された。しかし、個人電子診療録の全国展開計画に開しては、2011年でも表面的にはまだ進展が見られていない。

---

[31] *AVASTI* (Bevacizumab), *METASTRON* (Chlorule de Strontium (^{89}Sr)), *VELCADE* (Bortezomib) などはこれに該当する。

❷ Carte Vitale 2（新しい IC カード：Carte d'assurance maladie）

2007 年より発行されたカードは従来の Vitale カードと比較し、EU 諸国、さらには全世界での共用も視野に入れ、多くの機能が加えられている（図表 2-23）。

この Carte Vitale 2 はブルターニュ地方から順次更新され、2010 年までに 16 歳以上の全被保険者へ交付予定であったが、2012 年 1 月の時点では新規の交付者以外には余り普及していない。

図表 2-23　Vitale カード 2（見本）

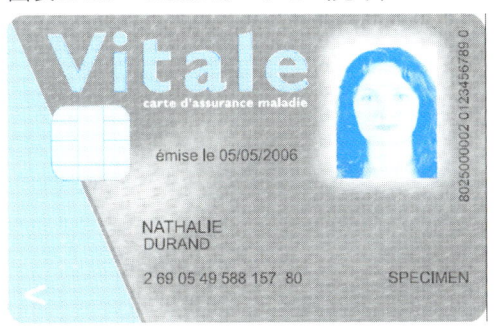

Vitale 2 の特徴
・認証や電子署名の機能に必要な暗号の新メカニズムを備えている。
・1 人 1 枚を原則としている。
・容量が従来のカードの 8 倍に増加。
・顔写真付き（カラー）で盗難・紛失・偽造などの際の安全性に優れている。
・不正使用対策が盛り込まれている。
・カードに記載した内容は暗号化される。
・膨大な数の診療記録紙が節約できる。
・補完保険、かかりつけ医登録の際にも便利で緊急時のアクセスを改善する。

❸ DP（Dossier Pharmaceutique：電子薬歴ファイル）[注]

「被保険者のための薬物治療記録作成」を制定した法律により、薬剤師は患者の同意を得て、患者各個人の DP を作成できるようになった。これは治療の連携（整合性）、質の保障及び継続に加え、公衆衛生法典 L.4211-1 条に基づく医薬品、医療用品、物品などを患者に供与する際の安全性確保を目的としたものである。DP 実施に関しては 2007 年 12 月の法律でフランス薬剤師会に一任された（L-16-36-4-2 条 Loi n° 2007-17 du 19-décembre 2007-art 56）。フランスでは個人情報に関する厳しい規則があるため、それに抵触しないことを立証するための試験が繰り返され、2008 年 12 月 2 日に CNIL（La Commission nationale informatique et libertés：情報処理と自由に関する国家委員会）により DP の普及が許可された。この DP の作成は患者の意志に任されており、薬剤師は患者の希望に応じて作成あるいは消去しなければならない。DP の導入後は、どこの薬局でも、患者がこれまでに購入した全医薬品（OTC を含む）の情報を得ることができる（P113、5.（2）参照）。

フランス薬剤師会はこの動向を見据え、DMP へのアクセス及び DP への記入に必要な CPS（Carte de Professionnel de Santé：医療専門職カード）の薬剤師間での普及に 2007 年の初めから全国的に積極的に取り組み、オーナー薬剤師のほぼ 100％がこれを所持するに至った。この動きに対する各界からの評価は非常に高い。CPS は専門分野別に色分けされていて、薬剤師の CPS は上下の帯が緑色である。このカードは薬局が償還請求手続のため

[注] 電子薬歴ファイルの歴史について書かれた参考文献：Jean Parrot 著、市野和彦、奥田潤　訳、「薬剤師が成功させた薬歴ファイル」、日仏薬学会誌、Correspondance. Février 2013、P.1

に使用している医療従事者用薬剤師カードの機能を拡充し、DMPへのアクセス・医療従事者間のコミュニケーション・品質や安全性に関する緊急情報の交換などを可能にするものであり、必要なシステムの構築・運用費の80%は医療保険公庫が、残りは国が負担する。今後、機能の更なる拡充とともにEU共通カードに発展させることも計画に組み入れられている。

フランスの薬局では薬剤は箱単位で患者に渡される。1箱ずつバーコードをスキャンしながら調剤されるので、全ての調剤情報はオンラインで疾病金庫へ集積され、その解析結果は各薬局へ返送される[32]。2010年には償還請求手続のオンライン化は進んだが、Carte Vitale 2の全国拡大とDPの普及は今後の課題である。

（3）コンパッショネート・ユース（CU）＜暫定使用承認ATUの承認基準＞

コンパッショネート・ユースに匹敵するフランスの制度はATUである。当制度は1994年に制定され、AFSSAPSが未承認薬の一時的・例外的承認を行っている。ATUの評価機関はAFSSAPSにおける新薬審査部門の一部であるATU担当課で、部門長1名、審査官2名、PhD 3名及び助手4名からなる。重篤または稀少疾患で、国内に代替治療がない場合でリスクに対して治療効果が高いと判断された場合、フランスで未承認の医薬品でも患者の必要に応じて期間を限定して使用することができる制度である。

この制度にはATU-nominative（指名暫定使用承認）とATU-cohort（患者群暫定使用承認）とがある。前者は医師が患者ごとに規定書式のATU処方せんに処方を記入し、薬剤師がそれをAFSSAPSに提出して許可を得るものである。また後者はメーカーが対象医薬品をAFSSAPSに申請し、医師がプロトコールに基づいてATU医薬品の使用、患者の観察を行い、さらに治療の報告義務を負うものである。本制度の詳細を図表2-24に示す。

1）ATUの承認基準

・研究ではなく治療目的に使用する
・重篤または稀少疾患である（がん・HIVなどの感染症・中枢神経作用薬）
・満足な代替治療法がない
・患者が治験対象外で治験に参加できない場合
・期間が限定されている

適応外使用については正式にはATUではない。ATUは治験とは異なり、治験に代わるものでなく、治験を遅らせる制度ではない。

---

[32] このため出庫薬剤、製造番号、有効期限、出庫量、薬剤費、使用患者、償還手続きなどの管理が一元化され、調剤過誤によるトラブルはほとんど見られない。

図表 2-24 ATU（Autorisation Temporaire d'Utilisation：暫定使用承認）

ATU（暫定使用承認：Autorisation Temporaire d'Utilisation）2007年データ		
承認基準	・重篤または稀少疾患である（癌・HIVなどの感染症・中枢神経作用薬） ・満足な代替治療法がない ・患者が治療対象外で治験に参加できない場合 ・研究ではなく治療目的に使用する ・期間が限定されている	
	ノミネーティブATU （指名暫定使用承認）	コホートATU （患者群暫定使用承認）
対象患者	患者個人	患者群
認可薬の基準	・外国で既に発売認可を取得している医薬品 ・フランス国内外を問わず治験中（PhⅢ）あるいは販売 ・フランス国内外を問わず治験中（PhⅢ）あるいは販売承認申請中の医薬品 ・市場から消えてしまって、フランス国内ではもはや入手できない医薬品 ※ 有効性安全性が確認されていること ※ 患者が治験に組み入れられないか検討後ATU申請をすること	・認可秒読み医薬品：申請中で製品概要のわかっているもの即ち認可手続きに要する期間（1年）分早期に患者を治療するため ※ 有効性安全性が高度に確認されていること
認可期間	患者の治療期間のみに限定	1年間
申請者及び申請窓口	医師→病院薬剤師→AFSSAPS	製薬会社→AFSSAPS
申請から認可までの期間	数時間〜数週間 （申請医薬品に関する知識量による）	2〜3ヵ月 （販売承認への申請と類似）
処方毎の認可申請の必要性	有り	無し
処方の仕方	医師が規定書式のATU処方せんに処方を記入 → 院内薬局薬剤師へ提出（処方せんをチェック） → 薬剤師がAFSSAPSへそれを提出 → AFSSAPSが薬局へ一時的使用許可を出す → 院内薬局から薬を発注：AFSSAPSの認可書の添付必須	下記の方式に従って適正に使用されている限り、使用に際して、AFSSAPSの認可を必要としない ・プロトコル化されている使用方法 ・プロトコル化されている観察方法 ・AFSSAPS・メーカー間で決められた方式による、医師・臨床薬剤師などからの義務化された情報のフィードバック ・治験期間中、治験終了後規定期間報告義務 ＊ 目的は治療・耐性の調査 （治験は効用を調べるのが目的）
薬品の発注先	・海外の製薬メーカーへ直接 ・国内代理店 ・ストックのある病院へ公式に依頼など	製薬会社へ直接発注
品質・安全性・有効性の判断基準	・AMMが外国で既におりている医薬品：メーカーから提出された海外での情報 ・他国でもまだAMMがおりていない医薬品：（インベスティゲーターノローチャートによる）	メーカー主導で、治験のファーマコビジランスに限りなく近いもの
ファーマコヴィジランス	市販医薬品のファーマコビジランスと同じ （自発的な報告＋定期安全性報告）	製薬会社と地区のファーマコビジランスと合同
安全性に関する責任の所在	AFSSAPS・製薬会社・医師	製薬会社
認可件数／年	認可約25,500件／27,500申請件数：（800拒否） 患者数：件数の約半数	約14件（患者数1,000名以上）
認可医薬品の品目数	約220品目／年（2007年実績うち新薬60品目）	約14品目／年（2007年実績）
償還薬になる可能性	実質20〜25% 約50品目／2007年（2006年実績：57品目）	ほぼ100%
不認可の有無	有：800件／年 理由：代替治療法有など	まず無し：過去に治験がフェーズⅡで早すぎた例1件のみ
制度発足年	1994年	
根拠法	公衆衛生法典　第5121-12	
関連法	社会保障法典　L.162-17-2・社会保障法典　L.162-16-5-1	

2）ATU の対象医薬品

・他国で既に販売、あるいは開発中の医薬品
・市場から消えてしまってフランス国内ではもはや入手できない医薬品
・フランスで後期治験中、既に認可済みであるがまだ市販されていない医薬品
・国民の健康を守る上で要求度の高い医薬品
・安全性が確認され、効果が期待できる医薬品

3）承認薬の具体例

① 深刻な疾病用薬

（例）抗エイズ薬（*d4T, 3TC, Indinavir, Ritonavir, Nelfinavir, Nevirapine, Efavirenz, Abacavir, Saquinavir, Delavirdine, Amprenavir, Tenofovir, Atazanavir, Tipranavir* など）

② まれな疾病用薬

（例）ゴーシェ病（*Cerezyme*）、ファブリー病（*Fabrazyme*）、NAGS 欠損症（*Carbaglu*）、ムコ多糖症Ⅰ型（*Aldurazyme*）、ポーンプ病Ⅱ型（*Myozym*）、アデノシン・デアミナーゼ欠損症（*Adagen*）、メトトレキセート中毒（*Carboxypeptidase*）、副腎皮質細胞がん（*Lysodren*）

AFSSAPS によると[33]、2010 年には 6 件の ATU-cohort が新たに認可された。また、ATU-nominative は 22,858 件が認可され、その対象患者 15,411 名のうち 5,496 名は小児（18 歳未満）であった。ATU 認可医薬品のうち 2010 年に AMM が取得できたものは ATU-cohort で 1 品目、ATU-nominative では 17 品目である。

4）ATU 薬の償還について

社会保障システムは、重篤な疾患は無料と規定しており、疾病金庫が 100％負担し、患者負担はない。製薬企業が無償提供することは、きわめてまれである。医療施設が費用を負担する場合、価格が割高に設定され、後日 CEPS との交渉に支障をきたす等、価格に関するルールの欠如が憂慮されていた。保険給付の見地から、これらの問題に対処すべく社会保障財政法「2007 年社会保障財政法 56 条」により 2007 年に社会保障法典の一部改定「社会保障法典 L162-17-2 条」が行われた。これにより他の EU 加盟国では承認されているが、フランスでは未承認の医薬品への保険給付が可能になった。また、適応外使用（次項で後述）であっても長年の医療経験から治療効果が確認され、他に代替治療法がない患者が対

---

[33] Afssaps, Indicateurs d'activité 2010, P.2.

象の場合、製薬企業に適応拡大の意思がない時は、例外措置として期間を限定し、保険適応症と同様の条件で償還される。

　ATU薬は病院医師の処方で、病院薬剤師が調剤する。また、混合診療・並行輸入する必要はなくATU申請すればよい。ATU薬は病院内のみで使用され、患者が退院時に持ち帰る以外は市中に出回ることはない。ATUに関しては、申請書類をはじめ詳細が、フランス語及び英語でAFSSAPSにより公開されている[34]。

5）薬事法上の適応外使用等に関する保険上の取扱い

　適応外使用（hors AMM）には、「56条による例外的償還」と「PTT（Protocole Thérapeutique Temporaire：一時的治療プロトコール）」の２つの場合がある。

① 56条による例外的償還

　以下の条件を満たす場合、医師は販売承認を得ている医薬品を承認外の適応に対して処方することができる：
（a）慢性疾患、稀少疾患あるいは長期疾患（ALD）の場合
（b）患者の健康状態の改善あるいは悪化の阻止に不可欠で代替薬がない場合
（c）償還薬の通常の適応症以外の用途で使用する場合（AMM薬の場合）。

　疾病保険金庫に償還申請を行い、適応外処方の必要性が認められれば適応症の時と同じ償還率が適用される。一つの症例について３年間認められ、更新も可能である。対象医薬品が非償還薬の場合は１人の患者に対して３年分の年間上限額が決められる。

　（例１）グザトラル（*XATRAL*：前立腺肥大治療薬）を多発性硬化症に使用する場合、適応外であるが35％の償還が得られる。

　（例２）マグネシウム（非償還薬）を稀少病によるマグネシウム欠乏症に使用する場合、患者１人あたり年間150ユーロまで償還が許される。

　適応外処方をする場合、通常は当該医薬品の近くに《NR》（償還適応症外、非償還を意味する）の表示をしなければならない。前述の「例外的償還」を希望する場合にはこの表示は必要ないが、通常の処方で《NR》の記入漏れがあると違法請求となる。

　承認薬の適応外使用はATUではなく、その患者の治療における適応外処方の必要性が問題とされ、疾病保険金庫が評価を行う。ただし、今後は適応外使用による償還のコントロールと監視が厳しくなり[35]、またATUの認可も厳しくなる可能性がある（LEEM）。

---

[34] http://www.afssaps.fr/Activites/Autorisations-temporaires-d-utilisation/ATU-Avis-aux-demandeures-formulaires/%28offset%29/3
[35] CEPSでは、製薬会社から処方する医師に対する監視を促し、それを怠った場合に金銭的制裁を加えるような条文の追加を枠組み協定の中で検討している。

② PTT による償還

上記の例と同様の状況で、病院の特別リストに記載された医薬品のみが対象となる。AFSSAPS とメーカーが医学文献と専門家の意見をもとに治療プロトコールを作成し、AFSSAPS と HAS により４年間を限度として承認される[36]。この場合の償還率は 100％である。

③ 有害事象が発生した場合の報告方法、公的機関の責任

2002 年 3 月 4 日「患者の権利及び保健制度の質に関する法律」が制定され、ONIAM（Office National d'Indemnisation des Accidents Médicaux：国立医療事故補償局）が創設された。医療提供者に過失のある場合には保険により補償されるのに対し、ONIAM では無過失であり、かつ損害が甚大であるとされる場合に補償を行うものである（無過失責任補償）[37]。

この制度は治療ミス、院内感染、医療事故など医療ケアに関する全てが対象となり、ATU や未承認薬の使用により有害事象が発生した場合にも適用される。通常はこの制度が利用され、患者が医療訴訟を起こさない限り、メーカーや医療機関が患者に対して直接補償を行うことはない。

４．医療費適正化における取り組み

（１）医療費における薬剤費支出の適正化のための取り組み

社会保障財政法の基本方針のなかに、引き続き医療費適正化の推進が掲げられている。適正化推進の具体策の一つに、不適切な処方の排除・是正措置として、他国に比べ消費が過大とされ、薬剤費増加の大きな要因とされる抗生物質等の処方制限に加え、高齢者による薬剤消費に焦点を当てることが計画されている。

１）医療費に占める薬剤費の推移と、薬剤費適正化に関する最新の取り組み状況

図表 2-25 は、英国、フランス、ドイツ、米国、スイス、カナダ、日本における、各国の GDP に対する医療費の割合の年次推移を示したものである。国により若干の変動があるものの、全体的に右肩上がりの傾向となっている。

医療費が毎年一定の割合で増加しているのに対し、薬剤費の伸び率は抑えられ、医療費

---

[36] 抗ガン剤の場合はこれに INCa（フランス国立がん協会：Institut National du Cancer）も加わる。
[37] a）高山奈美枝、「機会の喪失」理論に向けて、P.179.；b）Référentiel indicatif d'indemnisation par l'ONIAM, 1 juillet, 2009.

に占める薬剤費の割合はここ数年減少を続けている（図表 2-26）[38]。

図表 2-25　1995-2009 年間の各国の GDP に占める医療費の割合

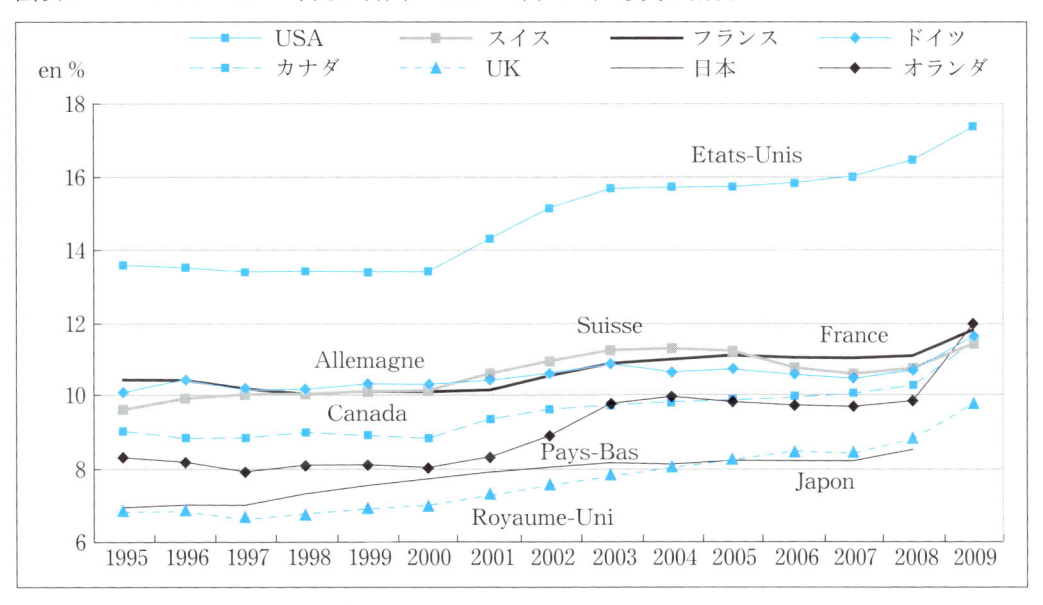

出典：DREES, Comptes de la santé pour la France; OCDE, Eco-santé 2011 pour les autres pays.

図表 2-26　総医療費と薬剤費の推移（2005～2010 年：十億ユーロ）

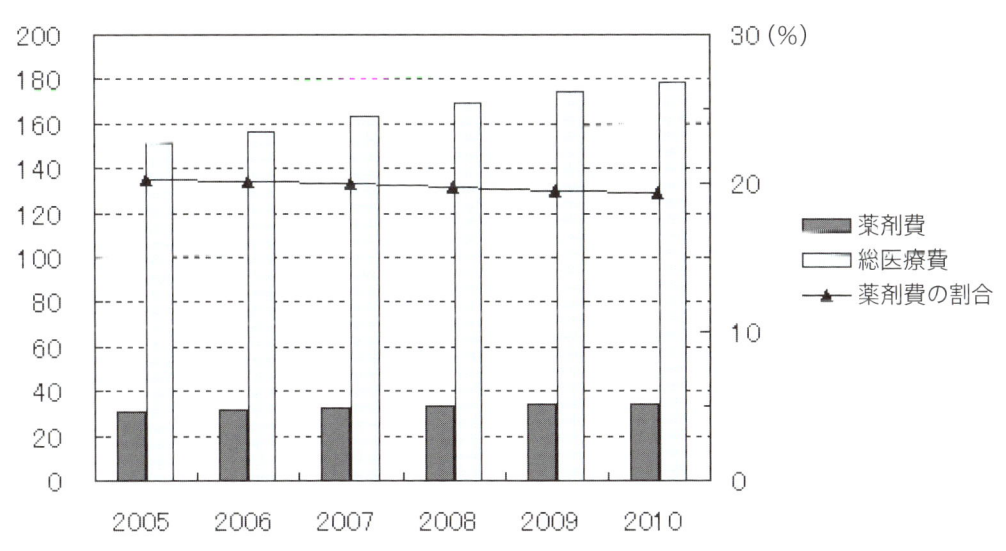

出典：DREES, Comptes nationaux de la santé 2010 の表をもとにグラフを作成

---

[38] Document de Travail, Comptes nationaux de la santé 2010, P.276.

図表 2-27　薬剤費の年次推移と対前年増減比（金額：百万ユーロ）

		2005	2006	2007	2008	2009	2010
Consommation	Millions €	30,688	31,491	32,696	33,393	34,075	34,449
Evolution (%)	Valeur	3.6	2.6	3.8	2.1	2.0	1.1
	prix	-1.2	-3.7	-2.5	-2.3	-2.6	-2.2
	Volume	4.8	6.5	6.5	4.5	4.7	3.4

出典：DREES, Comptes nationaux de la santé 2010

図表 2-28　2009 年の１人あたり医薬品支出（購入額）

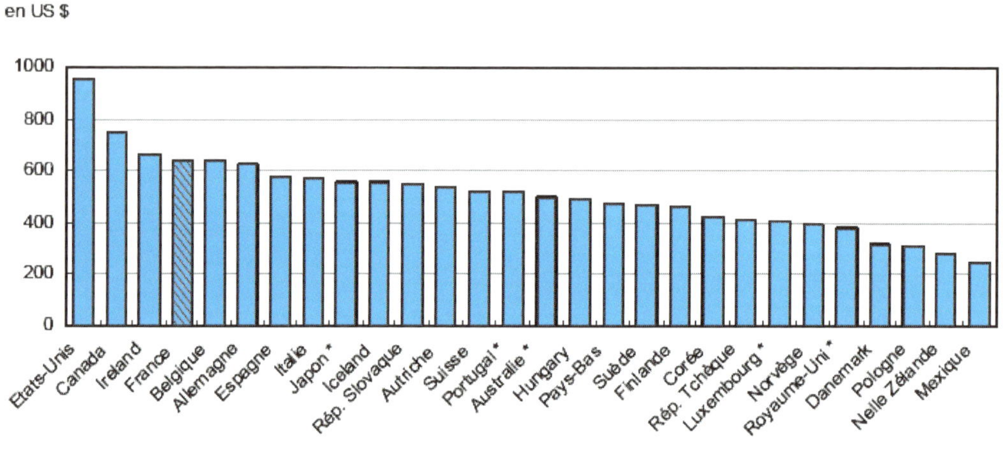

en US $

* Données 2008.

出典：Eco-santé OCDE 2011, juin 2011

　2010 年の医薬品消費量は価格ベースで 344 億ユーロに達した。消費量の成長率では価格ベースで 2.0％の成長を見た 2009 年の値を下回り 1.1％の成長に留まっている（図表 2-27）。2010 年の国民１人あたりの消費額は 525 ユーロであり、2009 年の 528 ユーロを下回った[39]。また、フランスでは近隣ヨーロッパ諸国に比べ著しく多量の医薬品が消費されている（世界第４位）（図表 2-28）[40]が、後発医薬品の消費量では遅れを取っている。

２）薬剤費適正化に関する最新の取り組み

　前述のような薬剤費削減実現に寄与した最近の主な薬剤費抑制策を次に示す。

---

[39] Document de Travail, Comptes nationaux de la santé 2010, P.217.
[40] Document de Travail, Comptes nationaux de la santé 2010, P.18.

（a）薬剤費の保険免責制度の内容とその効果

2008年1月1日施行のLFSS（Loi de Financement de la Sécurité Sociale：社会保障財政法）第52条により保険免責制度（Franchise médicale）として次の3点が発令され、それぞれの価格が償還分から差し引かれることになった。すなわち、下記の金額が患者の負担分となった。

ア）薬剤1箱ごとに0.5ユーロ（1日の上限なし）
イ）マッサージなどの医療補助手技に関しては1回0.5ユーロ（1日の上限は2ユーロ）
ウ）救急車を除き、病院へのタクシーなどの交通費は1回2ユーロ（1日の上限は4ユーロ）。

ただし、1年間の上限はア）、イ）、ウ）の合計が50ユーロとなっている。

これらの中では（ア）からの収入が最も適正に回収されたことにより薬剤師の評価が高いが、これは第三者支払い制度によるところが大きい。なお、この保険免責制度の導入により3ヵ月包装の医薬品の消費量がかなり増加した。市中薬局では販売箱数の減少による収入減に対し不満が聞かれた。

現在、被保険者は全員がICカード（Carte Vitale）を持っていて、薬局で保険償還の手続きが行われるため、通常は薬の受け取り時に薬剤費の支払いは行われない。ただし、医療機関の受診時には、診療費の全額を支払い所属の医療保険基金から償還を受けることになっている。前述の免責金額はこの償還金額から差し引かれるため薬局が立て替えるわけではない。

当制度の導入により、患者に償還される割合は薬剤の償還率ごとに変化している。図表2-29のように15%→4.2%、35%→25.8%、65%→60.5%、100%→99.7%と実質上の償還率は下がっている。

図表2-29　保険免責制度導入による実質償還率の変化

本来の償還率	2007年平均売価	償還額	0.5€控除後償還額	実質償還率
15%(vignette orange)	4.6 €	0.7 €	0.2 €	4.2%
35%(vignette bleue)	5.4 €	1.9 €	1.4 €	25.8%
65%(vignette blanche)	11.2 €	7.3 €	6.8 €	60.5%
100%	182.8 €	182.8 €	182.3 €	99.7%

出典：GERS 2008; calculs; secrétariat général du Haut Conseil

（b）後発医薬品使用促進策

1999年における薬剤師の代替調剤権確立以来、多くの促進策が功を奏し、後発医薬品の浸透率は着実に向上している。これまでに比較的良好な成果が得られた策として：

ア）後発医薬品価格の引き下げ：先発医薬品の▲55%（後に▲60%に変更）
イ）後発医薬品に対する薬局マージンの保証：後発医薬品に対するマージンを対応する

先発医薬品のマージンと同額にする

ウ）TFR（責任包括価格）[41]制度：後発医薬品の割合が1年で55％、18ヵ月で60％、2年で65％に満たない場合、その医薬品はTFRに移行する（後に規定を強化）

エ）薬局の利益保護のための最大値引率の引き上げ：TFR指定でない後発医薬品は17％

オ）先発医薬品希望患者に対する薬局の償還手続上の便宜供与拒否の容認

などが挙げられる。

CEPSではさらなる医療費の削減をめざし、ア）の後発医薬品価格については先発医薬品の▲60％に引き下げ、ウ）のTFRでは「3年で80％の浸透率に満たない場合TFRに移行する」という規定を追加した。フランスではマージンの保証や最大値引率の引き上げなどの優遇措置があり、通常は後発医薬品の販売が薬局の負担になることはない[42]。しかし、TFR指定の後発医薬品が増加すると薬価差益が減少し薬局の負担は重くなる[43]。

UNCAMでは赤字削減のため疾病金庫に所属する医師や薬剤師が医師を訪問して適正な処方を指導する（安価でも有効であればその医薬品の使用を勧める）活動を行っている。この指導には強制力はなく十分な効果は得られていないが、今後さらに活動を強化していく方針である。

（c）医薬品価格の引き下げ

2012年1月からは、特許期間の終了した先発医薬品の価格引き下げ率は15％から20％に増加し、後発医薬品の価格引き下げも先発医薬品価格の▲55％から▲60％へと拡大された。さらに、その18ヵ月後には従来と同様に先発医薬品では12.5％、後発医薬品では7％の価格引き下げが行われる。代替率が悪いとみなされた後発医薬品群には、この引き下げ率は適用されずTFR適用となる。CEPSによると、2012年1月に「3年で80％の浸透率に満たない場合TFRに移行する」という新しい規定が追加されたが薬局の評判は悪い。

（d）償還医薬品の再評価

償還の取り消し、償還率の切り下げに関する詳細はP75、3.（1）3）を参照。

---

[41] TFR（責任包括価格：le Tarif Forfaitaire de Responsabilité）：TFRが適用された後発医薬品群ではTFRを限度額として償還が行われるため、先発医薬品を選択した場合には差額が自己負担となる。また、TFR適用医薬品では先発医薬品と（同額ではなく）同じマージン率が適用されるため薬局のマージンは減少する。文献：Carine Franc et Sébastien Trinquard, Tarif forfaitaire de responsabilité, quels impacts sur le pharmacien français?, 4, novembre 2008.
[42] フランスでは箱単位で販売するので包装変更や残薬の不動在庫の心配はなく、医薬品のロット管理も容易である。また、同じ成分の後発医薬品の価格は同一であるので、複数の銘柄の在庫は必要ない。
[43] 医師が治療上の理由なく安易にNS（代替不可）の処方をすることが多い。この場合はTFR指定の医薬品であっても処方どおり先発医薬品を調剤しなければならない。CEPSはこれに対する対策が必要であると考えているが、今のところ具体策はない。

（e）包装サイズの適正化
  2005年：慢性疾患患者用に3ヵ月包装の製造を許可、患者が薬局へ行く回数を減少。

（f）スタチン、抗生物質などの適正使用
  2005年：スタチン削減による目標額1億6,100万ユーロを設定
  2006年：抗生物質10％以内、抗僻剤・睡眠薬5％以内、PPI 3％以内等、具体的目標を設定

  2006年上半期の成績では、抗生物質の10％減の目標は達成され、スタチン剤は当初目標の前年比「横這い」を超え、4％減とこれまでの増加が減少に反転した。向精神薬の消費も6％減と目標を達成。2007年もこうした傾向を継続させるよう、2006年度に締結された「協定」には6億1,000万ユーロ（約964億円）の削減目標が盛り込まれた。

（g）リフィル制度の活用
  4億ユーロの削減（CNAMTSにて）、医薬品の破棄などによる無駄の防止。

（h）DPなどIT化の充実
  医療事故防止、トレーサビリティによる管理の徹底。

（i）製薬企業の医療保険費への分担金の改定
  製薬業界は、2005年から2007年の薬剤費の伸び率を年1％にとどめることで合意していたが、2005年実績が約4％になったことから、公的医療保険による償還薬の売上高に対する賦課が強化された。2005年11月の政府と業界団体との交渉の結果、製薬企業の追徴分は売上高の1.5％となった。

  2005年から2007年の3年間は疾病金庫刷新のために政府が決めた「医薬品計画」年で、2007年は計画最後の年であった。CEPSの報告書では、この3年間で後発医薬品による節減効果が大きいこと、2005年の3ヵ月包装登場による削減は2006年1,400万ユーロ、2007年は2,300万ユーロであったと記している。成果の要因は後発医薬品浸透の増大のみならず、2006年における後発医薬品の価格引き下げの影響も関係し、さらに先発医薬品の価格引き下げ効果も大きいことを示している。

（2）後発医薬品使用促進策

  十数年前のフランスは、処方せん薬市場に占める後発医薬品の比率が2％以下とOECD加盟国の中で最下位のスペインに次ぐ位置にあった。1996年4月、公衆衛生法典を改正し後発医薬品の定義を定め、次いで開業医団体との間で種々の協定を締結した（処方された

医薬品の合計金額の15％以上の費用削減、その手段として低価格の医薬品の選択、うち5％相当分を後発医薬品の処方による等の条項を盛り込む）が、期待された成果は得られなかった。

後発医薬品の使用にはずみがついたのは、1999年6月薬剤師に代替権が付与された後である。当時、薬局マージンは先発、後発医薬品の区別なく、価格に法定率を乗じて算定されていた。代替権の行使、あるいは安価な後発医薬品を扱うことで粗利益が減少することを憂慮する薬剤師が多かったことから、当局は後発医薬品の販売に対して先発医薬品の販売で得られるマージンと同額を保証した。加えて、卸または直販製薬企業が薬局に提供できるリベート率の上限を引き上げて、経済的インセンティブを与え、代替の推進を図った。

1) 各統計上の、後発医薬品の定義

フランスでの後発医薬品に関する法的定義は、1998年に制定され、1999年薬剤師代替処方権が与えられ、2002年に英国同様、医師に対し化学名処方が義務づけられた。後発医薬品（Spécialités génériques；Médicaments génériques；Produits génériques；Génériques）の定義は下記の通り（公衆衛生法典 L.5121-1-5条）[44]。

（a）特許期間が満了した基準医薬品（後発医薬品群中の先発医薬品）と有効成分、含量、剤形が同一で生物学的同等試験で同等である[45]。
（b）基準医薬品と後発医薬品を包含したものを「後発医薬品群」と呼ぶ。
（c）基準医薬品が存在しない場合、「後発医薬品群」とは有効成分、含量、剤形が同一で有効性及び安全性が同等の医薬品群とする。
（d）即放性経口剤の場合、異なる剤形であっても、一括して経口剤とみなす[46]。
（e）有効性、安全性に相違が認められる場合を除き、有効成分と異なった塩、エステル、エーテル、異性体、ラセミ体、有効成分の複合体または誘導体は有効成分と同一成分とみなす。さらにAFSSAPS所管の「後発医薬品集（Répertoire des médicaments génériques）[47]」に収載されていること。

2) ブランデッド・ジェネリックの定義と位置づけ

ブランデッド・ジェネリックとは、後発医薬品の命名の際に、通常では成分名のあとに自社名を記入するのに対し、先発医薬品と同じように特別のブランド名を付けた後発医薬品である。先発医薬品との間違いを防ぐために、その名前のあとに「Gé」を付すことが義

---

[44] 下記の定義の中で、（a）以外は我が国の後発医薬品とは異なるものである。
[45] 後発医薬品と新薬を個々に投与した時のC_{max}とAUC等を比較することにより、統計的に同等であるか否かを評価する。
[46] 錠剤、顆粒剤、粉末剤、カプセル剤の区別なく同一剤形とされ、代替調剤が可能である。
[47] 後発医薬品集には代替可能な医薬品を一般名ごとに後発医薬品群としてグループ分けして記載してある。後発医薬品群(Répertoire)＝基準医薬品(Princep)＋後発医薬品(Générique)。

務づけられている。図表 2-30 はその一例である。

図表 2-30　ブランデッド・ジェネリック

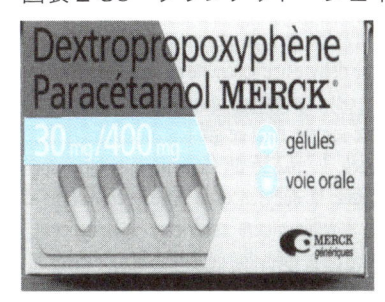

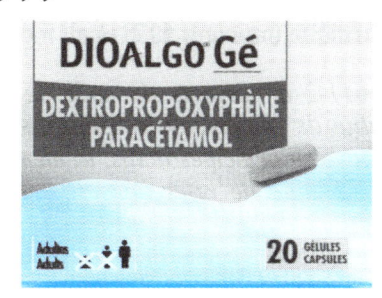

（注）　一般の後発医薬品（左）とブランデッド・ジェネリック（右）

3）後発医薬品シェアの計算方法（基となる数量の取り方など）

　日本で入手したフランスの後発医薬品に関する統計資料を比較すると統計機関により数量シェア値に大きな隔たりがある。GERS、IMS-Health 社はともにフランスの主要な医療関係統計作成機関であるが両者の統計基礎データの取り方に相違点があるためである。

（a）GERS（Groupement pour l'élaboration et la réalization de statistiques：統計企画調査グループ）

　後発医薬品の定義は AFSSAPS の後発医薬品集に収載されている後発医薬品群中の後発医薬品、すなわち基準薬（先発医薬品）以外としている。数値は製薬企業から卸に納入した時点（工場出庫時）での入院・外来用償還薬に占める後発医薬品の比率を基礎資料としている。この組織は 1974 年、薬局、病院における医薬品の販売統計調査を目的に LEEM の有志メンバーによって設立された独立経済法人であり、GERS で算出された結果をフランス政府は採用している。

（b）IMS-Health 社

　後発医薬品群の範囲を GERS のそれより広げている。後発医薬品を AFSSAPS の後発医薬品集に記載されている後発医薬品群中の Never protected generics に加え、Copy products（コピー医薬品等）、特許制度がまだ確立されていなかった頃の先発医薬品・後発医薬品の区別のない薬剤群（酸化マグネシウム、アスピリン、パラセタモール等）まで含めている。したがって、IMS-Health 社の後発医薬品浸透率は GERS の比率と比較して、より大きい。なお、計算に使用する数値としては市中薬局で処方された償還薬すなわち入院を含まない外来患者用償還薬中の後発医薬品使用量を採用している。当社は世界各国の医療関係統計作成を専門にする民間企業である。

(3) 後発医薬品の使用促進策の動向等

1) 先発医薬品・後発医薬品の比率の動向

　後発医薬品群は先発医薬品と後発医薬品（上市前、上市後に関わらず）から構成される。2010年、後発医薬品群の売上げは償還医薬品市場の23％を占める45億ユーロ（先発医薬品19億ユーロ、後発医薬品26億ユーロ）に達した。2008年には後発医薬品価格の引き下げが行われ、特許切れ医薬品の価格引き下げルールの変更も追い風となった。2009年はCAPIプログラムにより一般名処方の増加があり、2010年は世界で2番目の売上げを誇った*Plavix*の後発品が満を持して登場し大きな衝撃を与えた。

　2010年のLEEMの報告[48]では図表2-31及び図表2-32に示すように、後発医薬品群における後発医薬品の浸透率は箱数で69.3％、金額で58.1％であった（前年度はそれぞれ70.8％及び58.8％）。後発医薬品は医療費削減を実現するために非常に重要で（2010年だけで18億ユーロの削減に貢献）、現在では購入される医薬品の4箱のうち1箱が後発医薬品に相当する。

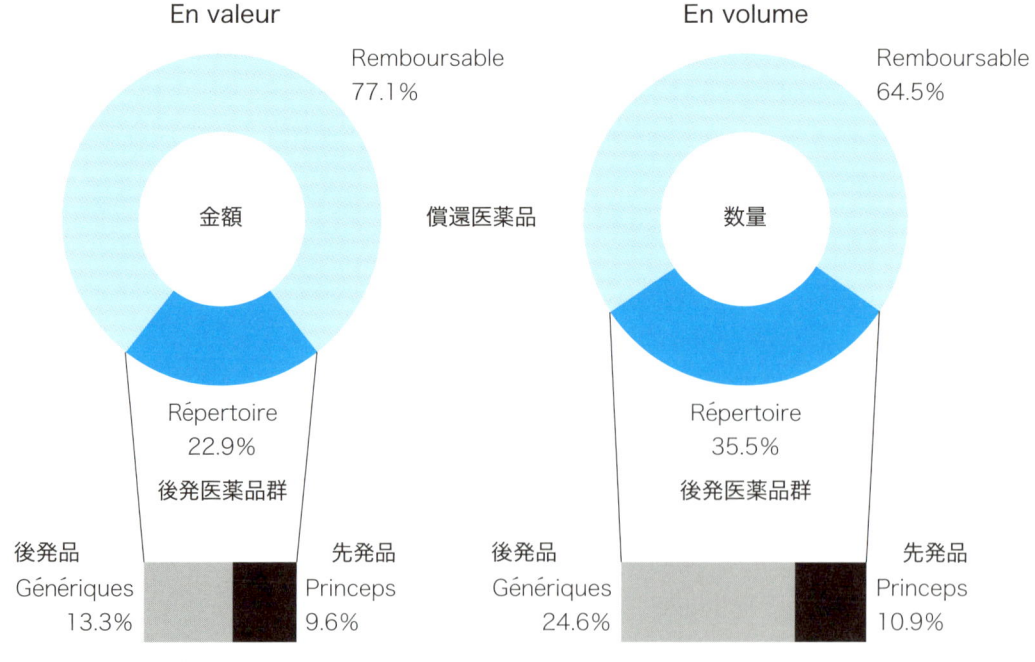

図表2-31　償還医薬品市場における後発医薬品群及び後発医薬品のシェア（2010年）

En valeur　　　　　　　　　　　　　　En volume

金額　　　　　償還医薬品　　　　　数量

Remboursable 77.1%　　　　　　　　Remboursable 64.5%
Répertoire 22.9%　　　　　　　　　　Répertoire 35.5%
後発医薬品群　　　　　　　　　　　　後発医薬品群
後発品 Génériques 13.3%　　　　　　後発品 Génériques 24.6%
先発品 Princeps 9.6%　　　　　　　　先発品 Princeps 10.9%

出典：Leem, d'après GERS

---

[48] Les Entreprises du Médicament en France, Eléments Chiffrés, Edition 2011, P.12.

図表 2-32　後発医薬品の浸透率の推移

Année	Répertoire des génériques[1] en % du marché remboursable		Génériques en % du répertoire des génériques	
	En valeur	En volume	En valeur	En volume
1999	9.2%	13.7%	20.2%	27.2%
2000	12.6%	18.4%	21.5%	31.0%
2001	13.9%	20.4%	23.0%	33.7%
2002	14.2%	20.9%	29.3%	40.7%
2003	13.2%	23.6%	40.9%	52.5%
2004	14.7%	23.0%	45.5%	57.2%
2005	17.0%	25.2%	47.0%	59.8%
2006	17.2%	27.5%	50.6%	61.1%
2007	15.6%	26.8%	61.5%	69.0%
2008	15.2%	27.3%	66.9%	74.3%
2009	20.4%	32.4%	58.8%	70.8%
2010	22.9%	35.5%	58.1%	69.3%

（注）　表中左から償還医薬品中の後発医薬品群の割合、後発医薬品群中の後発医薬品の割合（金額、数量）
出典：Leem, d'après GERS

図表 2-33　販売開始年と後発医薬品の浸透率の変化

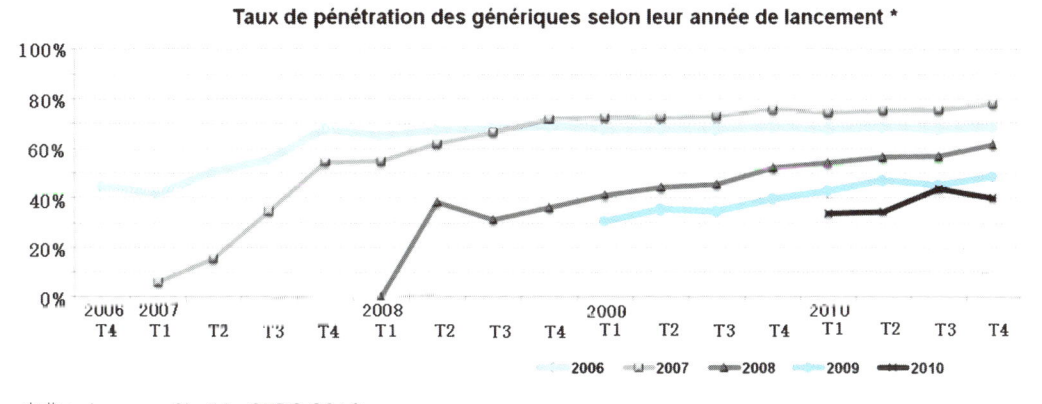

Taux de pénétration des génériques selon leur année de lancement *

出典：donnees Shell in GERS 2010

　また、後発医薬品の発売開始時期と浸透率との関係については、図表 2-33 がその特徴を表している。2008 年以前に発売された後発医薬品では、上市直後に低迷した浸透率が、その後は徐々に上昇していくのに対して、2009 年以後に発売されたものでは上市直後から高い浸透率を示している。これは 2008 年の 9 月に後発医薬品の価格の切り下げが行われ、2009 年の末にはブロックバスターである *PLAVIX* (clopidogrel) の特許が切れたことによると考えられる。

　近年、薬局薬剤師が後発医薬品使用促進に貢献できた第一の要因は、薬剤師に付与された代替調剤権、薬局に対する後発医薬品の先発医薬品と同額マージン確保、さらに後発医

薬品企業からの薬局へのバック・マージン攻勢がこれを増幅させたことは前述の通りである。

補完保険による患者の自己負担額の補填は、フランス国民の医療費へのコスト意識を消失させてきた。加えて後発医薬品に対する「安かろう、悪かろう」のイメージは、後発医薬品使用へのブレーキとなっていた。そこで、保健省、疾病保険金庫、薬剤師会が共同して展開したテレビのCM及び新聞・雑誌などマスコミを使った国民啓蒙大キャンペーンは、国民の後発医薬品に対する否定的な態度を軟化させた。さらにTFR制度下の先発医薬品に固執する患者への先発医薬品と後発医薬品との価格差の自己負担化は、後発医薬品への切り替えを容易にした。

UNCAMはさらに開局薬剤師業界団体と協定を締結、薬局における後発医薬品への代替率目標を地方、県、市町村、薬局レベルで設定し、目標未達の場合の対応策も講じられた。

2006年には、患者が先発医薬品を希望した場合、薬局が「患者の代理で行っている補完保険への償還請求の手続き」を拒否し、薬局での全額支払いを求めることを認める、第三者支払い拒否制度を決めた。図表2-34に1998～2009年末までの後発医薬品数量・金額シェア推移を示す。

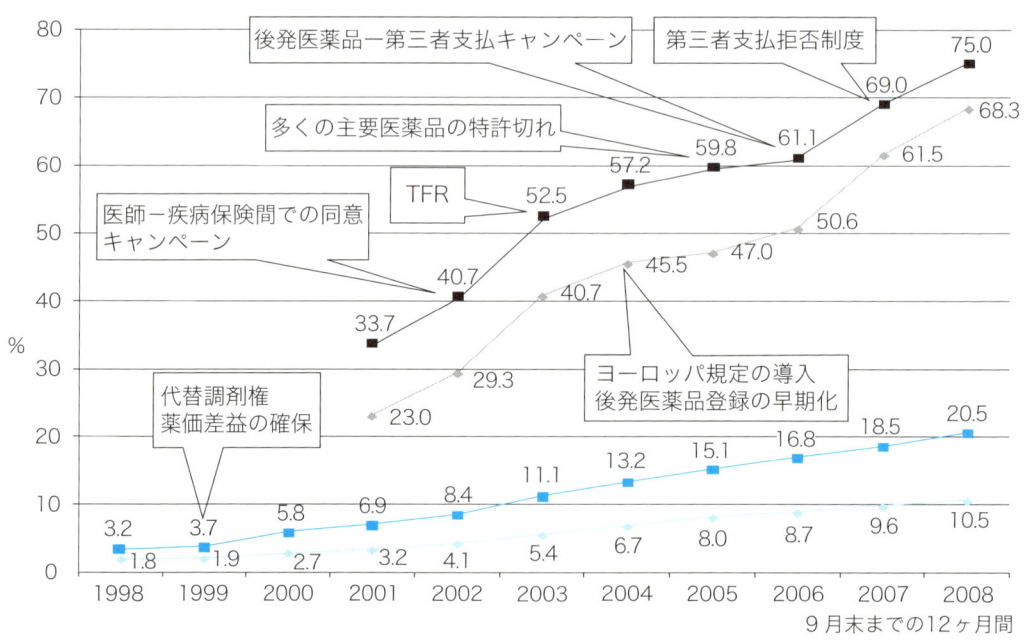

図表2-34　後発医薬品の使用促進諸施策と浸透率増大の年次推移

出典：LEEM-Gers 2009年

1999年以来着実に伸びている後発医薬品の使用状況をさらに詳細に理解するため、ドリオン報告後の後発医薬品の使用促進に関する動きを図表2-35に時系列的に列挙する。

図表 2-35　後発医薬品使用促進のこれまでの諸施策

年　月　日		内　　　容
1994 年	1 月 25 日	国と製薬企業との間で大枠が一致。
1995 年	9 月	ジュペ首相（当時）が後発医薬品専業企業と価格と数量に関する協定の締結を発表。同年 12 月、議会において後発医薬品の振興を社会保障改革の大きな柱とすることを明言。
1996 年	1 月	最初の一般名表記の後発医薬品が発売される。
	4 月 24 日	後発医薬品の法的解釈を定める政府命令（オルドナンス）が公布される。（公衆衛生法典 L5121-1）
	5 月	医薬品経済委員会（CEPS の前身）委員長が「3－4 年後に、償還薬医薬品市場における後発医薬品のシェアが 10％となるには、代替調剤は当然の成り行きである」と表明。
	9 月	1996 年 9 月、労働・社会問題担当相が、後発医薬品に限定して薬剤師に代替調剤権を認める可能性を示唆。
1997 年	3 月	AFSSAPS（医療用品保健衛生安全庁）による「後発医薬品集」の創刊、生物学的利用能および生物学的同等性の定義、これらの試験免除の要件、後発医薬品の呼称等を規定する政令が公布される。
	6 月	最初の「後発医薬品集」（18 成分、20 群）が官報に告示。以後、頻繁に改訂増補される。
1998 年	1 月	疾病保険金庫が「治療等価薬便覧」第一版を発表。
	7 月	オードリ社会問題相（当時）が薬剤師の代替調剤権の発効を宣言。
	9 月	国と薬剤師団体との間で、代替調剤権の行使により薬剤師が後発医薬品使用推進に貢献する旨の合意文書が交わされる。
	12 月	1999 年度社会保障財政法が成立し、一定の条件下での開局薬剤師への代替調剤権が正式に認められる。
1999 年	4 月 28 日	後発医薬品の薬局マージンを先発医薬品と同じ額まで増額し、後発医薬品への代替による薬局の経済的損失を回避するための省令が公布される。同時に国と薬剤師団体との間で、代替率（金額ベース）を「後発医薬品集」収載品の 35％を目標とする協定が締結。
	6 月	代替調剤権発効。
2001 年	8 月 27 日	後発医薬品の販売承認申請手続きを迅速化。政令 2001-768（官報 2001 年 8 月 31 日）
		後発医薬品の価格切り下げ：先発医薬品との価格差を 30 → 40％に変更。
2002 年	6 月 14 日	全国疾病保険金庫連合と開業医団体と診察料の増額、処方薬剤の 25％を後発医薬品または一般名記載とする協定締結。後発医薬品の市場シェア 8.2％（02、5 月）から 11.3％（03、4 月）に増大。2002 年 6 月 14 日締結、2002 年 6 月 28 日付け「開業医との全国協定」（la Convention nationale des médecins généralistes - conclue le 14 juin 2002 et approuvée par arrêt）
	9 月 30 日	公衆衛生法典に DCI（一般名）を用いて処方する記載様式が掲載された。
2003 年		代替率の低い後発医薬品群を対象とした TFR 制度（フランス版参照薬価制度）を導入。
2003 年 1 月 〜2004 年		保健省、疾病保険金庫、薬剤師会が国民に対する啓蒙・広報活動展開。1 万人を対象のアンケート調査（2003 年秋）で後発品を受容する比率が 70％（2 年前は 60％）に上昇。
2004 年		臨床データ保護期間を短縮：従来の 15 年間を EU 規制に合わせて 10 年間に短縮。
2006 年	1 月 6 日	疾病保険金庫と薬局薬剤師業界団体とが後発医薬品浸透率の目標値の設定で合意。2006 年末には 70％と決定。7 月 25 日付官報公示。
	3 月	・疾病保険と医師団体との間で後発医薬品処方増大に合意。 ・疾病保険より被保険者へ四十万通の手紙を送付してキャンペーンを実施。
		後発医薬品の価格切り下げ：先発医薬品との価格差を 40 → 50％に変更。
	9 月 1 日	後発医薬品群の先発医薬品・後発医薬品の価格を切り下げ。
	12 月 8 日	後発医薬品浸透率の 2007 年目標を 75％に調印。
2007 年		社会保障財務法の予告：2006 年の目標値 70％を未達成の県は第三者支払い拒否制度を開始。後発品を拒否する患者に対し、第三者支払い制度を薬局が拒否できるよう制定。
2008 年	9 月	後発医薬品の価格切り下げ：先発医薬品との価格差を 50 → 55％に変更。
2012 年	1 月	・後発医薬品の価格切り下げ：先発医薬品との価格差を 55 → 60％に変更。 ・「3 年で 80％の浸透率に満たない場合 TFR に移行する」という新しい規程を追加。

2）代替調剤

　長年、フランスの薬剤師は医師が処方した薬剤を他の薬剤で代替（同効医薬品間の代替も含む）する権利を要求してきた経緯がある。病院薬剤師は法令に明文化されていないものの、処方せんのほとんどが一般名で記載されていることもあり、先発医薬品を剤形の異なる後発医薬品によって代替し同効医薬品間の代替を日常的に行っている。市中薬局薬剤師の中にも、同効医薬品間の代替を薬剤師による処方権の行使であり、薬剤師本来業務の一環と捉え、これを実践する例があったようであるが、フランス薬剤師会は法解釈に立って同効医薬品間の代替は不可と考えている。

　薬剤師は次のいずれかの場合に後発医薬品の調剤が可能である[49]：
（a）処方が後発医薬品名で記載されている場合
（b）処方が一般名で記載されている場合
（c）処方が先発医薬品名あるいは後発医薬品名で記載されており、薬剤師がこれを別の後発医薬品で調剤する場合。

ただし、以下の条件を全て満たさなければならない：
（d）代替調剤は同じ「後発医薬品群」内である
（e）処方医が処方せんにNS（代替不可）の意志表示とその理由を記載していない
（f）薬剤師が代替を行った場合、実際に交付した医薬品名を処方せんに記載する。

　フランスでは、AFSSAPSが医薬品の販売承認とともに代替可能な後発医薬品群のリスト[50]を作成しており、これが代替調剤の法的な基礎、すなわち医師、薬剤師、患者に対して後発医薬品が基準医薬品と全く同じ物であることを保障するものとなっている。このため薬剤師は容易に代替調剤ができ、後発医薬品に抵抗を持つ患者もほとんどいない。

　一方、処方医はメーカーの宣伝の影響を受け、特許の切れていない先発医薬品を処方することがある。また、安易にNS（代替不可）と書かれた処方も多い。なお、バイオ医薬品の場合には、バイオシミラーが後発医薬品とは認められないため、薬剤師による代替調剤はできない。

3）後発医薬品使用促進にかかる施策の動向

　CEPSによると、2008年までにほぼ全ての施策は施行済みということであったが、さらに下記の施策も図られている。

---

[49] VIDAL 2011 Le Dictionnaire, Génériques P.2.
[50] 先発品と後発品で効能・効果に違いのあるものもあり、適応外処方となる場合は代替調剤が認められない。

（a）形状や色の変化のため後発医薬品を拒否する患者に対して：

今後、先発品と形と色も同じものを認可する予定で、そうなれば後発医薬品使用促進につながるであろうとのことである。

（b）かかりつけ医に対して：

DCI（Dénomination commune internationale：国際一般名[51]）処方の普及、CAPI（Contrat d'amélioration des pratiques individuelles：個別医業改善契約）のプログラム達成度に応じた、医師への報酬制度（CNAMTSが作成）。

4）TFR（Le Tarif Forfaitaire de Responsabilité：責任包括価格）制度と後発医薬品使用促進との関連及び制度の問題点

フランス版参照価格ともいえるTFR制度が他のEU加盟国の先例に倣って導入されたのは、2003年10月1日であった。「後発医薬品集」に収載後1年経過するも後発医薬品への切り替えが進展せず、当時代替率が50～60％（ケース毎に判断）以下に低迷している群（成分）がTFRの適用対象になった。価格に関してはCEPSが決定権を有し、後発医薬品群に分類される医薬品の償還額価格を後発医薬品と先発医薬品との間に設定する。2005年のTFR平均価格は先発医薬品の65％であった。患者がTFR適用後発医薬品群に属する先発医薬品を選択した場合は、その価格と償還額の差額を補完保険が補填しないため自己負担しなければならない。

一方、後発医薬品の参入に対抗し、先発医薬品企業は主に以下の戦略を展開した：
（a）周辺特許取得等特許の多重化による保護期間の延長
（b）後発医薬品企業への法的措置（知的財産権の主張等）
（c）後発医薬品企業との協定で後発医薬品の参入時期を延期
（d）自ら後発医薬品製造販売会社を設立、参入し他の後発医薬品企業に対抗
（e）後発医薬品が参入できない分野へ処方せんの一部を誘導するよう品揃えを拡充
（f）先発医薬品の価格を引き下げ、ブランド力を活かし、損失を抑える。

当初、この制度は後発医薬品使用促進のために一定の効果が期待できる反面、先発医薬品のメーカーが価格を引き下げブランド力を活かして損失を抑える戦略に出た場合にはその効果が限定的なものになると予想されていた。しかし、2010年のデータ[52]で、TFR適用医薬品において先発医薬品の価格を引き下げて後発品と横並びにしても、代替率は抑制するものの、もはやブランド力による優位は保たれず後発医薬品の使用が促進されている。全償還医薬品における後発医薬品の売上額の割合は2002年の4.1％から上昇を続け、2010

---

[51] 医薬品の一般名を国際的に定めたもの。各国からの申請に基づいてWHOが審査、統括し、英語、フランス語、スペイン語、ラテン語、ロシア語で命名される。
[52] Document de Travail, Comptes nationaux de la santé 2010, P.219.

年では13.3％に至っている。TFR制度の導入は、後発医薬品の売上げを後押しするだけでなく、先発医薬品の価格の低下にも貢献している（図表2-36）[53]。

図表2-36　価格の横並びの有無によるTFR適用後発医薬品群内の後発医薬品と先発医薬品の割合

TFR適用後発医薬品群		割　合（％）		
		2008年	2009年	2010年
先発医薬品価格の横並び**無し**		100.0	100.0	100.0
	後発医薬品	58.4	64.5	79.8
	先発医薬品	41.6	35.5	20.2
先発医薬品価格の横並び**有り**		100.0	100.0	100.0
	後発医薬品	62.0	65.3	64.5
	先発医薬品	38.0	34.7	35.5

出典：GERS, Afssaps, traitement DREES

後発医薬品の割合が1年で55％、18ヵ月で60％、2年で65％に満たない場合、その医薬品はTFRに移行するが、現在さらに3年で80％という新しい規則が加わり薬剤師から不満が出ている。TFR制度は疾病金庫の側には有利だが薬剤師にとっては不利なシステムで、特にフランスのように薬剤師の報酬が医薬品の売上げに依存している場合、数量ベースの売上げが同じでも直接マージンに打撃を受けることになる（図表2-37）[54]。

ところで、TFR適用後発医薬品群の製品が主力である先発医薬品企業の中には、スイッチOTCなどへとマーケティング戦略を転換している企業もある。研究開発型先発医薬品企業は、特にブロックバスターの特許期間終了後の後発医薬品の参入に備えて、合併と買収による企業規模の拡大を図りつつ、研究開発投資の集中による効率化を進めている。

また、安全性情報の収集・提供を担っている先発医薬品企業とそれらをほとんど担っていない後発医薬品企業が本制度のもと、同一価格で償還されるのは、公正な競争を損なうものであるとして是正措置を求める声が出されている。

5）医師、薬剤師（薬局）及び流通過程における後発医薬品使用促進のためのフィー（インセンティブ）ならびに使用に消極的な場合のペナルティの有無とその内容

（a）経緯

フランスでは、伝統的に、医師、薬剤師、患者の後発医薬品に対する認識と評価はともに低く、近隣のEU加盟国に比べ、後発医薬品の普及は長らく低調であったことは前述の通りである。1994年7月の後発医薬品に関するドリオン報告を受け、仏政府が医療費適正化政策の一環としての後発医薬品の使用推進に本格的に乗り出したのは1995年である。

---

[53] 先発医薬品価格を後発医薬品と横並びにした場合、後発医薬品の浸透率は下がるが薬剤費の削減には貢献する。
[54] CNGPO（薬局組合：Collectif National des Groupements de Pharmaciens d'Officine）によると、フランスでは後発医薬品が薬局の利益に占める割合は1/4から1/3へと高くなってきている。TFRによって後発医薬品の販売に対する報酬が減ると薬局の経営が苦しくなる。

図表 2-37 先発医薬品、後発医薬品及び TFR 適用後発医薬品の価格とマージン

Comparaison PRIX et MARGES Specialites Remboursables

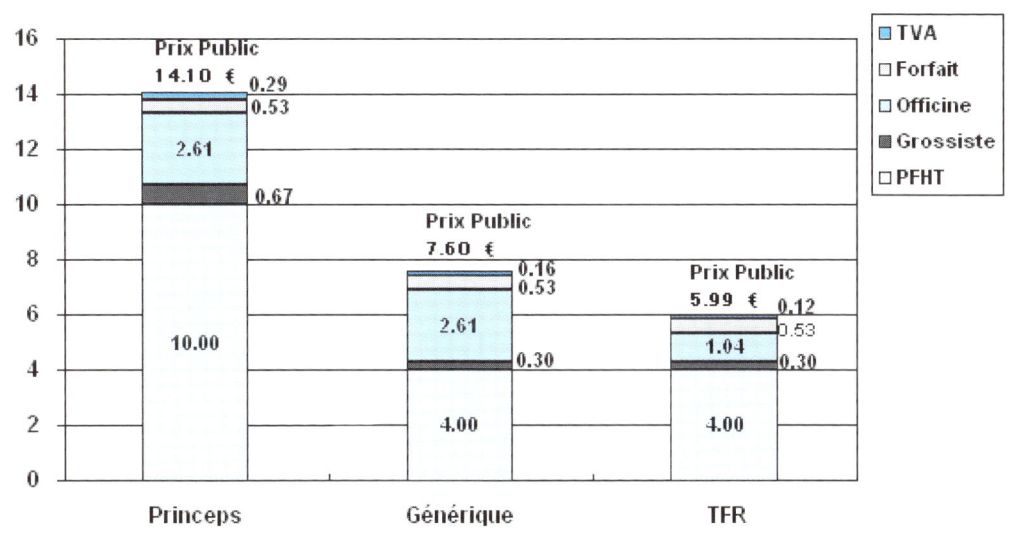

（注）棒グラフは左から先発医薬品、後発医薬品、TFR 適用後発医薬品の価格を示す（一番下の部分が PFHT 価格）。販売価格が 14.10 ユーロ（PFHT10.00 €）の先発医薬品の場合、対応する後発医薬品及び TFR 適用医薬品の販売価格はそれぞれ 7.60 ユーロ（PFHT 4.00 €）及び 5.99 ユーロ（PFHT 4.00 €）となり、薬局のマージン（1 箱 0.53 ユーロを含む）はそれぞれ 3.14 ユーロ、3.14 ユーロ及び 1.57 ユーロ（1.57 ユーロの減益）となる。

出典：SFPF のデータをもとに新しいマージン率に改変

(b) 医師

当初医師に対しては、開業医団体と全国疾病保険金庫連合（UNCAM）との協定を通して、処方薬剤に対するコスト意識の高揚、後発医薬品使用による医療保険財政再建への貢献等を訴え、医師の意識改革を図った。具体的には、

・処方薬剤金額の最低 10%が廉価な医薬品で、そのうち 3％を後発医薬品が占めること
・処方薬剤の一定割合以上を一般名で記載することなどを協定に盛り込んだ。しかしいずれも努力規定であり、未達への制裁はなかった。

一方、国は後発医薬品の販売承認申請を簡素化し、審査を迅速化することで、「後発医薬品集」収載品目を増やし、使用可能な後発医薬品の品揃えの充実を図った。また後発医薬品の処方を容易にするソフト開発支援措置も講じた。しかし医師を対象とした諸施策のなかで、最も実効性が高かったとされたのは、2002 年 6 月の協定に織り込まれた診察料の値上げ（18.5 → 20.0 ユーロ）である。

医師たちの後発医薬品に対する認識調査の結果は下記の通りである。

ア）普及に至るまでの処方側（医師）の意識

2006 年 5 月の全国医薬品安全性監視委員会において以下の 8 点に集約された：
・後発医薬品と先発医薬品の生物学的同等性に疑問

・後発医薬品の副作用報告数が実際の発生より少ない
・医師は患者が実際に服用した医薬品を知らされていない
・後発医薬品の「製品概要」に含まれる情報が先発医薬品と異なることがある
・後発医薬品の剤形の種類が多く、先発医薬品と異なったものがある
・処方医が後発医薬品の組成を正確に知ることが困難
・薬局の仕入先変更により、患者がいつも同じ後発医薬品を服用するとは限らない
・先発医薬品と後発医薬品間の同等性は確認されているが、後発医薬品間では不明

イ）全国医薬品安全性監視委員会による提案

　全国医薬品安全性監視委員会では種々の対応策が提案、討議されたが、委員会としては後発医薬品の使用に関連する安全上の問題は特にないと結論づける一方、次の対応策を含む提案を採択した：
・後発医薬品企業にも、先発医薬品同様の医薬品の安全性管理を実施させる
・薬剤師は同一製薬企業の後発医薬品を継続して仕入れるよう要請する
・安全幅の狭い後発医薬品の代替は使用実態を調査し、保健省の担当局と協議する
・先発医薬品と後発医薬品との相違や後発医薬品間の相違が判る後発医薬品全体に関する明確な情報が容易に得られる体制の構築を要請する。

　現在、医師に関しては後発医薬品シェア目標が医師団体とCNAMTSとの間で協議決定され、目標到達如何で診療報酬増加の審議対象となり税制上の優遇措置がある。

ウ）CAPI（Contrat d'Amélioration des Pratiques individuelles：個別医業改善契約）

　2009年にCNAMTSによるCAPIプログラム（疾病保険金庫と開業医との契約）の中に後発医薬品処方の目標値が設定され、それが達成された場合に報酬が支払われる制度が新設された。本制度はHASのガイドラインをもとに作成されたもので、CNAMTSと任意の個別契約を交した医師に対してCAPIのプログラムの達成度に応じて年間5,000〜8,000ユーロの報奨金が支払われ、後発医薬品シェアの拡大に若干の成果が得られていた。このプログラムは、これまで開業医個人による個別契約であったが2012年から全医師が適用対象となり医師の集団契約の中に取り込まれることになった。また契約の範囲も後発医薬品以外に疾病の予防にも適用が拡大されるようになった。

　同プログラムはCNAMTSとかかりつけ医との間で取り交わされる「医業改善契約」であり、後発医薬品処方などを含む下記の内容である。

　後発医薬品に関しては、後発医薬品群中の処方比率が目標値に到達した場合に報酬が医師に支払われる。2012年の後発医薬品処方の目標値は以下の通りである[55]：
・抗生物質：90％（2010年実績　76.6％）

---

[55] La Convention Médecins-Assurance Maladie: Un Nouveau Partenariat en Faveurs de la Quarité des soins, Dossier de Presse 26 juillet 2011, P.41.

・PPI　　　：85%（2011 年実績　87%）
・スタチン：70%（2010 年実績　41%）
・降圧剤　：65%（2010 年実績　62%）
・抗うつ剤：80%（2010 年実績　66%）

　その他、下記のような予防・スクリーニング・フォローアップなどに対しても点数が与えられる：
・65 歳以上の登録患者の 75%にインフルエンザワクチン接種
・50～74 歳の登録女性患者の 80%に乳がんスクリーニング実施
・65 歳以上の登録患者の 7 %未満にしか血管拡張剤を処方しない
・65 歳以上の登録患者に半減期の長いベンゾジアゼピン製剤の処方は 5 %未満
・DM 管理における目標値設定（HbAlc 測定を 1 年 4 回実施）を始めとする特定患者。
　母集団での処方、検査実施に関しては HAS 作成の適正医療ガイドラインが設定の基礎になっている（降圧剤、スタチン製剤、低用量アスピリン処方、がん検診）。

(c) 薬剤師
　薬剤師には先発医薬品と同額のマージンの保障に加えて値引き率が 17%まで認められているため TFR のない状況では薬剤師の利益は後発医薬品の調剤量に比例して増大する。薬剤師が後発医薬品を使用しない場合に対する直接のペナルティはないが、低い浸透率が継続する後発医薬品がある場合その医薬品は TFR に移行するため、薬局のマージンに打撃を受けることになる。

(d) 国民（患者）
　現在、薬局では IC カード（Carte Vitale）が普及しており、窓口で支払いをしないで（自ら償還手続きをする必要なく）医薬品を購入できるシステムになっている。しかし、後発医薬品への代替を断った患者に対しては薬局が償還手続を拒否することができ、その場合、償還手続を患者自身で行わなければならない（薬局での支払いが必要）。このため、市中薬局で代替調剤を拒む患者はほとんどいないようである。

6）目標のフォローアップ

　疾病保険一次金庫は薬局に対し 5 月 31 日、8 月 31 日、11 月 30 日までに、直近の四半期の薬局の後発医薬品販売の指標を、薬局の目標、地方レベルの目標、全国目標と比較して通知する。指標は特定リストの成分毎にも作成され、全国の後発医薬品フォローアップ委員会に提出される。薬局の目標が未達成の場合、関係者は目標を達成させるための行動を検討する地方のフォローアップ委員会のメンバーによる支援を受けることになる。目標値

は地域的事情により多少異なる。

（a）後発医薬品の浸透率（代替率）の地域差

処方された先発医薬品が後発医薬品に代替される割合は地域差が大きい。その原因究明のため大規模実態調査が行われたが、明確な医学的側面からの根拠は見出されていない。

1999年の薬剤師への代替権付与後も後発医薬品の市場シェアは県・市町村による差が大きく[56]、かつ固定化する傾向が指摘されている。代替率が低調な県・市町村の処方医と薬剤師、及び患者の特性を分析した結果により、次の3つの点が明らかになった[57]。

ア）専門医が後発医薬品を処方することは極めてまれである。パリでの専門医の開業率は57.3％と全国平均の36.2％に比べ高く、パリ圏の代替率は全国の中でも下位グループに入る。

イ）代替率の低い薬局は大都市に多い。これらの薬局では流動客が多く、顧客層に占める近隣住民の比率が低い。また薬局の開業年数は地方に比べて長い。

ウ）慢性疾患患者の後発品使用は年齢に関わらず少ない。

単位人口あたりの一般開業医数が平均的であるフランス北部地域では、後発医薬品の浸透率が高く、医師1人当りの薬剤費節減額は相対的に大きくなっている。一方、単位人口あたりの一般開業医数も極めて高いパリ圏では医師1人当りの節減額は中等度であるが、代替率は国内での最低グループに入る。

（b）後発医薬品使用目標の達成支援のための法的措置

目標未達成の薬局への支援策が前述の法的措置（第三者支払い制度の拒否）である。これにより、後発医薬品を拒否する患者に対して補完保険による代位支払いの申請手続きを薬局が行うことを拒否できるようになった。第三者支払い制度を拒否した患者は自己負担分の医薬品代金を窓口で支払い、事後還付される。最終的に償還そのものには影響しないが、患者にとって手続きが面倒であることから、当施策は有効な支援策になり得た（社会保障法典L162-16-7条）。

（4）後発医薬品の安全性、安定供給ならびに情報提供

1）安全性

後発医薬品の使用が進むにつれ寄せられる医師の疑問と不安に応える形で、地方の「医薬品安全性監視センター」が後発医薬品の安全性に関して当初、調査を実施した。

---

[56] CNAM: Pointe de conjoncture n°28, août 2004.
[57] CNAM: Point d'information-le 12 mai 2005.

処方せんに「代替不可」と記載する根拠について、一部の循環器内科医から『後発医薬品への切り替えにより従来の治療効果が得られない例が、特にβ遮断薬及び抗不整脈薬について認められる』ことが理由として挙げられ、循環器用薬の代替に懸念が示された。

「公衆衛生法典 R5121-177&8 条」により、医薬品の開発企業には安全性情報の収集義務が課されている。先発医薬品で安全性の問題が認識されている場合、後発医薬品に対しても販売承認時に安全性情報の収集が義務づけられている。後発医薬品の品質は AFSSAPS が厳正な審査により保証している。安全性情報の収集・提供は保健省管轄の医薬品安全性監視センターの責務であり、先発医薬品企業がこれに協力しているというのが実状である。

しかし、それでも後発医薬品の使用促進に薬剤師が積極的に取り組んだ背景には、経済的なインセンティブはもとより、後発医薬品の品質や安全性に対する信頼がある。フランスで後発医薬品を扱う企業はマイラン（200品目以上）、ビオギャラン、サンド、テバなどの大手企業数社を除くとほとんどが製造品目の少ない小規模企業である（図表 2-38）。しかし、主な後発医薬品企業が先発医薬品企業の事業部門・子会社であり、製造技術及び品質管理が同等の水準にあるとの認識が開局薬剤師の間に広がっている。ただし、先発品企業自身が後発医薬品を製造することは少ない（LEEM）。

2010 年には先発品企業が日本の後発品企業に資本提携した例もあり、少子高齢化が深刻化する日本を大きな医療市場とみて他社が追随する可能性もある。

図表 2-38　フランス国内の後発医薬品主要メーカーの市場占有率　2008 年

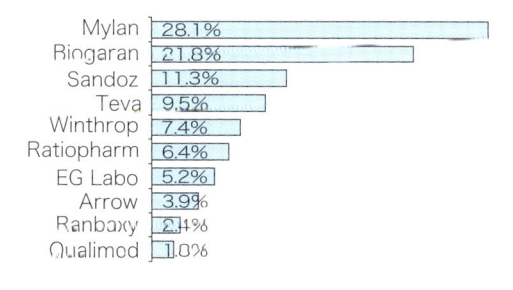

社名	仏国内シェア(%)	親会社	国
Mylan	28.1	Merck	アメリカ
Biogaran	21.8	Servier	フランス
Sandoz	11.3	Novartis	スイス
Teva	9.5	Teva	イスラエル
Winthrop	7.4	Sanofi-Aventis	フランス
Ratiofarm	6.4	Merck	ドイツ
合計	84.5		

出典：GERS en CAM octobre 2008

2）安定供給

（a）卸

自由・平等・博愛の精神のもと安定供給義務枠組みが第二次大戦後法制で規定された。国民の健康を守るため、医薬品は、時間・場所を問わず、富める者・貧しき者も皆平等にアクセスできることを確保するべきだという考えが浸透している。フランスの卸はトップ3社（OCP、アリアンスヘルスケア、直販団体）で占有率は 80％以上に達する。そのうち薬局で約 80％（18,000/22,500 薬局）のシェアーを持つ O 社での取材内容を次に示す。

課せられていることなどを含む卸の体制

ア）後発医薬品、オーファン薬を含む全種類の医薬品の 90％を在庫すること
イ）流通在庫として 15 日分ストックしていること
ウ）備蓄センターは全国に 52 ヵ所あり、センター毎でア）イ）等に関し同様の義務
エ）原則、1 日 2 回配達。時には 3 回になることもあるが、4 回ということはまずない。
オ）在宅ケアなど重病患者のために夜間に対応することもある。
カ）土曜日：通常通りの営業
　　日曜日：搬送しないが、全センターは営業し薬剤師が取りに来れる体制を整備
　　当直者：薬剤師（国民 ID カードで来訪薬剤師をチェック）
キ）薬局の経営状態が悪くても、日ごろ取引がないところでも要望に応じ配送
ク）卸マージンは公定で守られているが、経営収支バランスはむずかしい。
ケ）薬局の在庫はオンライン（有料）にて管理しているが、使用期限の管理はしていない。

（b）製薬会社

ア）メーカーにも決められた日数分のストックが義務づけられている。
イ）欠品の場合は AFSSAPS への届け出義務があり、届け出後は直ちにそのことが全国薬局へ AFSSAPS から通知されるので、製薬会社は欠品をおこさないよう極力注意する。
ウ）卸店への配送頻度は通常下記の通りである。
　　大企業　1 回 / 週；　中企業　1 回 / 2 週；　小企業　1 回 / 月

上記の体制のもと、後発医薬品の規格揃えや在庫状況には問題がなく、供給も安定している。この点に関して後発医薬品の使用促進が妨げられることはなく、当局による指導もない。

3）情報提供

AFSSAPS 管轄の安全性情報・副作用情報などの収集・提供のためのファーマコ・ビジランスセンターが全国に 32 ヵ所あり、必要に応じて医療機関は直接利用している。

（5）価格政策における新薬開発のインセンティブ

　フランスでは全ての国民がイノベーション度の高い治療にアクセスできることに重点が置かれ、支出削減は高額医薬品ではなく後発医薬品や古い医薬品を対象とすべきとの考え方である。抗がん剤やオーファンドラッグなどは最初に病院で販売されるが、これを早い段階で市場に流通させるシステムについて検討されている。またバイオマーカーが付いて

いて診断に有効な医薬品についても開発費や利益を早く回収できるような方策を検討している。

小児用医薬品についてはCTで非常に革新的であると評価された場合に限りインセンティブが与えられ、毎年メーカーから疾病金庫に対し売上高の一部が還元されているが、この還元が1年分免除される。ただし、小児用医薬品についてイノベーション度が認められることは非常にまれである。小児用医薬品では臨床試験が非常に難しく、また、医薬品の摂取方法が簡便になった場合でもCTの評価基準とならないため、ASMRの改善は認められない。小児用の医薬品市場は存在しメーカーにも開発意欲はあるが、評価が厳しくイノベーションが認められないことが開発を妨げる要因となっている。なおLEEMでは日本の小児加算を開発インセンティブとして評価していた。

フランスでは散剤を薬局で秤量分包する習慣がないため、子供用の散剤の製造は困難であるように見えるが、小児の内服薬では子供の年齢に応じて使用量を調節しやすい水剤が主流となっているので用法・用量が開発を妨げることはないようである（LEEM）[58]。

5．薬剤師の業務範囲に関する動向

フランスには22,080の薬局と73,127名の薬剤師が存在する[59]。人口10万人あたりの薬剤師数は112人で、OECD加盟国の上位に位置している（2007年は日本についで2位）[60]。図表2-39はフランスの薬剤師の職業区分を示したもので、このうち薬局薬剤師が最も多く70％以上を占め、ついで臨床生物医学薬剤師が10％、病院薬剤師が8％と続いている。

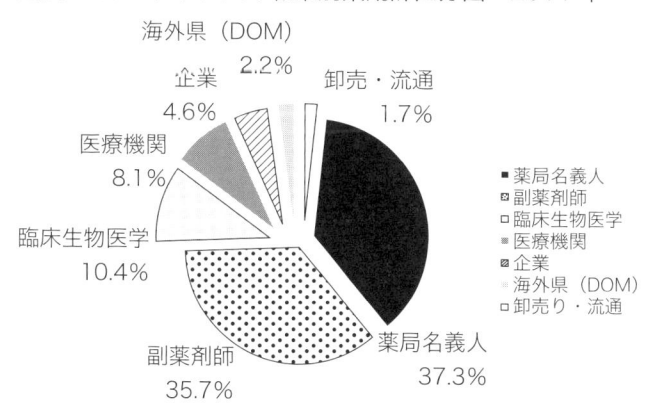

図表2-39　フランスの職業別薬剤師区分図　2011年

海外県（DOM）2.2%
企業 4.6%
卸売・流通 1.7%
医療機関 8.1%
臨床生物医学 10.4%
副薬剤師 35.7%
薬局名義人 37.3%

■薬局名義人
▨副薬剤師
□臨床生物医学
▪医療機関
▨企業
▫海外県（DOM）
▫卸売り・流通

出典：Les pharmaciens panorama 01 janvier 2012

---
[58] 散剤は分包品が販売され、水剤は瓶入りで計量用ピペットを添付して販売される。
[59] Les pharmaciens panorama 01 janvier 2012.
[60] Inseeは2011年のフランスの人口を6500万人と見積もっている。http://www.insee.fr/fr/themes/tableau.asp?ref_id=NATnon02145.；Panorama de la santé 2009. Les indicateurs de l'OCDE.

また図表 2-40 に示すように、10 年前と比較して薬剤師の年齢が高齢化しているが、若い薬剤師も増加している。

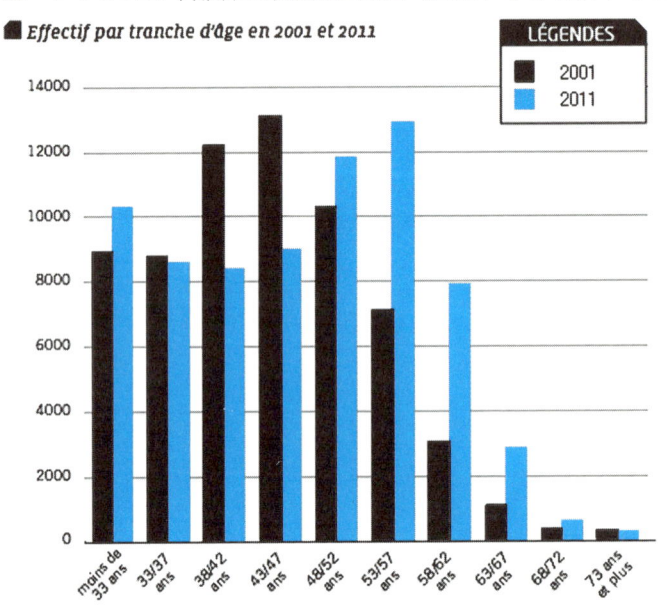

図表 2-40　フランスの年齢層別薬剤師区分図（2001 年と 2011 年との比較）

出典：Les pharmaciens panorama 01 janvier 2012

（1）病院における調剤以外の薬剤師の業務・役割の内容

・薬剤経済学的管理、情報業務、医療機器安全監視業務
・院内特殊製剤（小児用カプセル剤）の製剤、経静脈栄養液の調製、抗がん剤の調製
・滅菌操作
・血液製剤の管理とトレーサビリティー
・放射性医薬品（院内用または治験用）の調製（別途許可が必要）
・「医薬品滅菌医療機器委員会（COMEDIMS：Commission du médicament et des dispositifs médicaux）」、「院内感染防止運動委員会（CLIN：Comité de Lutte des Infections Nosocomiales）」、栄養食品連絡員会などの委員または委員長としての院内組織・職務上での横断的業務
・臨床研究

　フランスでは全ての医療施設に「院内感染防止運動委員会」の設置が義務づけられており、委員長には医師または薬剤師が就任する。薬剤師は環境の安全管理、感染防止に必要な殺菌・消毒薬の選択、管理にあたる。また、医療施設に設置が義務づけられた「医薬品滅菌医療機器委員会」には「医原性疾患防止委員会」が加わった。委員長には医師または

薬剤師が就任する。

　2009年7月21日に新しいHPST（Hôpital, patients, santé et territoires）法が制定され、各医療関係者間の協力を推進するため、生涯職業開発の義務（職業知識の改善、自己の職能評価、リスクマネジメント）が課されることになった。医師と薬剤師の関係では、特に慢性疾患において、処方のプロセスそのものに薬剤師が関わっていくような形の協力が考えられている。

　新しい試みが行われている一つの例として、ジョルジュ・ポンピドゥ病院では入院患者に対する医師の診察に薬剤師が同行している。また、医師がノートパソコンを携帯し病室内で処方を作成するシステムもある。その処方に対して薬剤師はオンライン接続したパソコンの画面上でリアルタイムに了解・代替薬提案・反対などの意思表示ができ、医師の側からも文章でメッセージを返すことができる。

（2）薬局における調剤以外の薬剤師の業務・役割の内容

　2006年3月9日開催の上院議会コロキュウム議会討論会では今後、下記の分野において活動を拡充すべきとの提案があった。
・患者の治療教育において、患者の行動に変化を起こす機動力としての役割
・推奨する薬剤により、疾病の早期治療と悪化防止のための治療者としての役割
・慢性疾患患者のフォローアップ
・薬物監視、麻薬中毒撲滅運動、疾病予防などの公衆衛生分野での活動

　フランス薬剤師会ではDP（電子薬歴ファイル）の普及が大きな課題となっている（DPについてはP85、3.（2）3）❸参照）。

　この薬歴ファイルには「医薬品販売の安全化を図ると同時に、患者を中心に置いた医療行為を可能にし、ロット単位の管理により医薬品の回収時に患者レベルでのトレーサビリティが確保できる」という特徴がある。薬局の端末に薬剤師のICカードと患者のICカード（Carte Vitale）を同時に挿入した場合に限り、薬剤師が患者の監視下でサーバーにある薬歴ファイルの全データにアクセスできるシステムで、患者の個人情報が守られる仕組みになっている[61]。

　このファイルの中には実際に販売された医薬品の情報（医薬品名、規格、内容量、製造番号、有効期限）と数量、販売日だけが記録され、処方医の名前、薬局名、販売価格などは営業上の守秘データとして記載されない。2010年ではフランス国内の82%の薬局がこのシステムを導入し1,100万のDPが作成[62]されていたが、2012年9月には95%の薬局に浸

---

[61] 患者のCarte Vitaleがないと他薬局のデータは見られない。
[62] Les cahiers de l'Ordre national des pharmaciens, Le Dossier Pharmaceutique, 2011.

透し、DP は 2,200 万にまで増加した[63]。今後はこの DP を活用した薬剤師業務の発展が期待される。

（3）在宅医療などの際の医療行為の類似の行為（患者の病状の把握等）に関する法令上の規定及び実態

　在宅医療の実施基準については ANAES（旧医療機能評価機構）の勧告が出されているが、特に注射用抗がん剤に関して「省令 J.O. n° 298 du 23 décembre 2004」に病院薬剤師の下記の遵守事項が規定されている。
・薬剤に関する機密情報と追跡情報の管理
・処方せんの写しを複数部作成し、関係者（投薬実施看護師、抗がん剤投与に合意の医師、抗がん剤の調製・調剤担当病院薬剤師、かかりつけ医、調剤薬剤師）と患者に配布
・患者の居宅における保管条件を明確に示し、特に安定性の期限、温度について冷所保存などの遵守も含め、薬剤の配送方法を明らかにすること
・在宅医療に用いる抗がん剤は処方医の病院内薬局で調製する。薬剤師は調製した薬剤と病院の備蓄から出した医薬品の使用期限、特別の保存条件を包装上に明記する。

　フランスにおける在宅医療は、日本のような往診ではなく HAD（Hospitalisation à domicile：在宅入院）を意味する。これは病院の在宅入院組織が提供するサービスで、医師及びコメディカル職によってコーディネイトされた継続性のある治療を居宅で行うサービスである。代表的なものは抗ガン剤による化学療法であり、手術後の管理、リスクを伴う妊娠、終末期ケアなどがある。

　薬剤師は血液の検査を行うことができるが、臨床検査値を得て正式な診断をすることはない。在宅医療では滅菌操作、治療薬、点滴、経管栄養剤、化学療法剤など（特に市販されていない医薬品）の調製において薬剤師の専門性が発揮される。

　現在、市中薬局の薬剤師は患者から直接聴取する以外に、正式な診断名、臨床検査値の情報は持たない。ただし、バシュロ法（HPST 法）により薬剤師職務が大幅に拡大する可能性がある。

　2009 年の HPST 法 36 条には薬剤師に対して次の任務が明記された（L.5125-1-1A）：
① プライマリー医療
② 医療専門家間の協力
③ 治療の恒久性
④ 疾病の予防
⑤ 患者の治療の指導

---

[63] Le journal de l'Ordre national des pharmaciens, P.4, N°18, Octobre 2012.

⑥　介護老人福祉施設での活動
⑦　治療グループ内での活動
⑧　健康状態の改善のための助言及び処置……（現時点で適用指令は出ていない）

　このうち現在注目されている任務は①と⑦である。プライマリー医療では、特に医療過疎の地域で、薬剤師が病気の予防・発見に努め、症状に適応した医師の紹介や助言をする。治療グループ内での活動には「担当薬剤師制度」というものがあり、特に農村部で医師と患者の双方が任命した薬剤師に対し「処方せんの更新」や「薬の服用量の調整」の権限を委託するものである。この制度はまだ導入されて間もないが、今後は医師の少ない農村部において活用される可能性がある[64]。

（4）薬剤師の判断によって医師の処方の変更が可能となりえる範囲

　病院では、薬事委員会、あるいは個々の医師との話し合いで薬剤師に処方変更を任されている。

　市中薬局では、先発医薬品をジェネリック医薬品によって代替する場合に限り、処方内容の変更が許される。ただし、患者の反対がある場合や医師が処方せんに「NS」（代替不可）と記入した場合には変更が認められない。処方内容に明らかな間違いがある場合には処方医に照会し、医師の指示に従って処方内容の変更ができる。このとき医師と連絡が取れない場合には、薬剤師の倫理規定により調剤を拒否することができるが、処方の変更は認められない（薬剤師会）。

　2009年のバシュロ法により薬剤師に処方権の認められる可能性が期待されたが施行規則が完成せず、実現には至っていない。

（5）価格決定権への関わり

　フランスでは、医薬品価格がCEPSによって決定される。しかし、保険者の全国統合組織であるUNCAMは議決権を有する委員を当委員会に送り込んでおり、価格の決定に若干の関与をしている。UNCAMの権限あるいは役割は、国の定めた枠内ではあるが、医療保険による償還率の決定において発揮される。

　薬剤師団体は医薬品価格の決定には関与しないが、2005年11月の政府と薬剤師団体との交渉でTFRの価格決定に影響を与えた実績があり、間接的な関わりはある。

　病院の場合、薬剤購入は共同購入のための会員組織を通して行われる。公的病院グループの購入は公的機関として公開入札方式で、病院薬剤師が直接価格交渉に臨むことはない。

---

[64] 薬局は地理的なライセンスが規定されているが、医師は地域を選ばず自由に開業できる。

（6）医薬品の安全性確保のための病院及び薬局における薬剤師の責務と役割

　病院では「医薬品の経路の安全性」が特に重要で、処方、配付、投与に至る各段階で薬品のトレーサビリティの確保、病棟で個別に配付する医薬品の安全性が問題となる。点滴や経管栄養剤、血液製剤の調製などの役割は増加している。

　市中薬局では服薬指導に加え、医薬品販売の安全化のためにDPの活用が推奨され、患者に対し啓蒙を行っている。また、注射針や期限切れの残薬の回収なども安全対策として重要な業務である。

　一方、開業医と病院との間ではほとんど情報交換がなく、入退院で転院する時には病院薬局や市中薬局に正しく情報が伝わらない問題がある。病院間で共通した個人電子診療録（DMP）が望まれるが、ソフトの開発が困難なため進展が遅れている。

（7）保険償還上の薬局マージン・経営状況

1）薬局のマージン

　現在、償還医薬品に対する薬局のマージンは以下のものからなる。

（a）1箱の販売につき0.53ユーロ[65]

（b）先発医薬品及びTFR指定医薬品はPFHT価格に応じたマージン率の適用[66]（22.9
　　　ユーロまでは26.1％で、それを越えた分は規定の割合で計算される）：
　　ア）0〜22.9ユーロ………26.1％
　　イ）22.9〜150ユーロ……… 10％
　　ウ）150ユーロ以上……… 6％
　　上記ア）、イ）、ウ）の合計がマージンとなる。
（例）PFHT価格50ユーロの医薬品の場合：
　　・卸のマージン[67]：0.30＋(50－4.49)×0.0668＝3.34ユーロ
　　・薬局のマージン（i）：0.53ユーロ
　　・薬局のマージン（ii）：(22.90×0.261)＋[(50－22.90)×0.10]＝8.68ユーロ

---

[65] 1箱ごとのマージンは、（b）の価格に応じたマージン率の補正のために設定されたものであり、調剤料ではない（CEPS）。
[66] a）IRDES France, La Politique du Médicament en France, 2011 Mars, P.8；b）Médicaments: prix et marges, http://www.ecosante.fr/FRANFRA/610.html
[67] 卸のマージンは2012年1月から次のように改定された。4.49ユーロ以下は0.30ユーロ、4.49〜450ユーロはPFHT価格の6.68％、450ユーロ以上は増加がなく30.06ユーロが上限となる。http://www.jaibobola.fr；http://www.uspo.fr/spip.php?article200

・薬局のマージン合計：0.53＋8.68＝9.21 ユーロ

・販売価格（税抜き）：50＋3.34＋9.21＝62.55 ユーロ

・薬価（税込み販売価格）：62.55×1.021＝63.86 ユーロ

（c）後発医薬品には対応する先発医薬品のマージン（価格）を適用：

　後発医薬品のマージン率は（ii）より高くなる。ただし、TFR 指定になるとマージンは（ii）で計算されるため激減する（TFR の項参照）。

（d）医薬品購入時の割引：

　先発医薬品は 2.5％、メーカーから直接購入する場合は 6.68％、後発医薬品及び TFR 指定医薬品は 17％の最大値引率が認められている。

　現在、保険償還上の薬局マージンは医薬品の販売価格（薬価）[68]に含まれており、薬学的指導などのサービス行為による報酬の加算はない[69]。ただし、今後は成果報酬などの制度が導入され変動利益が得られる可能性はある。

図表 2-41　薬価とマージンの関係（2012 年以降）

価　格		先発品	ジェネリック（先発品の▲60％）	TFR 医薬品
PFHT 価格	①	50.00 €	20.00 €	20.00 €
値引額　2.5％	②	1.25 €	－	－
値引額　6.68％	③	－	1.34 €	1.34 €
値引額　17％	④	－	3.40 €	3.40 €
卸マージン	⑤	3.34 €	1.34 €	1.34 €
0〜4.49 € は 0.30 €		0.30 €	0.30 €	0.30 €
4.49〜450 € は 6.68％		3.04 €	1.04 €	1.04 €
450 € 以上は 0％		0 €	0 €	0 €
薬局仕入価格	⑥＝①＋⑤	53.34 €	21.34 €	21.34 €
値引　▲2.5％	⑦＝⑥－②	52.09 €	－	－
値引　▲17％	⑧＝⑥－④	－	17.94 €	17.94 €
直販　▲6.68％	⑨＝①－③	－	18.66 €	18.66 €
薬局マージン	⑩	9.21 € ＝	9.21 €	5.75 €
1 箱あたり定額		0.53 €		0.53 €
0〜22.9 € は 26.1％		5.97 €		5.22 €
22.9〜150 € は 10％		2.71 €		0 €
150 € 以上は 6％		0 €		0 €
薬局売価	⑪＝⑥＋⑩	62.55 €	30.55 €	27.09 €
TVA（2.1％）	⑫	1.31 €	0.64 €	0.57 €
薬価（流通価格）	⑬＝⑪＋⑫	63.86 €	31.19 €	27.66 €

（注）　PFHT 価格が 3 ユーロ以下及び 133 ユーロ以上の医薬品では、卸マージンは改定前より増加する。

---

[68] フランスでは品質確保の観点から医薬品を箱単位で販売する。従って、同一成分であっても薬価は 1 錠単位ではなく 1 箱単位（容量ごとに）で定められる。
[69] フランスでは技術料は薬価に組み込まれ、調剤料という概念はなかった。

図表 2-42　フランスの医療関係者の平均年収（2010 年）

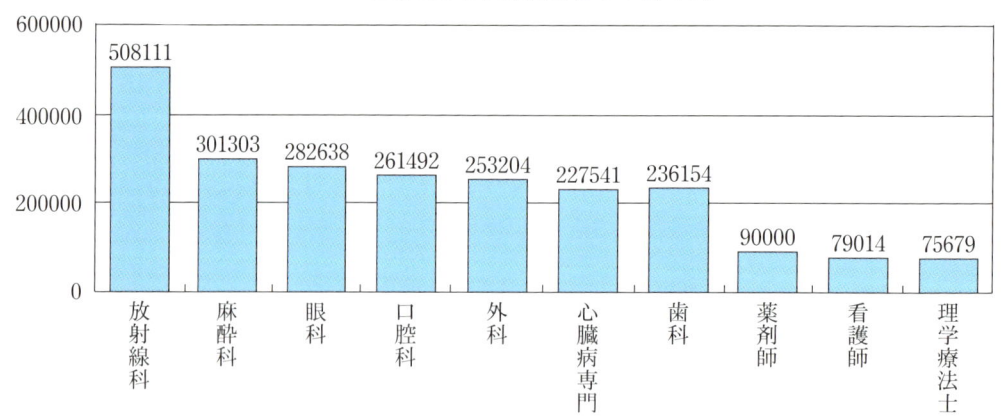

医師および医療関係者の年収（€）

職種	年収（€）
放射線科	508111
麻酔科	301303
眼科	282638
口腔科	261492
外科	253204
心臓病専門	227541
歯科	236154
薬剤師	90000
看護師	79014
理学療法士	75679

（注）　引用文献のグラフには薬剤師のデータはなく、文中の数値を図に追加した。
出典：DREES のグラフを改変

また、薬剤師個人への特別報酬として医療保険から支払われるものがある：
ア）当直開業報酬………75 ユーロ（夜間）～150 ユーロ（24h 当直）
イ）販売時間に応じた追加報酬（処方せん調剤）………2 ～ 6 ユーロ。

なお、薬価と薬局のマージンの関係を図表 2-41 に示し、2010 年の各医療関係者の平均年収のデータを図表 2-42 に示す（図表中の薬剤師の値は薬局経営者の収入である）[70]。

2）薬局の経営状況

図表 2-43 に示すように 2010 年の全薬局の総売上げは 340 億ユーロで、近年は横ばいになっている。このうち疾病保険の償還対象となるものは 270 億ユーロ、非償還医薬品 24 億ユーロ、医療機器 20 億ユーロ、化粧品・医薬部外品 25 億ユーロであり、薬局の利益の 4/5 が医薬品の販売における利益・報酬である。

図表 2-44 は実在する薬局の帳簿の一例で、年間売上げ 213 万ユーロ（フランス平均 150 万ユーロ）、マージン 62 万ユーロ、マージン率 29.16%（同 28%）となっている。ここから人件費（11%）不動産などの経費（5 %）を除いた残り（13%）がキャッシュフローとなり、さらに税金を差し引いたものが利益となる。

フランスの薬局の売上げは 2000 年から 2005 年までは毎年成長を遂げていたが、2006 年から横ばいに転じ、現在では成長がマイナスになり始めている。現在、利益率の下がっている状況で売上高の伸びが停滞すると、今後の薬局経営は厳しくなると予想される。

---

[70] Le Pharmacien de France, N° 1236, janvier 2012, P.13.

図表 2-43　薬局の売上高 2007-2011（税別）

	PHARMASTAT (Ventes)									
	CA total HT		CA AMM Remb HT		CA AMM non Remb HT		CA LPP HT		CA Para HT	
	€	évol%	€	évol%	€	évol%	€	évol%	€	évol%
2007	33 750 M€	4,6%	26 924 M€	3,9%	2 472 M€	8,2%	1 862 M€	8,3%	2 491 M€	4,9%
2008	33 750 M€	0,0%	26 655 M€	-1,0%	2 651 M€	7,2%	1 950 M€	4,7%	2 494 M€	0,1%
2009	34 012 M€	0,8%	26 849 M€	0,7%	2 594 M€	-2,2%	2 006 M€	2,9%	2 562 M€	2,7%
2010	33 902 M€	-0,3%	26 890 M€	0,2%	2 476 M€	-4,5%	2 031 M€	1,2%	2 503 M€	-2,3%
nov-10	2 797 M€	1,9%	2 228 M€	2,1%	202 M€	-5,4%	169 M€	6,4%	197 M€	3,2%
déc-10	2 991 M€	0,5%	2 350 M€	0,1%	244 M€	-0,8%	174 M€	4,9%	223 M€	2,6%
janv-11	2 892 M€	3,1%	2 288 M€	2,8%	229 M€	3,0%	171 M€	6,7%	205 M€	4,3%
févr-11	2 689 M€	1,0%	2 126 M€	0,9%	203 M€	-2,0%	165 M€	5,7%	195 M€	1,4%
mars-11	2 968 M€	-0,8%	2 364 M€	-1,1%	203 M€	-2,9%	188 M€	3,4%	214 M€	0,6%
avr-11	2 786 M€	-1,8%	2 203 M€	-2,3%	191 M€	-3,1%	171 M€	-0,4%	222 M€	3,6%
mai-11	2 895 M€	6,1%	2 304 M€	5,9%	186 M€	0,4%	179 M€	8,5%	226 M€	11,5%
juin-11	2 798 M€	-3,8%	2 230 M€	-3,8%	183 M€	-5,7%	171 M€	-2,7%	213 M€	-3,7%
juil-11	2 823 M€	-3,9%	2 226 M€	-3,6%	195 M€	-5,9%	172 M€	-2,3%	230 M€	-6,2%
août-11	2 588 M€	3,9%	2 049 M€	3,7%	178 M€	1,7%	158 M€	4,4%	204 M€	7,3%
sept-11	2 843 M€	-0,1%	2 260 M€	-0,2%	199 M€	-4,3%	177 M€	1,3%	208 M€	4,6%
oct-11	2 900 M€	-0,2%	2 282 M€	-0,5%	217 M€	-3,9%	181 M€	3,2%	219 M€	4,3%
nov-11	2 822 M€	0,9%	2 239 M€	0,5%	202 M€	-0,4%	176 M€	4,2%	206 M€	4,5%
Cum 12 mois	33 996 M€	0,3%	26 920 M€	0,1%	2 430 M€	-2,0%	2 083 M€	3,0%	2 564 M€	2,7%
Cum depuis janv.	31 005 M€	0,3%	24 570 M€	0,1%	2 186 M€	-2,1%	1 909 M€	2,8%	2 340 M€	2,7%

（注）　表中の左の列から総売上、償還医薬品、非償還医薬品、機器、化粧品及び医薬部外品（金額：百万ユーロ、成長率：%）
出典：SFPF sur IMS-Pharmastat

図表 2-44　某薬局の付加価値税別売上げとマージン（20008/2009 年度）

En 2008/2009		Chiffre d'affaires (HT)			Marges (HT)			Taux de marges (remises en moins des achats)
		En milliers d'€		Répartition du CA total	En milliers d'€		Répartition marge	
			Répartition du CA 2.1%					
2.10%	Princeps <à 150 € (pfht)	1,297	76.5%	60.97%	327		52.65%	25.18%
	Produits chers	178	10.5%	8.37%	12		1.97%	6.88%
	Génériques	220	13.0%	10.34%	122		19.72%	55.60%
	Sous total	1,695	100.0%	1,695 79.69%	461	461	74.35% 22.97%	27.61%
19.60%	Location matériels propres			12　0.56%		12	1.93%	100.00%
	Para et autres activités			165　7.76%		55	8.83%	33.19%
5.50%				255　11.99%		92	14.88%	36.20%
				2,127　100.00%		620	100.00%	29.16%

（注）　表中の左の列から売上、マージン（金額：チユーロ、割合：%）、マージン率。税別品目名：2.10%（150 ユーロ以下の医薬品、高額医薬品、後発医薬品）、19.60%（車いす等の賃貸料、医薬部外品）、5.50%（非償還医薬品）
出典：Arythma

3）今後の展望

　社会保障支出の削減のために薬価が下がり続け、PFHT 価格のみをベースとした薬局の

経営は困難になってきている。この現状を踏まえ、2012 年分の社会保障予算法案が出された（2011 年12 月30 日付け官報）。その第74 条7 では、これまでL.162-38 条で指定するマージンだけであったものを販売行為に基づいたものに拡張することを規定し、第74 条8 には成果報酬についての条項も設けられている。

　FSPF（La Fédération des Syndicats Pharmaceutiques de France：フランス薬業組合連合）では、今後5 〜10 年の間に医薬品の販売量が伸びることはなく、医薬品の価格も下げられる傾向にあるため、変動利益の得られる新しい制度が必要であると考えている。CNG-PO（Collectif National des Groupements de Pharmaciens d'Officine：薬局組合）では、新しい報酬を別枠で得ることを視野に入れ、試験的な活動を行っている。一つは薬剤師がOTC 薬の使用について患者に指導を行った場合、（患者自身からではなく）補完保険から手数料が支払われる制度の構築である。もう一つは血糖値、コレステロール値、血圧などを薬局で測定して心臓病などの慢性疾患の早期発見を行う有料サービスの導入である。フランスでは予防とか早期発見という概念は稀薄であるため、これは「薬局には薬を渡す以外のサービスが存在する」ということを対外的に示す意味で重要な活動である。

　薬局のマージンが医薬品の販売価格に依存するフランスでは、日本の調剤技術料に相当する新たなマージンを開拓しようとする動きが見られる。また、そのマージンは患者自身からではなく、医療保険からの回収を視野に入れている。

（8）リフィル制度（Un système de renouvellement de la prescription des médicament）

1）背景

　2004 年に「公衆衛生法典 R.5123-2 条（2004.8.4）を根拠法として、医師は、1 処方せんで12 ヵ月間繰り返し薬局に於いて薬剤を受け取れるリフィル処方せん[71]を、発行することができるようになった。当初、薬剤師が1 回に調剤できるのは最高1 ヵ月分、あるいは4 週間分であり、例外的に避妊薬のみ3 ヵ月分あるいは12 週間分を1 回に渡すことができた。

　2004 年12 月18 日の法改正「社会保障法典 R.162-20-5 条」により、2005 年からは3 ヵ月分包装が市場に存在する場合は、リフィル処方せんにより薬剤師は3 ヵ月分の治療薬を一度に渡すことができるようになった。ところで、3 ヵ月分包装を認可するのはAFSSAPS であるが、発売1 年未満の新薬に関しては3 ヵ月分包装を認めていない。

　2008 年には「公衆衛生法典 R.5123-2-1 条」（2008.2.5）「社会保障法典 R.162-20-5-1 条」

---

[71] フランスではこの制度が法で定められる以前（30 年以上前から）から、慣習として行われていたため、リフィル制度という用語はあまり浸透していない。また、3 か月処方が増えると薬局の利益は減少する。

により、慢性治療におけるリフィル処方せんの期間が過ぎた場合にも、継続服用が必要な患者に対して、薬剤師が薬剤を出すことができるようになった。ただし、その条件としては下記の2点がある：
・当該薬剤が、「R.5123-2条」適用薬剤で最低3ヵ月間以上の治療期間であること
・当該薬剤が、「L.5125-23-1条」に規定する薬剤でないこと。

　これらの政令により避妊薬、心血管疾患、ホルモン治療及び糖尿病薬は例外的に、処方せんに「例外的リフィル」という検印を押した上で市中薬局の薬剤師が1ヵ月分の追加の治療薬を出せるようになった。この手続きを行う際には、薬剤師は適切な方法（メール、電話、ファックス、患者を通して）により、薬剤を出した旨を医師に報告する必要がある。

　また、同時に薬剤師は調剤する場合に、「L.5125-23-1条」に基づき、最も経済的な薬剤を選択しなければならないことが規定された（社会保障法典 R.162-20-6条）。

　なお2010年6月以降、経口避妊薬の場合は処方期間の過ぎた場合にも「例外的リフィル」として薬局薬剤師が6ヵ月分までの薬を追加[72]できるようになった（2010年6月1日付官報）。

2）各薬剤のリフィル処方の期間や頻度

　リフィル処方せん発行の判断は処方者である医師が決定する。AMMに明記されている範囲内の適用疾患で、患者の状態が安定していると医師が判断した場合に、リフィル処方せんを発行する。この期間が1ヵ月を超える場合、処方した医師は次の事項を明記する：
・リフィル可能回数、処方期間
・全治療期間（ただし12ヵ月間迄）避妊薬は、包装容量に関係なく最長3ヵ月間分可。

　AMMに以下のカテゴリーが明示されていて、毒性・副作用が懸念される薬剤や麻薬・麻薬類似物質等に関しては、下記のリストに掲載されている。
・リストⅠ：危険性を伴う薬剤 *AMLOR*、*EFFEXOR* などでリフィルは禁止。
　　　　　　ただし、処方医がリフィルの回数、治療期間を記載した場合を除く。
・リストⅡ：リストⅠよりは低いが潜在的危険性のあるもの（*TAGAMET* など）。
　　　　　　リフィルは処方医が禁止しない限り可能。
・麻薬等　：特別な処方箋を必要とする薬剤。麻薬・劇薬など依存性のある薬剤。
　　　　　　身体・精神に有害なもの（公衆衛生法典により規定）リフィルは禁止。

　医薬品リストⅠ、Ⅱの違いは、毒性や副作用の強さによる。リフィル処方の際には、記載されているリストの違いにより、リフィルの可否が決まる。

---

[72] 2009 (suite HPST, puis Arrêté de mai 2010): renouvellement exceptionnel des contraceptifs oraux, Suite article L.5123-1.

3）メリットとデメリット

　メリット：患者が薬を受け取るために頻繁に受診しなくてすむ。長期処方の患者であっても薬剤師が毎月1回会うことで体調やコンプライアンスのチェックをしたり薬の誤飲や紛失の危険を防ぐことができることから、医療関係者の間では良い制度であると評価されている。医師は処方に費やす時間と労力を、患者の診察により多くかけることができる。さらにこのことはドクターフィーの節約という意味で、医療費削減にも効果がある。

　デメリット：自身のリスク管理・自己責任意識の低い患者では、副作用等の発生にも関わらず医師への受診が遅れる可能性がある。

4）薬剤師から患者への説明

　通常、患者に対し薬剤師は、処方薬の用法用量・効能効果・服用時の注意事項について説明する。併用薬などで処方内容に疑問があれば、処方医に電話で確認する。解決できない場合には患者に医師への再受診を指示する。リフィル処方の場合は特に、患者自身には自己観察を促し、適正使用に関する注意を促す。

5）患者が処方せんを紛失した場合

　慢性疾患の場合、患者の手元にある古い処方せんを薬局に持参して、治療薬を証明することも可能である。ただし、医師が処方せんを再発行する場合が多い。

フランス用語略語集

- ACOSS：Agence Centrale des organisations de Sécurité Sociale：社会保障中央機構（保険料徴収機関、一般制度全体の財務管理を担当する）
- AFSSA：Agence Française de Sécurité Sanitaire des Aliments：食品保健衛生安全公社
- AFSSAPS：Agence Française de Sécurité Sanitaire des produits de santé：医療製品保健衛生安全庁
- AFSSET：Agence Française de Sécurité Sanitaire de l'Environnement et de Travail：環境保健衛生安全公社
- ALD：Affections de longue durée：特定慢性疾患
- Ameli：CEPS の医薬品などの情報サイト
- AMM：Autorisation de mise sur le marché：販売承認
- ANAES：Agence nationale d'accréditation et d'évaluation en santé：旧医療機能評価機構。現在、HAS に統合
- ARH：Agence Régionale de l'Hospitalisation：地方病院庁
- ASMR：Amélioration du Service Médical Rendu：医療上の有用性の改善（医療の進歩・改善への貢献度）
- ATU：Autorisation temporaire d'utilisation：暫定使用承認
- ATU de cohort：Autorisation temporaire d'utilisation de cohort：患者群暫定使用承認、コホート暫定使用承認
- ATU nominative：Autorisation temporaire d'utilisation nominative：指名暫定使用承認
- BdM_IT：Base des médicaments et informations tarifaires：医薬品価格情報ベース
- CAPI：Contrat d'Amélioration des pratiques individuelles：個別医業改善契約
- CANAM：Caisse Nationale de l'Assurance Maladie et Maternité des travailleurs Non salariés：全国自営業者疾病及び妊産婦保険金庫
- CCAM：Classification Commune des Actes Médicaux：医療行為給付リスト
- CCSS：Commission des comptes de la sécurité sociale：社会保障会計委員会
- C3S：Contribution Sociale de Solidarité des Sociétés：企業拠出金
- CCMSA：Caisse Centrale de Mutualité Sociale Agricole：農業共済組合中央金庫
- CEESP：Commission d'Evaluation Economique et de Santé Publique：経済評価公衆衛生委員会
- CEGEDIM：1969 年創立。世界約 70 ヵ国で医薬品、医療関連分野における調査事業を行う。

- CEPS：Le Comité économique des produits de santé：医療用品経済委員会
- CHU：Centres Hospitaliers universitaires：大学病院センター
- CLIN：Comité de Lutte des Infections Nosocomiales：院内感染防止運動委員会
- CMR：Comités médicaux régionaux：地方医事委員会
- CMU：Couverture Maladie universelle：普遍的医療給付
- CMU-B：Couverture Maladie universelle de Base：普遍的基礎医療給付
- CMU-C：Couverture Maladie universelle Complémentaire：普遍的補完医療給付
- CNAM：Caisse Nationale de l'Assurance Maladie：疾病保険金庫
- CNAMTS：Caisse Nationale de l'Assurance Maladie des Travailleurs Salariés：全国被用者疾病保険金庫
- CNGPO：Collectif National des Groupements de Pharmaciens d'Officine：薬局組合
- CNFMCH：Conseil National de la Formation Médicale Continue Hospitalière：病院生涯教育全国評議会
- CNHIM：Centre National Hospitalier d'Information sur le Médicament：国立病院医薬品情報センター
- CNIL：La Commission nationale informatique et libertés：情報処理と自由に関する国家委員会
- COMEDIMS：Le Comité Médicament et des Dispositifs Médicaux Stériles：医薬品滅菌医療機器委員会
- CPAM：Caisse primaire d'assurance maladie：疾病保険一時金庫
- CPS：Carte professionnel de Santé：医療職専用カード
- CRAM：Caisse régionale d'assurance maladie：地方疾病保険金庫
- CRDS：Contribution pour le remboursement de la Dette Sociale：医療経済研究センター
- CSG：Contribution Sociale Généralisée：一般社会税
- CSMF：La Confédération des syndicats médicaux français：医師の利益代表団体
- CT：Commission de la transparence：透明性委員会
- DCI：Dénomination commune internationale：国際一般名
- DES：Diplôme d'études spécialisées：専門研究免状
- DGCCRF：Direction Générale de la Concurrence, de la Consommation et de la Répression des Fraudes：公正取引委員会、競争・消費・不正防止総局
- DGS：Direction Générale de la Santé：保健省保健医療総局
- DHOS：Direction de l'Hospitalisation et de l'Organisation des Soins：保健省病院医療施設局（入院医療機関庁）
- DMP：Dossier Médical Personnel：診療録（個人電子診療録）

- DOM：Départements d'outre-mer：海外県
- DP：Dossier Pharmaceutique：薬歴記録ファイル（電子薬歴ファイル）
- DREES：Direction de la Recherche, des études, de l'évaluation et des Statisiques：統計・評価調査局
- EFS：Etablisselent Français du Sang：フランス血液公社
- EHESP：Ecole de Haute Etude au Santé Publique：公衆衛生高等専門学校
- EHPAD：Etablissement d'Hébergement pour Personnes Agées Dépendantes：介護老人福祉施設
- ENEIS：Etude nationale sur les événements indésirables graves liés au processus de soins：全国規模の調査
- EPPM：Etude Permanente sur la Prescription Médicale：処方せん永続調査
- Erasm：Extraction, Recherches, Analyse, Suivi Médico Economique：医療保険基金が運用するデータウェアハウス
- ESPS：Enquête Soins et Protection Sociale：医療社会保護アンケート
- EU：Union Européenne：欧州連合
- SI：Fonds Spécial d'Invalidité：障害特別基金の手当受給者
- FSPF：Fédération des Syndicats Pharmaceutiques de France：フランス薬業組合連合
- FSV：Fonds Spécial de vieillesse：老齢年金基金の手当受給者
- GCP：Good Clinical Practice：医薬品臨床試験実施基準
- GERS：Groupement pour l'élaboration et la réalization de statistiques：統計企画調査グループ
- GET：Guide des équivalents thérapeutiques：治療等価薬便覧
- GHM：Groupes Homogènes de Malades：フランス版のDRG
- GHS：Groupe homogène de séjours：疾患別標準入院費用群
- HAD：Hospitalisation à domicile：在宅入院
- HAS：Haute Autorité de Santé：高等保健衛生機構：旧ANAMES（医療機能評価機構）を統合
- HCAAM：Haute Conseil pour l'Avenir de l'Assurance Maladie：医療保険の将来に関する高等評議会
- HCSP：Haut Comité Santé Pubique：高等公衆衛生委員会
- HPST：Hôpital, patients, santé et territoires：病院・患者・健康及び地域（に関する法律）
- IMS：世界100ケ国以上を拠点に，医薬品・ヘルスケア産業分野の市場調査を行う。
- INCa：Institut National du Cancer：国立がん研究所
- INPES：Institut National de Prévention et d'Education pour la Santé：国立予防保健

教育研究所
- INSEE：Institut National de la Statistique et des Etudes Economiques：国立統計経済研究所
- InVS：Institut de veille sanitaire：保健医療監視院
- IRDES：Institut de Recherche et Documentation en économie de la Santé：医療経済研究資料研究所
- IRSN：Institut de Radioprotection et de Sûreté Nucléaire：放射線防御核安全研究所
- JO：Journal Officiel：官報
- LEEM：Les Entreprises du Médicament：フランス製薬工業会
- LFSS：Loi de Financement de la Sécurité Sociale：社会保障財政法
- LMPSO：Le marché pharmaceutique Sell-Out：セル・アウト薬剤市場
- MEAH：Mission Nationale d'Expertise et d'Audit Hospitaliers：全国病院査定監査機構
- MSA：La Mutualité Sociale Agricole：農業社会共済組合：Caisse Centrale de Mutualité Sociale Agricole：農業共済組合中央基金
- OCDE：Organisation de coopération et de développement économiques：経済協力開発機構
- OMS：Organisation mondiale de la santé：世界保健機構（WHO）
- ONDAM：Objection National des dépenses d'assurance maladie：疾病保険全国支出目標
- ONIAM：Office National d'Indemnisation des Accidents Médicaux：国立医療事故補償局
- ONP：Ordre national des pharmaciens：フランス薬剤師会
- OQN：Objectif quantifié national：全国総量目標
- PCH：Pharmacie Centrale Hospitalier：病院中央薬局
- PFHT：Prix Fabricant Hors Taxes：税別製造者価格
- PFHT avec marge arrière：Prix Fabricant Hors Taxes avec marge arrière：バック・マージン込み税別メーカー価格
- PGHT：Prix Gros Hors Taxes：税別卸売価格
- PHC：Pharmacie Hospitalière et des Collectivités：病院薬剤師教育コース
- PPHT：Prix Public Hors Taxes：税別小売価格
- PPTC（PTTC；PPTTC）：Prix Public toutes Taxes Comprises：税込小売価格
- PSPH：Etablissement privés Participant au Service Public Hospitalier：公的病院サービス参加民間病院
- RCP：Résumé des Caractéristiques du Produit：製品概要

- RMO：Référence Médicales opposables：医療行為基準
- SESI：Service des Statistiques, des Etudes et des Systèmes d'Information：統計―調査・情報システム部
- SML：Syndicat des Médecins libéraux：開業医師3団体
- SMR：Service Médical Rendu：医療上の有用性
- SNIIR-AM：Système national d'informations inter-Régimes：制度間全国情報システム
- TAA：Tarification à l'activité：別枠医薬品（1件当たりの包括評価方式報酬体制）
- TFR：Tarif Forfaitaire de Responsabilité：責任包括価格　定額払戻し基準料金
- Thalés：CEGEDIM/BKL-Consultant の市場調査会社
- Thériaque：独立経済法人（GIE）の SIPS により運営されている医薬品情報サイト
- TVA：taxe sur la valeur ajoutée：付加価値税　償還薬＝2.1%、非償還薬＝5.5%
- UNCAM：l'Union nationale des caisses d'assurance maladie：全国疾病保険金庫連合
- UNOPSC：l'Union national des organisms de protection sociale complémentaire：全国補完社会保護団体連合会
- URCAM：Union régionale des caisses d'assurance maladie：疾病保険地域連合

第3章 ドイツにおける調査結果

1. 医療保障制度の概要と薬剤給付

(1) 医療保障制度及び薬剤給付

1) 公的医療保険（疾病金庫）の位置づけ

　ドイツは社会保障制度が最も充実している国の一つであり、全ての国民を対象とした広範な社会保険制度（労働災害保険、年金保険、医療保険、介護保険、失業保険）を早くから取り入れ、国民を経済的リスクから守っている。その反面、GDPに占める社会保障関連支出は2011年で29.9％[1]と高い割合を占め、社会保障制度を存続するための国民負担は相対的に大きいものになっている。

　ドイツの公的医療保険制度の基盤は、1883年にビスマルク（プロイセン帝国宰相）により制定された健康保険法に端を発する。1911年には帝国保険令（RVO）が制定され、ドイツにおける強制保険制度の根幹を担う疾病金庫[2]制度が導入された。現在の制度は、1988年に制定された社会法典第5巻（Sozialgesetzbuch V：SGB V）に基づいている。

　疾病金庫の活動範囲については、国家の監督の下で、法定された任務を民主的な自治及び自己責任という基本原則に基づいて遂行すると規定されており、自治が前提であるために保険者機能は強く、保険医の診療報酬は疾病金庫連合会との契約に委ねられている。法定疾病金庫の団体数は、1990年代は1,000を超えていたが、近年急激に減少し、2011年現在全国で156[3]となっている。

　ドイツでは、国民の約90％が公的医療保険でカバーされ、残りの約10％は民間医療保険に加入している。年収50,850ユーロ以下の者は、公的医療保険に加入する義務がある。従

---

[1] 出典：BMAS Sozialbudget 2011
[2] ドイツには地区疾病金庫（AOK）・企業疾病金庫（BKK）・同業者疾病金庫（IKK）・職員代替疾病金庫（AEK）などの疾病金庫がある。
[3] 出典：AOKによる Zahlen und Fakten 2010/2011

来、医療保険制度のほぼ全てが保険料で運営されてきたが、2004年からは保険財政の悪化から税金の投入が行われ始め（2004年は10億ユーロ、その後も漸増し2009年は40億ユーロ）、2009年には世界的な経済危機を受けて暫定的な財源（30億ユーロ）の投入も行われた。GDPに占める医療費の割合は11.6％（2008年OECD）であり、米国（17.4％）、日本（8.5％）の間にある。また、従前は各疾病金庫の判断において加入者の保険料率が決められていたが、2009年1月より、医療基金（Gesundheitsfonds）と呼ばれる統一された基金が創設され、政府により一律の保険料率（2011年1月現在は被保険者、雇用主ともに15.5％）が定められた。各疾病金庫は、被保険者の年齢、性別及び有病率に応じて調整された分配を受ける。

２）開業（保険）医の診療報酬体系

　患者は、疾病金庫に認定されている開業医であれば、どの医師でも自由に治療を受けることができる権利を有している。開業医が対応できない疾患等の場合には、その開業医が適切な専門医や病院を紹介することになっており、開業医が病院診療へのゲートキーパーとなっている。ただし、患者は病院をある程度自由に選択できる。

　疾病金庫連合会と保険医療サービスの提供者との間には個別契約が結ばれている。疾病金庫連合会と保険医協会とは、協議によって地域ごとに予算が決められ、その予算枠に基づいて各地域の保険医協会が保険医ごとの予算を配分していく（総額請負方式）。各保険医は、四半期ごとに診療報酬点数表に基づく請求を行い、保険医協会による経済性審査の後、予算内におさまるよう点数単価で調整（引き下げ）されて、各保険医に配分される。総枠を超えペナルティが課された事例が過去にあったことから、それを敬遠して12月になると医師の処方が極端に少なくなる傾向があるという。

３）病院の診療報酬体系

　病院の診療報酬には2004年7月より、オーストラリアの診断群分類（DRG）を参考として作成されたドイツ版DRGが導入されているが、全国統一の基準で運用されているわけではなく、各州の裁量権が大きいシステムとなっている。

（２）薬剤使用に関する動向

１）薬剤費支出の年次推移

　ドイツの薬剤費支出は、1990年代以来伸び続けてきたが、公的医療保険現代化法（GMG）による医療費の引き締め政策が功を奏して、法が施行された2004年に伸びが抑えられた。これには2004年1月から薬局義務医薬品（処方せん義務は課されていないが薬局での販

売義務が課されている医薬品）が原則として（小児等に対する一部の処方を除いて）保険償還の対象外となったことなどの薬剤費支出の抑制策が貢献している。また、2004年に限り特許品の製薬企業から疾病金庫への割引（返金）が6％から16％に引き上げられたが、2005年にはその反動で製薬企業の価格設定が高くなったことから、2005年の薬剤費支出は大きく伸びる結果となった。薬剤費支出はその後、徐々に増加し、2010年は302億ユーロ、公的医療費に占める割合は18.3％となっている（図表3-1）。

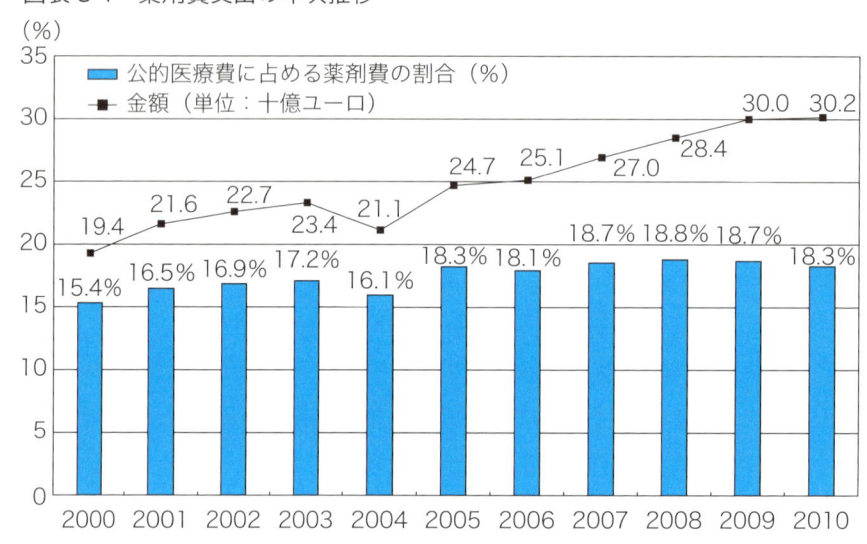

図表3-1　薬剤費支出の年次推移

出典：Daten desGesundheitswesens 2011（www.bmg.bund.de）より作成

2）参照価格医薬品とそれ以外の医薬品の価格指標の推移

　図表3-2は、参照価格グループに含まれる医薬品と含まれない医薬品の価格指標の推移を表しているが、参照価格医薬品の価格が年々下がっているのに対して非参照価格医薬品の価格が上がっていることが明白に示されている。また、参照価格の導入が医薬品価格の抑制に貢献していることを表していると同時に、新薬の価格（抗がん剤、抗エイズ薬、免疫抑制剤等）を高く設定することでその穴埋めが行われていることがうかがえる。なお、2004年に一時的に非参照価格医薬品の価格指標が高くなったが、これは、2004年1月に医薬品価格令が改正され、低価格帯にあった医薬品の価格が全て相対的に高くなったためである。

図表3-2 参照価格グループとそれ以外の医薬品の平均価格の推移

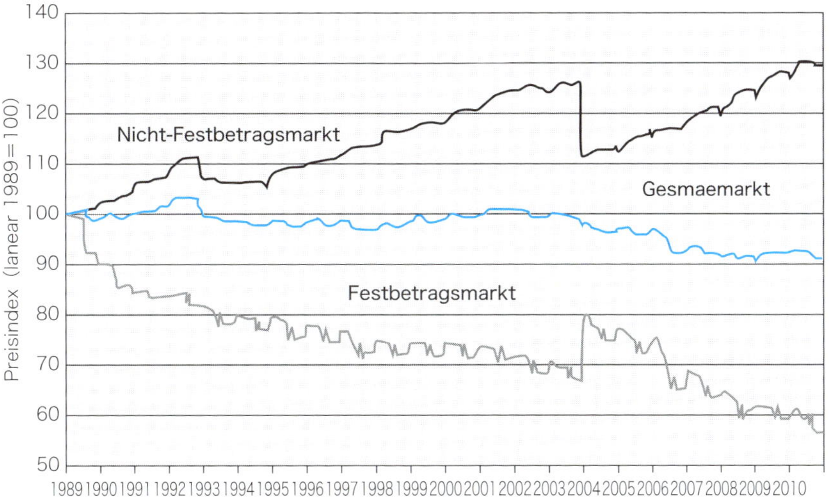

Abbildong 4.8：Preisindex nach Marktsegmenten acit 1989 (ab 1991 mit den neuen Bundeslandern). Zur Jahresmitte werden jeweils aktuelle Warenkorbe der Prelsindex-berechnung zugrunde gelegt. Durch neue Festbetragagruppen und Preisanpassungen einzelner Festbetragagruppen kann es zu Preisniveausprungen kommen.

出典：Springer Verlag, Arzneiverordnungs -Report 2011
(訳) 図4.8：1989年以降の市場セグメント別価格指標の推移（1991年以降は新連邦州を含む）。その年の中間時点におけるマーケット・バスケットに基づいて価格指標を算出した。新規参照価格グループの採用及び個々の参照価格グループの価格調整により、価格水準が大きく上昇することがある。
（縦軸） 価格指標（1989年1月＝100％）
Nicht-Festbetragsmarkt ：非参照価格市場
Gesmaemarkt ：全市場
Festbetragsmarkt ：参照価格市場

2．医薬品の価格決定システム

(1) 処方せん義務医薬品・薬局義務医薬品の販売価格

1）処方せん義務医薬品の販売価格

　ドイツにおける処方せん義務医薬品の販売価格は、製造業者（製薬企業）の判断に基づき設定される自由価格が原則であり、また、疾病金庫による償還の対象となる薬剤費は、基本的には以下に述べる薬局販売価格に相当する額である。しかしながら、国民の約90％が加入する公的保険制度の下で使用されるという背景から、後に述べる様々な制約があることも念頭に置いておく必要があり、間接的な価格規制制度があると言ってよいであろう。
　処方せん義務医薬品については、製造業者が医薬情報センター（IFA）に対して製造業者出荷価格を報告することとされており、それをベースにIFAが薬局購入価格及び薬局販売

価格を計算し、公表している。卸がIFAに製造業者からの購入価格や薬局への販売価格を報告するような制度はなく（すなわち市場実勢価格を把握する制度は存在しない）、製造業者が自由に決められる全国一律の製造業者出荷価格をベースに卸の販売価格、薬局購入価格及び薬局販売価格が決定される。

　製造業者出荷価格、薬局購入価格（卸の販売価格）及び薬局販売価格の関係は図表3-3の通りである。

図表3-3　製造業者出荷価格、薬局購入価格、薬局販売価格の関係

（卸→薬局） 　　薬局購入価格＝製造業者出荷価格×1.03＋0.70ユーロ （薬局→消費者） 　　薬局販売価格＝（薬局購入価格×1.03＋8.10ユーロ）×1.19（付加価値税）

（注）製造業者出荷価格は製造業者により全国一律に定められる。薬局での販売価格は上記の式に基づき一律に決定され、薬局間で差が生じることはない。

2）プライスリストの位置づけ及び利用状況

　ドイツの医薬品価格リストとして代表的なものであるRote Liste（赤リスト）は、赤リストサービス有限会社（Rote Liste Service GmbH）により年1回発行されており（毎年1月1日のデータに基づき3月に発行）、製薬工業連合会（BPI）、研究開発型製薬企業連合会（VFA）、連邦製薬企業連合会（BAH）及びジェネリック連合会（Deutscher Generikaverband）などの共同プロジェクトとして、これらの団体が出版費用を負担している。掲載されている価格は、製造業者出荷価格に基づき算出される消費税込みの「薬局販売価格」である。

　このRote Listeに掲載されている価格情報は、医薬情報センター（IFA）から提供される情報を基としている。IFAは、連邦薬剤師連盟連合会（ABDA）、製薬工業連合会（BPI）、医薬品卸業協会の共同出資により設立された機関であり、供給者により提供される医薬品その他薬局で通常取り扱われる商品に関する情報をデータベースに登録し、提供するという役割を担っている。価格情報については、製造業者からIFAに出荷価格（＝卸売業者仕入価格）が報告され、卸売業者仕入価格を基に薬局仕入価格及び薬局販売価格が機械的に計算され、価格情報として登録されることになる。Rote Listeはレファレンスブックとして開業医等により参照されることを想定した出版物であり、ここには上述のように「薬局販売価格」のみが掲載されている。

　ドイツでは、医薬品の商品名、製造業者、剤形、有効成分含有量及び包装単位を特定するための全国統一的なメルクマールである「医薬中央番号」が用いられており、IFAは、

個々の製品に対してこの医薬中央番号を付与するとともに、当該製品に係る様々な情報（価格情報を含む）を登録し、関係者に提供している（図表3-4）。特徴的なのは、この医薬中央番号は、医薬品の製剤単位ではなく、包装単位ごとに付与されるということであり、例えば同じ有効成分、含量、剤形の医薬品であっても、包装単位が異なれば、異なる番号が付与されることになる。薬局は、患者への医薬品の販売に際して、この医薬中央番号を処方せん等に転記するとともに、疾病金庫に対して処方せん等を回付して必要な償還データを送付することとなり、医薬中央番号は、医薬品の流通、保険償還等においてキーとなる情報となっている。

図表3-4　医薬情報センター（IFA）に登録される主な情報

- 基礎データ　　　：名称、数量、剤形、商品類型、供給者等
- 価格情報　　　　：卸売業者仕入価格、薬局仕入価格、薬局販売価格、病院仕入価格等
- 保管情報　　　　：使用期限及び有効期間、保管条件等
- 法令情報　　　　：医薬品、薬局義務／処方せん義務等
- 包装・梱包情報　：最低注文数量、総重量等

　IFAは、取引企業その他の医療関係者に対して、医薬中央番号とともに上記の情報を月2回（毎月1日及び15日）、電子的な情報サービスとして提供し、これらの情報が出版物やソフトウェアに組み込まれて利用されている（図表3-5）。よって、Rote Listeに掲載されている価格情報（薬局販売価格）とIFAにより提供されている価格情報は、当該年の1月1日時点での情報としては同一のものである。しかしながら、後者は、その後月2回の頻度で更新されていくため、仮に個別の製品について価格情報に変更があれば、両者の情報は同一のものではなくなる。IFAの価格情報については、例えばある月の15日に変更が生じた場合には、翌月1日には、医療関係者は当該変更後の情報を入手できるという。なお、後発医薬品については、価格の変更が高頻度に行われることが多いが、新薬については、一度登録された価格が変更されることはあまりない。

　また、開業医や薬局では電算化が進んでおり、薬局で利用されている価格リストであるLauer-Taxeやドイツ医療文書・情報研究所作成のPharma Search（薬事検索）に登録されている価格情報も、IFAからの提供情報が基になっている。よって、ドイツの医薬品価格情報の情報源は一元化されていると言える。

図表3-5　医薬品価格情報の流れ

出荷価格情報
医薬品製造業者　⇒　医薬情報センター（IFA）
⇒　ソフトウェア会社、出版社
［各種ソフトウェア、出版物として］
⇒　薬局、開業医、その他関係者

　IFA は、入手した情報を基に、利用者が使いやすいようにソフトウェアに組み込んだ Lauer-Taxe という価格リストを作成している。この価格リストは、参照価格ラインを分かりやすく表示しているため、価格を検索して代替調剤を検討するときに実用的に使用しやすいようになっている。また、Rote Liste と異なり、製造業者出荷価格の更新に合わせて月2回の頻度で更新され、専用線を介しての自動更新か、フロッピーディスク、CD によるアップデートが実施されているため、薬局で一般的に利用されている。

3）薬局義務医薬品の薬局販売価格の算定方式

　処方せん義務医薬品は全て公的医療保険でカバーされるのに対して、薬局義務医薬品は処方せん義務は課されていないが薬局での販売義務が課されている医薬品であり、2004年1月より原則として公的保険による償還対象から外された。償還対象から除外されると同時に、薬局での販売価格は薬局が自由に設定できるようになったが、医薬品価格令に基づき、卸と薬局のマークアップ率の範囲が定められており、その範囲で自由に設定することができる。

（2）先発医薬品の価格決定のプロセス

1）早期有用性評価（医薬品市場再編法（AMNOG））

❶ 制度の概要

　2011年1月に、ドイツ医療保障制度における薬剤関連支出の持続的な伸びを抑制することを趣旨とする医薬品市場再編法（AMNOG）が施行された。本法律に基づく「医薬品の早期有用性評価制度」の導入により、従来、原則として製造販売企業の判断に基づき設定される自由価格で販売され保険償還されてきた新薬について、上市後の早期の段階から、企業と疾病金庫中央連合会（Spik：Spitzenverbände der Krankenkassen）との交渉において合意された価格がその実質的な保険償還価格となるという制度に改められた。本制度は、2011年1月以後にドイツ国内において販売が開始される全ての新薬に対して適用され

る。また、2011年1月以後に上市された新薬（製品）については、その後、当該製品に追加効能が承認された場合や小児用量等が追加承認された場合にも、その都度この早期評価制度が適用される。なお、オーファンドラッグについては特例が設けられている。これに伴い、2007年から導入されたボーナス・マールス・ルール、最近までその本格的な導入に向けて検討が行われてきた高額薬剤使用時のセカンドオピニオン制度等は廃止された。

② 早期有用性評価の手続き

　本制度のスキームを図表3-6に示す。本制度の下では、企業は、遅くとも新薬を上市するまでのタイミングで、連邦共同委員会（G-BA）[4]に対して早期評価のための資料を提出する。（テンプレートがG-BAのweb-siteで公表されている[5]。）そして、G-BA自身あるいはG-BAからの委託に基づきIQWiG（医療における質と経済性に関する研究所）において当該新薬の有用性評価が行われ、これを踏まえて、G-BAにおいて当該新薬の有用性に関する最終的な評価判断が行われる。実施されるのは費用対有用性評価ではなく、あくまで当該新薬に従来の療法（比較対照療法）と比べた「追加的な有用性」があるか否かの評価である。このG-BAの判断結果は、その都度公表される予定とされている。

　追加的な有用性がないと判断された医薬品であって、適用できる参照価格グループが既

図表3-6　早期有用性評価制度のスキーム

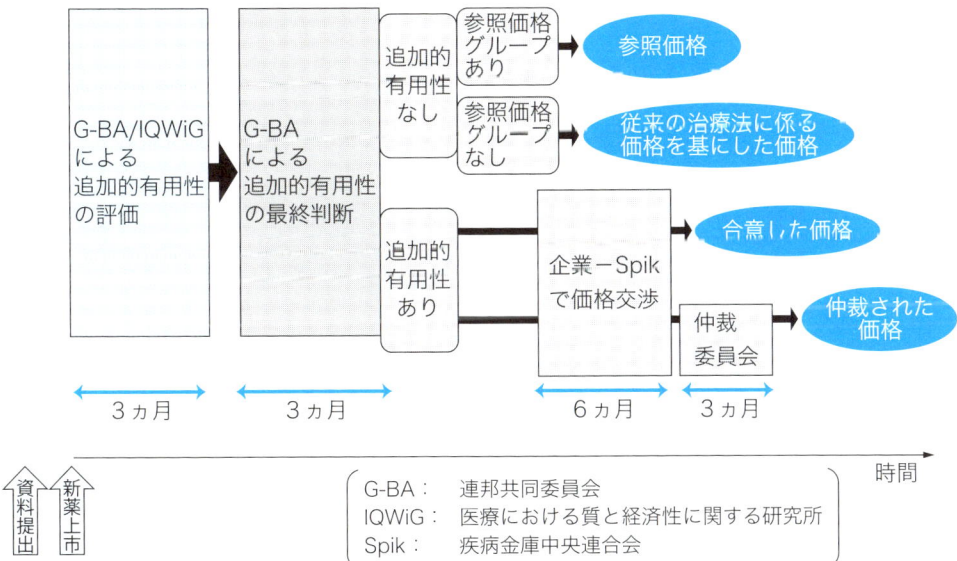

---

[4] ドイツ公的医療保険における最高の意思決定機関であり、医療提供者（医師等）、疾病金庫中央連合会（Spik）、中立的なメンバー、患者代表（投票権はない）で構成される。
[5] 早期評価のための資料テンプレート（ドイツ語のみ）
　http://www.g-ba.de/institution/themenschwerpunkte/arzneimittel/nutzenbewertung35a/anlagen/

にあるものについては、当該参照価格が償還価格となる。有用性がないと判断された医薬品であって参照価格グループがないものについては、比較し得る従来の治療法の価格をベースに償還価格が決定される。

　一方、追加的な有用性があると判断された医薬品については、この後、当該企業と疾病金庫中央連合会（Spik）との間で価格交渉が行われる。ここで合意に至れば、当該価格が実質的な償還価格とされる。合意に至らなかった場合は、仲裁委員会[6]が設置され調整が行われることになるが、最終的には他の欧州諸国での販売価格をベースとして価格が決定される。

　仲裁委員会での決定後、企業、Spik ともに、G-BA に対して費用対有用性（コスト・ベネフィット）評価を要求することができることとされている。費用対有用性評価が必要との判断になれば、企業は、G-BA と協議の上で医療供給研究（当該薬剤の実地医療での使われ方と患者の QOL 等との関係を調査するような疫学的研究）の実施を計画・実施し（最長3年）、その後の費用対有用性評価の材料とする。

　追加的な有用性がないと判断され、既存の参照価格グループに組み入れられるケースでは、早ければ上市6ヵ月後にはこれが適用されることになり、従来よりも早いタイミングとなる。追加的有用性があると判断された医薬品については、企業は、Spik との交渉によって価格が定められるまでの間（最長1年間程度）は、従来どおり自らの判断で設定する自由価格で販売し、保険償還を受けることができる。しかし、仲裁手続きに入った後は、仲裁期間中の販売価格と仲裁の結果決定された価格とに差があれば、遡って疾病金庫に返還するというルールとなっている。

❸ 提出資料

　早期有用性評価のために企業から G-BA に提出される資料には、以下の情報が含まれていなければならないとされている。

・承認された適応症
・医療上の有用性
・適切な比較対照治療に比べた医療上の追加的な有用性
・治療上の意義のある追加的な有用性が示される患者数及び患者群
・公的医療保険における治療コスト
・資料の質

　具体的には、資料は5つのモジュールからなる（図表3-7）。評価終了後には、評価結果とともに、Module 1 ～ 4 は公表される。

---

[6] 議長を含む3名の中立的なメンバー、並びにSpik及び企業関係者各々2名の計7名から成るとされるが、詳細は調整中である。

図表 3-7　早期有用性評価のための提出資料

Module	内容
Module 1	・行政的な文書 ・Module 2 以下の資料の要約
Module 2	・承認された適応症のリスト ・医薬品の一般的な情報
Module 3	・適切な比較対照治療の適応症 ・治療上の意義のある追加的な有用性が示される患者数 ・公的医療保険における治療コスト
Module 4	・医療上の有用性及び医療上の追加的な有用性に関する体系的な概要（方法及び結果） ・治療上の意義のある追加的な有用性が示される患者群
Module 5	・上記の基となる試験レポート ・規制当局による審査レポート　など

④ オーファンドラッグに対する特例

　EU でのルールに基づきオーファンドラッグ（希少疾病用医薬品）として指定された医薬品については、EMA（欧州医薬品庁）による当該医薬品の販売承認という事実をもって、追加的な有用性があることが証明されたとみなされる。しかし、治療上意義のある追加的な有用性が示される患者数及び患者群に関する資料の提出は必要である。

　さらに、過去 12 ヵ月における当該オーファンドラッグの公的医療保険による販売額が 5,000 万ユーロを超えた場合は、G-BA から要請があった後 3 ヵ月以内に適切な対照に比べた追加的な有用性を示す資料を提出しなければならないとされている。

図表 3-8　追加的な有用性評価結果の分類

	分類	定義
1	顕著な追加的有用性あり（major）	従来の適切な対照では得られなかったような、持続的かつ顕著な改善が得られる。 （疾病からの回復、生存期間の大幅な延長、重篤な症状の長期間の寛解、重篤な副作用の回避など）
2	重要な追加的有用性あり（significant）	従来の適切な対照では得られなかったような、重要な改善が得られる。 （重篤な症状の軽減、生存期間の延長、患者の自覚症状の軽減、重篤な副作用の軽減またはその他の副作用の回避など）
3	僅かな追加的有用性あり（marginal）	従来の適切な対照では得られなかったような、中程度の改善が得られる。 （非重篤な症状の軽減、副作用の回避など）
4	追加的な有用性はあるが定量化できない（not quantitative）	追加的な有用性はあるものの、科学的なデータが不足するために定量化できない。
5	追加的な有用性なし（no additional benefit）	追加的な有用性が示されない。
6	有用性は劣る（less benefit）	適切な対照に比べて有用性が劣る。

❺ 追加的な有用性の評価結果

適切な対照に比べた新薬の追加的な有用性の程度及びその治療上の意義に関する評価結果は、疾病の重篤性も考慮した上で、6つに分類されて示されることとされている（図表3-8）。

2）価格決定と薬剤経済学的評価

❶ IQWiGの概要

IQWiG（医療における質と経済性に関する研究所）は、2004年の医療制度改革の下で、ドイツにおける医療サービスの利点・欠点を客観的に評価することによってヘルスケアシステムの性能を維持することをその責務と目的として設立された機関（一種の財団）であり、2004年6月から業務が開始された。具体的には、連邦共同委員会（G-BA）または連邦保健省（BMG）の委託を受けて、医薬品及びそれ以外の介入（外科手術法など）、診断法、並びに治療ガイドライン等に関して評価分析を行い、中立でかつエビデンスに基づく報告書を作成することをその任務としている。

IQWiGは、現在8つの部から成る。設立当初の職員数は11名であったが、現在は128名となっており、AMNOGに基づく業務のため、近々さらに職員増が予定されている。IQWiGの予算額は年間約1,500万ユーロであるが、中立的な機関である必要性から、連邦政府あるいは疾病金庫等からの出資はなく、医療機関を受診する患者から1人当たり60セントを徴収してその活動資金としている。

IQWiGは、自身で収集した国内外の臨床試験等の情報及び製薬企業から提出される資料等に基づいて評価対象とする医療に係る評価分析を行い、報告書を作成するとの役割を担う。IQWiGによる評価結果はG-BAに報告書として提出され、これに基づきG-BAが政策決定を行うという役割分担になっており、この点で、評価及び政策決定の両者を行う英国NICE等とは異なる。また、人員や予算も英国NICEやフランスHAS等と比べて小規模であるが、IQWiGの役割があくまで政策決定のための判断材料の提供という範囲に限られていることも影響しているのであろう（図表3-9）。

図表3-9　IQWiGとG-BAの関係

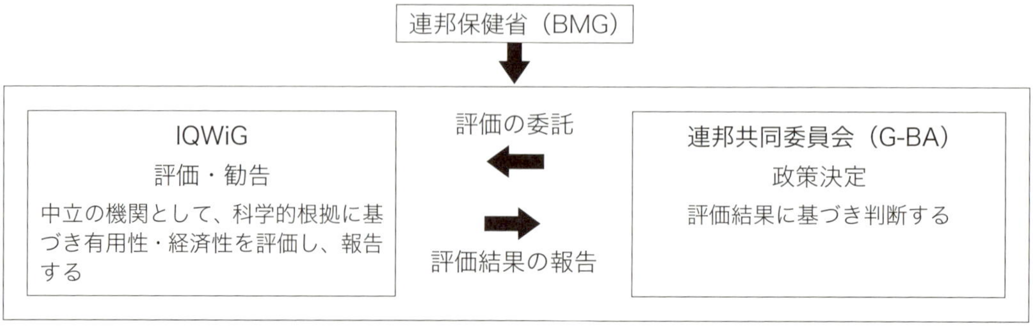

```
                    連邦保健省（BMG）
                          ↓
┌─────────────────┐              ┌─────────────────┐
│     IQWiG       │  評価の委託  │ 連邦共同委員会   │
│   評価・勧告    │      ←       │    （G-BA）     │
│                 │              │    政策決定     │
│中立の機関として、│              │評価結果に基づき │
│科学的根拠に基づ │      →       │   判断する      │
│き有用性・経済性 │ 評価結果の報告│                 │
│を評価し、報告   │              │                 │
│する             │              │                 │
└─────────────────┘              └─────────────────┘
```

設立以来2011年9月までに、G-BAからIQWiGに対して165件の業務委託がなされ、うち101件について業務が終了している（残りの内訳は、41件が実施中、13件が先送り、10件が取下げ）。評価に関する最終レポートは、提出後2ヵ月経過するとBMGのホームページ上に公開されることになっている。

　IQWiGにおける医療の評価は、大きく、有用性の評価と、費用対有用性（コスト・ベネフィット）の評価に分けられる。有用性の評価は、IQWiGの設立当初から課せられていた業務であり、評価対象とされる医薬品等に既存の医薬品等と比べて追加的な有用性があるか否かが評価される。費用対有用性の評価は、公的医療保険競争強化法（GKV-WSG）に基づいて2007年4月から新たに加えられた業務であり、既存の医薬品等と比べた際の評価対象医薬品等のコスト・ベネフィットが評価される。

② **有用性評価**

　有用性評価では、評価対象とされる医薬品等が既存の医薬品等と比べて追加的な有用性を有するか否かが評価される。IQWiGでの評価で用いられる資料は医学ジャーナル等に公表された論文が中心ではあるが、評価対象医薬品の製造企業に資料提供を依頼するケースもある。また、有用性の評価指標としては、患者側から見た有用性があるかどうかが重要視されており、Mortality、Morbidity、Health-related QOL等が用いられている。

　IQWiGによる報告書の結論としては、①十分な研究結果がなく結論が出せない、②他の医薬品に比して高い有用性がある、③他の医薬品に比して高い有用性はない、の3種類があるが、頻度が高いのは①である。特に、評価対象とする医薬品と既存の医薬品とを直接比較した無作為化比較試験成績が少ないことがこの背景となっている。IQWiGの評価結果が学会の評価と異なる場合もあり、また、製薬企業による評価や考え方とずれがある場合もあるという。

　IQWiGにより取りまとめられた報告書がG-BAに提出されると、G-BAは、利害関係者（製造業者、医師、患者、疾病金庫等）を対象として公聴会を実施し、異議申し立て等を評価する。IQWiGの提言に基づき、G-BAは以下のいずれかの決定を行う。①制限事項なし、②情報の改訂、③参照価格を適用する（償還限度額を設定する）、④保険償還の対象外とする、⑤臨床試験での使用のみ償還対象とする。評価の結果、評価対象医薬品等に追加的な有用性はないとの結論になると、当該医薬品を参照価格グループに組み込むというような判断がG-BAによってなされる。

　例えば即効型インスリンアナログ製剤については、上市後数年間は自由価格で償還されていたが、IQWiGの有用性評価において他のインスリン製剤との差が認められないという評価結果が示され、他のインスリン製剤と同等の価格にまで引き下げない場合は保険償還の対象外とするという決定が下された。これにより、当該企業は販売価格の引き下げを行った。また、いわゆるスタチン製剤（HMG-CoA還元酵素阻害薬）については、評価の

結果、その種類によって有用性に大差はないとの結論になり、当該グループに対して参照価格が設定された。このため、それ以前は製品ごとに価格に差があったが、参照価格の設定により1製品[7]を除いては販売価格が引き下げられている。

　これらの手続きが完了して最終的な政策決定が行われるまでに要する期間は平均1年半程度であるが、委託業務によって大きなばらつきがある。

❸ 費用対有用性評価

　IQWiGは、従来、市場に出た医薬品等の有用性の評価を行う役割であったが、公的医療保険競争強化法（GKV-WSG）によって、2007年4月より、費用対有用性（コスト・ベネフィット）の評価を行う役割も担うようになった。この評価においては、効率的フロンティア（efficiency frontier）という考え方が用いられることとされており、その方法論を記載したペーパーが2009年10月に公表された[8]。

図表 3-10　費用対有用性評価の概念図

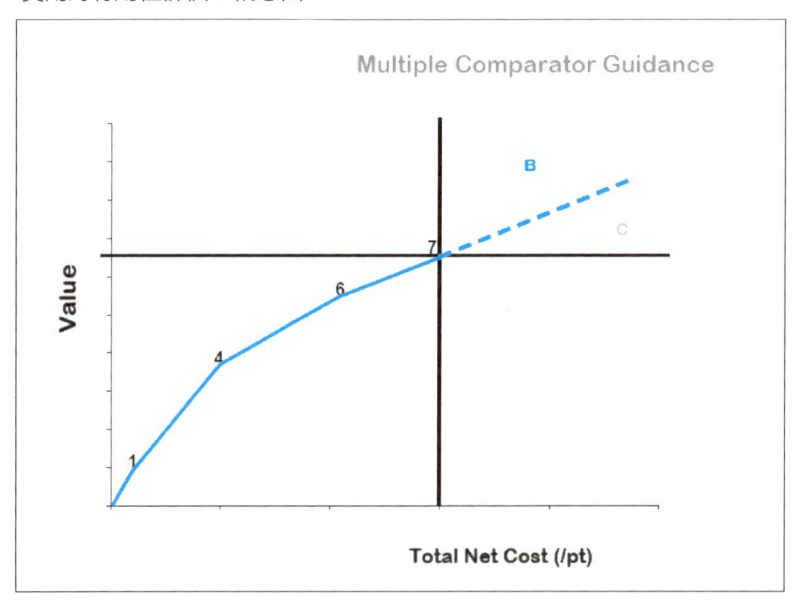

Figure 2-18 Simple projection of the theoretical efficiency frontier[10] to provide guidance for assessment of reasonableness of new health technologies that are both more costly and beneficial in a therapeutic area with multiple existing health technologies. The dashed extension of the theoretical efficiency frontier divides the decision zone into an incrementally more efficient area (B) and a less efficient one (C).

出典：IQWiGホームページ「Methods for Assessment of the Relation of Benefits to Costs in the German Statutory Health Care System Version 1.1 09.10.2008」

---

[7] 1製品とはアトルバスタチン（40%以上のマーケットシェア）。なお、シンバスタチンを基準にした結果、ほかの製品はシンバスタチンの価格まで引き下げられた。
[8] 次のURLから英文版を入手可能：http://www.iqwig.de/index.736.en.html

ここでは、評価対象となる新薬を含む当該領域の様々な治療法について、横軸にコスト（医薬品の価格のみならず当該医薬品を用いることによる治療全般のコスト）、縦軸に有用性（QOLなど）をプロットし、既存治療法と比べた際の新薬における追加のコストが有用性の増加分に見合ったものであるか否かという評価が行われる。そして、コストが有用性の増加分を上回る場合には、適切な範囲まで医薬品の価格が引き下げられるべきという考え方である（図表3-10）。

2009年10月に、G-BAからIQWiGに対して費用対有用性評価に関する最初の業務委託が行われた（抗血小板薬及び抗うつ薬）が、その後は行われていない。今後、個別医薬品に関する費用対有用性評価が行われるのは、実質的にはAMNOGに基づく早期有用性評価の結論が出された後に製薬企業またはSpik（疾病金庫中央連合会）から費用対有用性評価の申し出がなされたときに限られる。

（3）参照価格制度と医薬品価格

1）参照価格制度の概要

ドイツでは、増加し続ける薬剤費支出に長期的に対応するため、1988年に成立した医療改革法に基づき、1989年から参照価格制度が導入された。参照価格制度とは、類似した医薬品（有効成分）を有効成分、作用機序、薬効等の観点からグループ化し、各グループ（に属する医薬品）に対する法定疾病金庫からの償還価格の上限を定めるというものである。

ドイツにおいて法定疾病金庫による償還の対象となる薬剤費は、基本的には薬局販売価格に相当する額であるが、参照価格制度の対象とされた医薬品については当該参照価格が上限となる。このため、保険医が参照価格を上回る価格の医薬品を処方した場合、患者が（通常の患者負担額に加えて）その超過分を支払わなければならない。これにより保険医は参照価格を上回る価格の医薬品の処方を敬遠し、患者もそれを望まなくなり、参照価格グループに組み入れられた医薬品の価格は、参照価格以下の価格に収れんする。

本制度の対象となる医薬品は、2009年の金額ベースで市場全体の41.3％、数量ベースで75.2％を占めている。導入当時、ドイツでの医薬品価格は他の欧州諸国に比べて高いものであったが、後発医薬品を含めて参照価格グループが構成されることで、医薬品価格の相対的な抑制と後発医薬品の使用促進に一定の役割を果たした。また、以前は特許期間中の医薬品はこの制度の対象から除外されていたが、2004年からは、特許期間中の医薬品であっても同じ薬効グループの既存薬と比較して画期的な治療改善がみられない場合には参照価格制度が適用されることとされている。さらに、2011年1月に施行された医薬品市場再編法（AMNOG）により、個別の医薬品に対して参照価格制度が適用されるタイミングが早くなるものと考えられる。

2）参照価格グルーピング

　処方せん義務医薬品のうち、参照価格グループに含まれる医薬品には、グループごとに保険給付の上限額である固定価格（参照価格）が決められている。この参照価格を上回る部分の費用は、全額が患者の自己負担となるため、高い薬剤の使用は自ずと抑制されることになる。参照価格グループには、図表3-11の通り3つのレベルがあり、レベルごとのグループ数、販売金額等については図表3-12の通りとなっている。グルーピングは、連邦保険医協会及び疾病金庫連合会から成る連邦共同委員会（G-BA）が決定している。

　導入当初は、新薬の特許が切れて後発医薬品が3種類ほど市場に現れたところで参照価格グループが形成される（最低3種類以上で1グループとすることになっている）仕組みであった。しかし、2004年からは、特許中の医薬品であっても同じ薬効グループの他成分と比較して画期的な治療改善がみられない場合にはレベル2（化学的近縁成分）に分類して参照価格が適用されるようになり、2005年1月より、スタチン製剤、PPI製剤、サルタン製剤、トリプタン製剤の4グループに参照価格が適用され、2005年7月からは、フルオロキノロン系抗菌剤、5-HT3受容体拮抗剤、マクロライド系抗生物質、抗貧血剤、ヘパリン製剤が対象となった。これらはジャンボグループと呼ばれている。配合剤についてもこの参照価格制度の対象となり、既に30のグループが形成されている。また、最近、いわゆるバイオシミラーについても参照価格制度の対象とされた。

図表3-11　参照価格グループの種類

レベル1：同じ有効成分のもの
レベル2：薬理学的・治療学的に同等な有効成分で、特に化学的には類縁関係にあるような成分のもの
レベル3：治療学的に同等な有効成分で、特に配合剤など

図表3-12　参照価格対象医薬品の処方数量と販売金額

	レベル1	レベル2	レベル3
グループ数	315	63	62
販売金額	40億ユーロ	48億ユーロ	16億ユーロ
処方数量	2億980万処方	1億5,600万処方	5,440万処方

出典：GKV-Spitzenverband-Arzneimittel-Festbetrage, Status: April 1, 2009

3）参照価格の算定方法

　参照価格を決定する組織は、疾病金庫中央連合会（Spik）であり、年1回（4月1日）の見直しが行われる。参照価格は、標準包装の最低価格と最高価格の間の下から3分の1を越えない範囲であり、さらに販売されている製品の5分の1（20％）が利用に供される

範囲にあるように設定される。既存のグループに新たな有効成分が追加されると、一般に価格は下がる。

3．医薬品の保険償還

(1) 保険償還制度の概要

　ドイツにおける処方せん義務医薬品の保険償還額は、製造業者（製薬企業）の判断により設定される出荷価格を基にして算出される薬局販売価格に相当する額とされ、自由価格が原則であった。一方で、国民の約90％が加入する公的保険制度の下で使用されるという背景から、参照価格制度や代替調剤法など、主として後発品が供給可能な市場における薬剤費支出の抑制策がとられてきた。また、従来の制度では、参照価格が適用されない医薬品グループ（主として新薬）の価格をコントロールすることは難しく、それが薬剤費支出全体の伸びに大きく寄与してきたことから、2011年1月に医薬品市場再編法（AMNOG）が施行されたとの経緯をたどっている。

　本項では、他項で触れていない代替調剤、患者負担額及び割引など、ドイツ特有のルールについて述べる。

1）代替調剤法

（a）制度の概要

　2002年7月に制定された代替調剤法に基づき、薬局の薬剤師は、一般名処方がなされた場合や、医師がリーズナブルな製品が存在するにも関わらず高価な製品を処方し、かつ、処方せんに代替調剤不可と明記されていない場合には、製剤学的に同等であるという条件をクリアするものであれば、薬剤師の判断でリーズナブルな製品に代替調剤をしなければならないことが義務づけられている。この場合の代替調剤可能な薬剤とは、薬局で利用されている価格リスト Lauer-Taxe に同じ名称で登録されている薬剤を意味するが、代替調剤を促進するべく、剤形が一部異なる場合（錠剤↔カプセル剤、素錠↔フィルムコート錠など）でも代替可能な品目のリストを連邦共同委員会が個別に決定・リスト化し公表している。一方で、一部の抗てんかん薬など、代替不可能とされている品目もある。

　代替調剤可能となるリーズナブルな製品とは、次のルールに基づいて設定された上限価格以下のものと定義されている。

　上限価格の設定

　有効成分ごとに、最も高い製品から上3つの平均価格をA、最も安い製品から下3つの平均価格をBとし、AとBの差の3分の1をBに上乗せした額とされている。上限価格は

四半期ごとで成分ごとに決められる。

しかし、この3分の1ルールに対しては、後発医薬品企業がみせかけ上高額であるダミー製品を上市したため、上限価格が実態よりも常に高い位置に推移し、ほとんどの製品が3分の1ルールに該当する代替調剤可能な範囲に含まれることになり、形骸化したルールとなってしまった。そこで、2004年5月に代替調剤ルールが変更され、以下のようになった。

代替調剤可能な医薬品

一般名処方の場合には、標準包装の最低価格と最高価格の間の下から3分の1の価格で、かつ最も安い3つの価格に属する医薬品から選び、ブランド名処方の場合には、これらの医薬品と処方されたブランド品を合わせた中から一つを選ぶ。

この規定により、薬局の薬剤師は、一般名処方の処方せんの場合は最も安い3つの価格の医薬品から一つを選択し、ブランド名処方の場合には、処方されたブランド品と最も安い3つの価格の医薬品から一つを選択することになっている。そのため薬局は、最も安い3つの価格の医薬品から最低一つを在庫するとともに、薬局が管轄するエリアの保険医から処方されるブランド名を常時把握することにより、同一成分の同包装の製品を2～3銘柄程度は常時在庫することになる。

本制度の導入当初は、医師が医薬品をブランド名で処方した場合は、医師が「代替調剤可」と処方せんに記載しない限り代替調剤が認められなかった。その後、公的医療保険現代化法の規定に基づき、医師が「代替調剤不可」と処方せんに記載しない限り代替調剤が認められるに至っている。なお、薬局が代替調剤を行う際に、処方医との連絡調整の必要はない。

さらに、公的医療保険競争強化法（GKV-WSG）の規定による代替調剤ルールの見直しにより、個々の患者が加入する疾病金庫と製造業者との間で締結された割引契約の対象である製品への代替調剤が可能であるときは、医師が代替調剤不可と処方せんに記載しない限りは、薬剤師は、当該割引対象製品を調剤しなければならないとされている。個々の患者が加入する疾病金庫が、どの製造業者・製品について割引契約を締結しているかの情報は、各種ソフトウェアを通じて入手可能である。

（b）処方せん様式

ドイツにおける処方せんの様式は図表3-13の通りである。1枚の処方せんには3つまで薬剤を記載することができる。先に述べたように、処方せんに代替調剤不可と記載されない場合は薬局において代替調剤が可能である。処方せんには、調剤した薬局において薬局番号、用いた薬剤の薬局販売価格及び患者自己負担額が記入され、薬局からの保険請求に用いられる。これらはOCR（光学式文字読取装置）で読み取れるようになっている。

2）処方せん義務医薬品に係る患者負担

（a）参照価格を上回る部分の患者負担

　処方せん義務医薬品に対する患者の自己負担金額は、従来は包装単位ごとに定額を支払う仕組みであったが、2004年1月以降は薬局販売価格の10％を負担する定率負担に変更さ

図表3-13　処方せんの様式

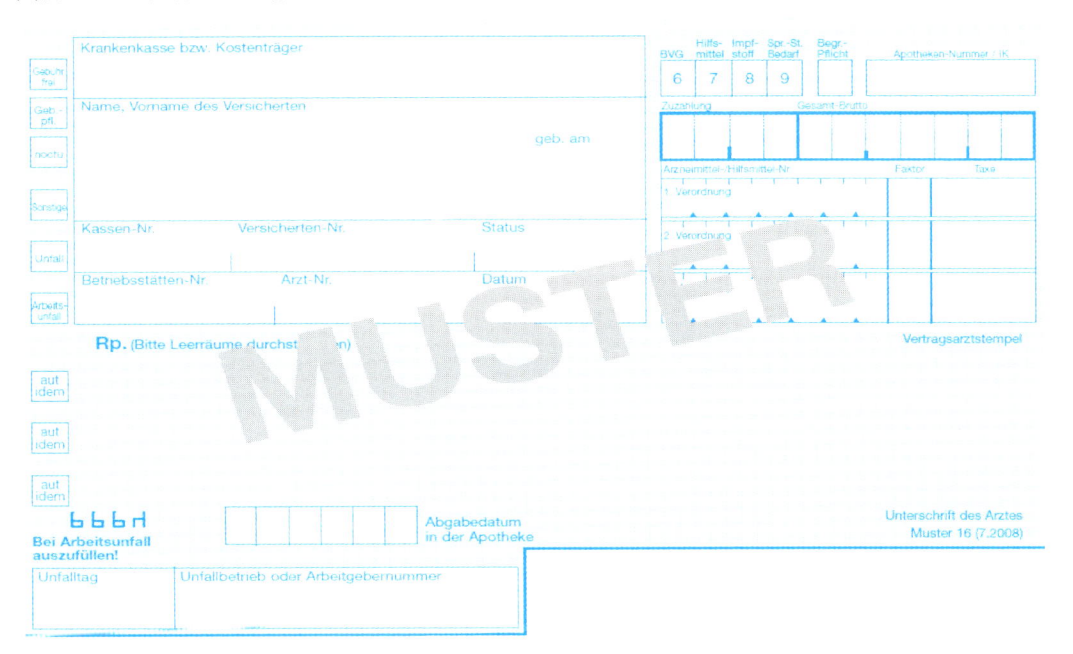

れた。ただし、50ユーロ以下の医薬品は5ユーロ、100ユーロ以上の医薬品は10ユーロの負担となっているので、患者の自己負担金額の範囲は、包装単位ごとに5〜10ユーロまでに限られる。さらに、薬局販売価格が参照価格を上回る場合は、参照価格を超える部分については患者が負担する。

（b）低価格帯の後発医薬品に対する患者負担金の免除

医薬品供給経済性改善法（AVWG）による改正により、薬局販売価格が参照価格を30％以上下回る（すなわち7割未満の）医薬品については、疾病金庫連合会は被保険者の負担となる10％の法定自己負担額を免除してよいことになった。これは、患者の自己負担をなくすことで低価格の医薬品の使用を拡大し医療費を節約することを意図したものである。これにより、患者自らが希望して、処方医にこれに該当する後発医薬品の処方を依頼するケースがあるという。参照価格ごとの患者自己負担金額をまとめると図表3-14のようになる。なお、診察を受ける際には、患者は4半期ごとの初診時に10ユーロを自己負担で支払う。

疾病金庫によって、参照価格グループの中で30％以上下回るものとそうでないものを区分するための価格レベルが設定されている。疾病金庫は、負担金免除という患者の視点から低価格の医薬品の需要を拡大させようというこの改正に積極的であり、当初の予定を上回る効果が得られている。また、製薬会社の多くが、自社製品の価格を参照価格の30％以上下回る価格にまで下げてきており、2007年1月までに保険償還対象医薬品のうちの9,269品目が値下げに対応し、これは対象となる処方せん義務医薬品全体の約10分の1に相当している。

図表3-14　参照価格の区分ごとの患者負担金額

区　分	患　者　負　担
参照価格を超える医薬品	参照価格の10％（上限10ユーロ・下限5ユーロ）と参照価格を超えた部分を全額負担する。
参照価格を下回る医薬品	参照価格を下回る価格で販売される医薬品の10％（上限10ユーロ・下限5ユーロ）を負担する。
参照価格を30％以上下回る医薬品	負担金が免除される。

（c）患者負担の軽減措置

公的保険制度における処方せん義務医薬品については、原則として、加入者の年齢や収入により保険償還される範囲や患者自己負担に差が生じることはない。ただし、患者一部負担については、被保険者の多大な負担とならないよう軽減措置がとられている。現在は、「一般の患者」の場合には、年間所得の2％を上限にそれを超えた場合の患者一部負担を課さない軽減措置がとられている。さらに、慢性疾患患者の場合には、同様に年間所得の1％

が負担限度額とされている。基準となる年間所得は、世帯の年間実質所得から配偶者と子供の扶養控除額を差し引いた額となっている。

薬局義務医薬品は、原則として公的保険による償還対象から外されたが、12歳未満または12〜18歳で発達障害がみられるものは、公的医療保険で償還されるなど、例外規定が設けられている。

3）疾病金庫と製薬企業との割引契約

薬局と製薬企業が個別に割引契約を行うことは、社会法典（130a条）の改正によりできなくなった。薬局と製薬企業との個別の契約とは、主に大手後発医薬品メーカーと薬局との契約である。後発医薬品の中でもブランド化された製品は、代替調剤可能である最も安い3つの医薬品に入ることは珍しいことから、当時、ブランド後発医薬品のメーカーは、独自の契約を薬局と結んで申告している市販価格よりも安い値段で薬局供給する方法を編み出した。

その後、疾病金庫（またはその連合会）は、特定の有効成分の医薬品を、一定期間、より経済的な価格で供給する意思を有する医薬品製造業者を公募し、価格及び供給能力等を考慮の上、選定した製造業者との間で割引契約を締結することができるようになった。これは競争を強化する趣旨で導入された制度であり、この割引契約は個別の疾病金庫と製薬企業との間で締結されるものであるため、患者が加入する疾病金庫によって対象製品が異なってくることになる。また、最近では、入札に勝つために外国（特に途上国）で安価に製造される製品を使うケースも増えてきているようである。契約の内容の詳細は第三者には公表されない。薬剤師は、割引契約の対象製品への代替調剤が可能なときは当該製品を調剤しなければならないが、通常、薬局で使用されているソフトウェアでは、各々の患者（加入疾病金庫）について割引契約の対象とされる医薬品を容易に検索することができるようになっている。

これを促進するための措置として、公的医療保険競争強化法（GKV-WSG）に基づいて、割引契約の対象となる製品の処方については経済性審査の対象から除外されること、割引契約の対象となる製品について疾病金庫は患者負担を軽減または免除することができることとされている。

4）強制割引

（a）先発医薬品の割引

ドイツでは後発医薬品が存在する参照価格グループに属する医薬品は価格が安くなる一方で、新薬の価格は高騰しており、医薬品価格の二極分化が定常化している。これに対して疾病金庫及び政府は、高騰する新薬の価格を適正な価格帯に戻すような政策を意図したが、医薬品価格令により製薬企業は製造業者出荷価格を自由に設定できることが保証され

ているので、なかなか成果を見出すことはできなかった。そこで導入されたのが、製薬会社にも保険者への割引制度を適用させるという政策であった。

これは2003年から導入されたルールであり、疾病金庫による償還の対象となる医薬品については、疾病金庫が付加価値税抜きの製造業者出荷価格の6％に相当する割引（返金）を受けることとされている。その後、2004年に施行された公的医療保険現代化法（GMG）によって割引率は一気に16％にまで引き上げられた。しかし、製薬企業の猛反対があったため、上乗せされた10％分は2004年12月をもって廃止された。このような新薬を含めた医薬品に対する強制割引（返金）制度の導入は、製造業者出荷価格に割引分を上乗せされることになるので、間接的に患者負担につながっていることになるという批判もある。

医薬品市場再編法（AMNOG）が2011年1月から施行されたが、その効果が表れるまでには相応の時間を要することから、暫定的な措置として、参照価格のない医薬品の製造業者への強制割引率が6％から16％に引き上げられた。このルールは2013年12月末までとされ、2009年8月1日の価格が基礎となることから、「価格凍結」と表現されることがある。

（b）後発医薬品の割引

一方、後発医薬品についても、売れ筋である大手後発医薬品メーカーの製品価格が比較的高い位置に設定されていることから、後発医薬品間の価格差の縮小が課題とされ、種々の対応がとられてきた。

図表3-15に、これまで実施されてきた強制割引制度（製薬企業→疾病金庫）の推移を示しているが、2006年5月施行の医薬品供給経済性改善法（AVWG）では、後発医薬品メーカーが販売する後発医薬品に疾病金庫への10％の割引を義務づけられた。これは、SGB Vの義務割引6％とは別に義務づけられたものであり、後発医薬品メーカーは計16％の割引を疾病金庫に支払わなければならなくなった。この10％の割引は、参照価格よりも30％以上安い価格で販売される医薬品については免除される。中小の後発医薬品メーカーにとってこの強制割引（返金）の負担は大きいと考えられ、販売価格の低下に寄与していると考えられる。

後発医薬品メーカーに対してこのような割引が義務化された背景には、製薬企業が薬局に対して医薬品を現物で提供していた（例えば10包装購入したら1包装は無料で提供するなど）実態に対して、無料で提供する分を疾病金庫に返金すべきであるという考え方があった。現在は、製薬企業に対しては薬局への現物割引は、処方せん義務医薬品だけでなく薬局義務医薬品についても禁止されている。

図表 3-15　割引制度（製薬企業→疾病金庫）の推移

（製造業者出荷価格に対する比率）
2003 年　処方医薬品（薬局義務医薬品を含む）に対して 6％
2004 年　参照価格のない特許品に対して 10％の追加割引（計 16％）
2005 年　処方せん義務医薬品に対して 6％
2006 年　後発医薬品に対して 10％の追加割引（計 16％） 　　　　（ただし参照価格より 30％以上下回る製品は免除）
2011 年　参照価格のない医薬品に対して計 16％

（2）保険償還に関する動向

1）医薬品市場再編法の影響

　2010 年 11 月に可決され、2011 年 1 月に施行された医薬品市場再編法（AMNOG）が製薬企業のみならず、薬局、卸等にも大きな影響を与えている。AMNOG については、医薬品の早期有用性評価制度が関係者の関心を呼んでいるが、当該制度の効果が表れるまでには相応の時間を要することから、暫定的な措置（2013 年 12 月末まで）として、参照価格のない医薬品について 2009 年 8 月 1 日の価格を基礎として「価格凍結」が行われ、製造業者から疾病金庫への強制割引率の引き上げ（6％→16％）も行われた。また、薬局から疾病金庫への割引も従前の 1.75 ユーロから 2.05 ユーロに引き上げられ、卸のマークアップについても購入価格の 3％＋0.70 ユーロに圧縮されるなど、関係者への経済的な圧力が強まっている。

2）バイオシミラーの取扱い

　欧州におけるバイオシミラーは、EMA（欧州医薬品庁）による中央審査でのみ販売承認の取得が可能である。現在までに承認されているバイオシミラーは、ソマトロピン、エリスロポエチン（epoetin alfa 及び zeta）、フィルグラスチム（G-CSF）の 3 種類である。このうちエリスロポエチンについては、既にこれらのバイオシミラー製品を含めて参照価格グループが形成されている。すなわち、エリスロポエチン（epoetin alfa, beta, delta, theta, zeta：5 つのバイオシミラー製品を含む）、PEG- エリスロポエチン、ダルベポエチンを含んだ一つの参照価格グループである。また、ソマトロピンについても、参照価格グループの設定に向けた作業が進行中である。バイオシミラー製品については、先発医薬品との価格差は必ずしも大きくなく、例えばエリスロポエチン（epoetin alfa）製剤（1,000IU/0.5ml）の販売価格は先発品が 63.96 ユーロ、後発品が 57.39 ユーロ（参照価格は 64.40 ユーロ）であり、患者負担額は先発品が 6.40 ユーロ、後発品が 5.74 ユーロである。

なお、バイオシミラー製品に関しては、薬剤師の判断で代替調剤を行うことはできない。バイオシミラー製品の使用促進に向けて、地域レベルでの取組みが開始されており、例えばNordrhein地方の連邦保険医協会は、公的疾病金庫との合意の下で、エポエチン及びソマトロピンのバイオシミラー製品に係る最低使用割当を定めている。

（3）コンパッショネート・ユースと適応外使用

1）コンパッショネート・ユース

コンパッショネート・ユースは、2009年7月に行われたドイツ医薬品法の改正に伴いドイツにおいても法制化された。そして、コンパッショネート・ユースのための医薬品令が2010年7月に施行されている。内容は、EC規則No.726/2004の第83条に基づくものであり、これについてはEMAからガイドライン[9]が公表されている。

コンパッショネート・ユース実施に際しては、BrArM（連邦医薬品・医療機器研究所）またはPEI（ポール-エーリッヒ研究所）に届出を行うこととされている。現在、両機関によって、コンパッショネート・ユースのプログラムに関する説明資料がドラフティングされている段階にあり、近々そのドラフトが公表される予定である[10]。

2）適応外使用医薬品の保険上の取扱い

既承認医薬品の適応外使用（Off-label Use）については、G-BA（連邦共同委員会）が認めた医薬品・使用法（図表3-16）については疾病金庫による保険償還の対象となることが医薬品ガイドライン（K章資料6）に示されている。

一方、同ガイドラインにおいては、図表3-17に示す適応外使用については保険償還の対象とはならないとされている。

図表3-16　保険償還の対象となる適応外使用

医薬品名	使　用　法
カルボプラチン	進行の非小細胞肺がん
クロモグリク酸ナトリウム	全身性肥満細胞症
バルプロ酸	成人における片頭痛の予防
フルダラビン	承認されている低・中等度以外の悪性度のB細胞性非ホジキンリンパ腫、慢性リンパ球性白血病
エトポシド	ユーイング腫瘍（様々な組合せでの使用）
ドキソルビシン	メルケル細胞がん

---

[9] Guideline on compassionate use of medicinal products, pursuant to article 83 of Regulation (EC) No.726/2004 (EMA Jul 2007)
[10] http://www.bfarm.de/cln_103/EN/drugs/1_befAuth/compUse/compUse-node.html

図表 3-17　保険償還の対象とならない適応外使用

医薬品名	使　用　法
イリノテカン	小細胞肺がんの遠隔転移に対するファーストライン療法
吸入インターロイキン-2	腎細胞がん
インターロイキン-2（全身投与）	転移性メラノーマ
ゲムシタビン	乳がんに対する単独療法
オクトレオチド	肝細胞がん
アマンタジン	多発性硬化症の疲労
ダプソン	カリニ肺炎
アルデスロイキン	HIV/AIDS

　また、上記以外のケースでは、連邦憲法裁判所による以下の3つの基準を満たす場合には、原則として疾病金庫による償還の対象となるとされている。この際、処方医（開業医）は、事前に所管の疾病金庫に連絡して了解を得ることが通常である。（疾病金庫により判断が異なることはあり得る。）
（a）生命に危険があるまたは致死的経過をたどることが多い疾患であること
（b）当該疾患に対して、一般的に認められ医学的基準に適合する治療法が適用できないこと
（c）当該適応外使用に関して、「状況証拠に基づき」治癒の見込みが全くないわけではないか、あるいは少なくとも病状の経過に望ましい効果があること

4．医療費適正化における取り組み

（1）先発医薬品・後発医薬品の比率の動向及び推移

1）償還薬全市場における後発医薬品比率

　図表3-18に示すように、償還薬全市場における後発医薬品の比率は、処方ベースでは1991年以降伸び続けており2010年には71.1%を占めている。一方、金額ベースでは1990年代以降大幅な増加はみられず、ここ数年は35%程度で推移している。
　なお、ドイツでは、有効成分に対する特許が切れ、元々特許を有していた製造業者以外の製造業者が製造販売する医薬品を「後発医薬品」と分類するのが原則である。また、生薬の類については有効成分を特定することが難しいことから「後発医薬品」には分類されていない。

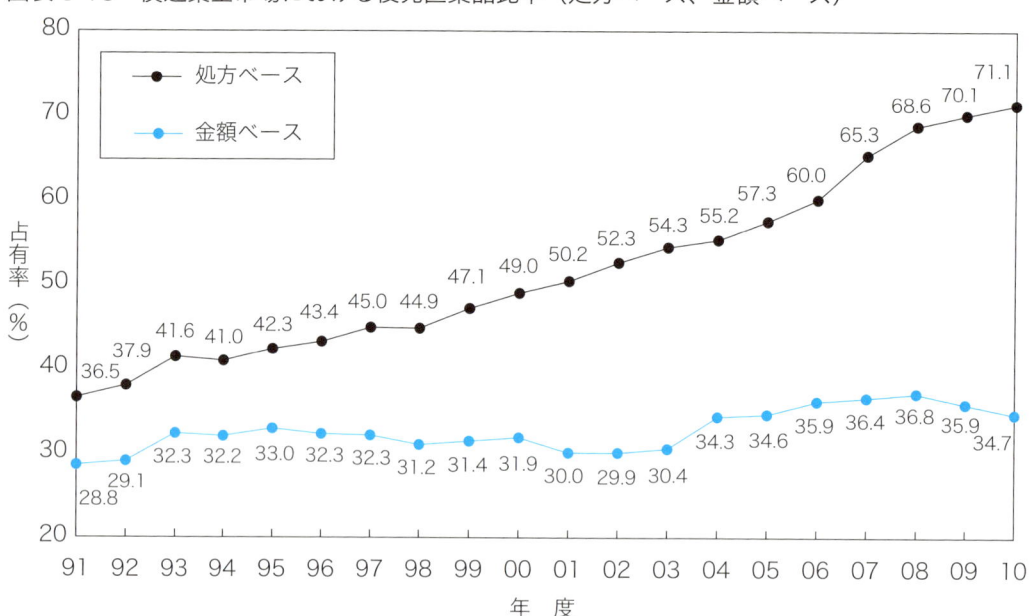

図表 3-18　償還薬全市場における後発医薬品比率（処方ベース、金額ベース）

Abbildung 1.6：Anteil der Zweitanmelder am Gesamtmarket 1991 bis 2010
(ab 2001 mit neuem Warenkorb)

（訳）　図 1.6：1991 年から 2009 年までの全市場における後発医薬品比率
　　　　（2001 年以降は新しいマーケット・バスケットを含む。）
出典：Springer Verlag, Arzneiverordnungs -Report 2010

2）後発医薬品が発売されている市場における後発医薬品比率

　ドイツでは、保険料率を負担可能な水準に安定させるために、患者自己負担の引き上げ、参照価格制度の導入、保険給付範囲の縮小・限定などの改革を行ってきた。後発医薬品市場も 1980 年代から徐々に拡大し、図表 3-19 に示すように 2010 年の後発医薬品が発売されている市場における後発医薬品の占める割合は、処方ベースで 86.2％、金額ベースで 75.3％にまで至っており、市場が十分成熟した状態にある。

　後発医薬品市場の成熟に伴い、ドイツでは参照価格グループ内の後発医薬品間においても価格の二極分化が定着している。後発医薬品の価格は、通常、知名度が高い大手の後発医薬品メーカーの製品が参照価格グループ内の上位に設定されるが、その一方で低価格で挑む製品が参入するため、格差が生じている。

　例えば、後発医薬品の大手企業ヘキサル（2004 年にサンドに買収されたが独立性を持った企業として活動している）が属するサンドは、グループ内にヘキサル、サンド、1A という 3 つの後発医薬品企業を有し、各々が約 2,900 製品、1,200 製品、600 製品の後発医薬品を製造販売している。ヘキサルは、エリスロポエチン、ソマトロピン等のバイオシミラー品など、製造に高度の技術を必要とする医薬品を含めた多数の後発医薬品を比較的高価格で供給しているのに対して、1A は、基本的な医薬品のみを廉価で製造販売し、しかもマー

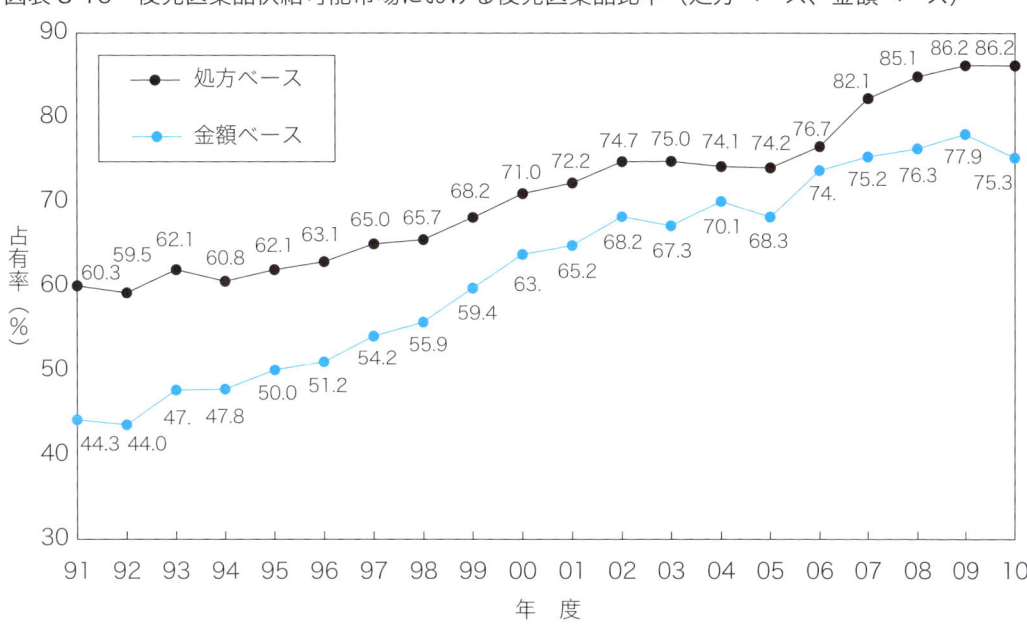

図表 3-19　後発医薬品供給可能市場における後発医薬品比率（処方ベース、金額ベース）

処方ベース：60.3, 59.5, 62.1, 60.8, 62.1, 63.1, 65.0, 65.7, 68.2, 71.0, 72.2, 74.7, 75.0, 74.1, 74.2, 76.7, 82.1, 85.1, 86.2, 86.2
金額ベース：44.3, 44.0, 47.3, 47.8, 50.0, 51.2, 54.2, 55.9, 59.4, 63.0, 65.2, 68.2, 67.3, 70.1, 68.3, 74.0, 75.2, 76.3, 77.9, 75.3
年度：91〜10

Abbildung 1.5：Anteil der Zweitanmelder am generikafahigen Market 1981 bis 2010 (ab 2001 mit neuem Warenkorb)

（訳）　図1.5：1991年から2009年までの後発医薬品市場における後発医薬品比率（2001年以降は新しいマーケット・バスケットを含む。）

出典：Springer Verlag, Arzneiverordnungs-Report 2010

ケティング活動は行っていないという戦略をとっている。

（2）後発医薬品使用促進のための施策

　近年でこそドイツにおける後発医薬品の使用は高比率となっているが、関係者の話では、患者、医師、薬剤師などドイツ国民が後発医薬品に慣れるのには相当の努力と時間が必要であったという。これには、後発医薬品企業の貢献・努力もさることながら、法的な促進策が不可欠であった。事実、ドイツでは、1970年代後半より、30年以上にわたり後発医薬品の使用促進に向けた様々な施策（経済的なインセンティブや義務的規定）が実施されてきた経緯がある。これらには、既述の参照価格制度、代替調剤制度、低価格帯の医薬品に対する患者自己負担の免除、疾病金庫と製薬企業との割引契約、後発医薬品に対する強制割引制度が含まれる。

　後発医薬品に対する国民の意識については、ドイツでは後発医薬品の歴史も古く、現在では後発医薬品への偏見は存在していないと言われる。後発医薬品企業の中にはブランドジェネリックメーカー（ラチオファーム、ヘキサル、スタダ等）が存在し、国民・患者に対して先発医薬品企業と同様のブランド意識を持たせることに成功している。この成功の

影には後発医薬品企業の貢献、努力が大きい（テレビを通じてのコマーシャル等）。例えば、後発品の老舗であるラチオファーム社は、ドイツで後発医薬品が流通し始めた当時、個別製品ではなく、後発医薬品を製造販売する企業に関心をもってもらうような広告を行ったという。また、ドイツにおける後発医薬品企業は、外資系や小規模な企業を含めると約80社に上るが、そのほとんどにおいて大手後発医薬品企業が資本参加していたり、大手後発医薬品企業とのOEM生産（相手先ブランド受託生産）等の提携関係を結んでいたり、外資系企業の傘下にあったりするなど、独立している小規模企業はなく、大手後発医薬品企業と小規模後発医薬品企業は共存共栄という関係が成り立っているという。したがって、安定供給に関しても、小規模後発医薬品企業等に対する大きな懸念はほとんどない。また、国民に名前が浸透している大手のOTC企業が後発医薬品の製造販売も行っていることも、国民が後発医薬品に対して良いイメージをもってもらうことに寄与している。

　しかしながら、例えば慢性疾患を有する高齢者の中には銘柄が変更されることを嫌う患者もおり、特に、代替調剤などを行う薬局側において、後発医薬品にまつわる苦労や手間は存在するようである。また、疾病金庫と製造業者との割引契約の制度により、薬局は、個々の患者ごとに異なる特定の後発医薬品を調剤しなければならないという状況が発生しおり、各種ソフトウェアが発達しているとは言いつつも、薬局にとって負担となっている模様である。

5．薬剤師の業務範囲に関する動向

（1）病院薬剤師

1）病院薬局の業務

　ドイツの病院は大病院には薬局が設置されているが、中小の病院には薬局が設置されていないところが多い。このような薬局がない病院においては、他の病院の薬局や地域薬局と契約して医薬品の供給が行われている。病院に医薬品を供給する業務を主体とする「供給薬局」では、複数の病院と契約して医薬品供給業務を行っている。また、一般の小売薬局が病院に医薬品を供給することがあるが、この場合は、処方せん調剤で扱う医薬品と病院に供給する医薬品とを区別する必要があるため、製品バーコードによって管理されている。病院内での医薬品供給は病院の薬剤師の責任下で行われる（薬局がない病院にも薬剤師は勤務している）。しかし、医師数や病床数に対する薬剤師の勤務者数は極めて少ないため、入院患者への配薬や服薬指導を薬剤師が行うことは不可能である。病院に設置された薬局であっても、基本的には病院に医薬品を供給する業務を主とした独立組織として活動

している。

2）病院における後発医薬品の使用状況

病院においては、医師に対する入院患者の退院時の申し送りに関して、これまで以上に経済性を考慮した医薬品名（「患者の服用した医薬品を一般名で記載するか、少なくとも一つ以上の低価格な医薬品を併記すること」）での伝達が促進されている。しかし、病院で使用する医薬品は先発医薬品か大手後発医薬品メーカーの製品であり、経済性が高い後発医薬品はあまり採用されていない。その理由は、病院に対する販売価格は医薬品価格令の規制を受けずに製薬企業が自由に設定して納入することができるため、退院後も引き続き同じ製品を使用することをねらいとして、製薬企業は病院に格安で医薬品を納入しているからである。このような状況から、病院の医師は院内で投与している医薬品以外の代替しうる経済性の高い医薬品名を把握していない。

（2）薬局薬剤師

これまで薬局は利益の保全が図られるように配慮されてきたが、製薬企業からの無料医薬品の提供が禁止されたことや卸からの購入価格についても値引き交渉が難しい状況になるなど、薬局経営は年々厳しさを増している。疾病金庫への強制割引が引き上げられる方向にあることなど、処方せん義務医薬品の販売において利益を伸ばすことは難しい状況にある。薬局においては経営の合理化とともに、OTC薬（薬局義務医薬品）の販売等で他の薬局との差別化を図ることが求められ、薬局間の競争はさらに進むことが予想される。

1）後発医薬品処方に対する薬剤師から患者への情報提供

代替調剤法の導入により、処方医が代替調剤不可にサインをしない限り、薬剤師が、成分名処方の場合には、標準包装の最低価格と最高価格の間の下から3分の1の価格で、かつ最も安い3つの価格帯に属する医薬品から選び、ブランド名処方の場合には、これらの医薬品と処方されたブランド品を合わせた中から一つを選ぶことになった。そのため、現在では、薬剤師の権限で、先発医薬品から後発医薬品へ変更されているわけであるが、患者は先発医薬品と後発医薬品で質的に差があると認識していることはほとんどなく、患者負担の軽減、患者負担の免除に繋がることを歓迎しているようである。当然、先発医薬品から後発医薬品に変更になる場合は、医薬品情報提供というよりは、後発医薬品に変更することによる経済的メリット等の情報提供に重点がおかれているものと思われる。

2）在宅医療に対する薬剤師の役割

薬局では、患者または介護者等が持参した処方せんに基づき、在宅医療を受ける患者へ

の調剤（モルヒネ等含む）を行い、薬剤の配達等を行っている。

3）医薬品の在庫管理等

　ドイツの薬局[11]における医薬品の在庫管理は、卸に依存しているといってよい。薬局は、自らが在庫していない医薬品の処方せんを受けた時は卸に注文を行うが、ドイツでは卸（卸連合に加盟する卸12社の合計）の配送拠点が112ヵ所[12]あり、注文はコンピュータによって制御され、30分以内を目標に薬局に配送するようにしている（地域等による差異はあるらしい）。最近は、インターネットを介して全ての注文を受け取るようなシステムが検討されている。

（3）保険償還上の薬局のマージンの設定方法と薬局の経営状況

　ドイツにおける処方せん義務医薬品の卸及び薬局のマークアップ（マージン）は、図表3-20に示す通り、購入価格に対する定率のマークアップと購入価格によらない定額のマークアップとの組合せとなっている。卸のマークアップは、以前は包装単位当たりの製造業者出荷価格に応じて定められた定率の額であったが、2011年1月よりこの方法に改められた。

図表3-20　処方せん義務医薬品の卸及び薬局におけるマークアップ

卸のマークアップ：　製造業者出荷価格の3％＋0.70ユーロ 薬局のマークアップ：薬局購入価格の3％＋8.10ユーロ

　薬局のマークアップについては、医薬品供給経済性改善法（AVWG）に基づき、2004年1月より、包装ごとに薬局販売価格から1.75ユーロを薬局から疾病金庫に割引することが義務づけられ、現在はこの額は2.05ユーロとなっている。この割引は、薬局から疾病金庫に保険償還の請求が行われる際、計算センターで薬局マークアップから自動的に差し引かれる。よって、実際には図表3-20で計算される額から2.05ユーロを引いた額が薬局のマークアップとなる。ドイツでは、このマークアップで薬局の経営が成り立つことになり、日本で言う調剤技術料や薬剤管理料の類の手数料は存在しない。また、卸のマークアップが大きかった頃は、マークアップの範囲で卸から薬局への値引きが定常化していたが、現在は卸のマークアップが大幅に引き下げられており、卸による値引きはほとんど行われていない。

---

[11] ドイツ国内の一般薬局数は約22,000軒。病院薬局数は約500軒。
[12] 112ヵ所の配送拠点のうち、ケルン、ボン、デュッセルドルフのあるノルトライン・ヴェストファーレン州に約40％が集中。ドイツの薬局構造は、大都会、中規模の都会に集中化が進んでいる。

（４）ドイツにおける薬局の現状

　近年、医薬品使用に関する経済性重視の傾向が強まり、薬局に対する経済的な圧力も高まっている。現在は卸からの購入価格に関する値引き交渉は難しい状況にあり、また、薬局から疾病金庫への割引が定められるなど、処方せん義務医薬品の販売において利益を伸ばすことは難しい状況にある。その一方で、薬局の業務は複雑化し、質を維持することが難しい状況になってきており、薬局経営は年々厳しさを増している。このため、ある程度の規模を確保しないと薬局経営を維持することが難しいという考え方が一般的になってきた。

　ドイツの薬局数は、2010年末時点で約21,400軒であり、2008年（21,600軒）をピークに減少傾向にある。ドイツでは、以前は一人の経営者が複数の薬局を経営することができなかったが、2004年の制度改正により、一人が4軒まで薬局を経営できるようになった。このため、経営が芳しくない薬局を買収し、規模を拡大する動きが強まっている。なお、昨年は約400軒の薬局が倒産した。

　一般的な薬局では、処方せん義務医薬品が売上げの8割強を占める。薬局の経営維持のためには、年間8万～10万ユーロ程度の利益額（税引き前）が必要になると考えられ、利益率を約4％として逆算すると、年間200万ユーロ程度の売上げが必要となる。現在の平均的な薬局の売上げは150万ユーロ程度であり、このためには今後、市場における自然淘汰や統合が必要となるであろう。関係者の間では、将来は21,000軒が15,000軒程度になるのではないかという見方があり、この数が維持できれば、医薬品の供給上はギリギリ何とかなると言われている。

　このため薬局においては、経営の合理化とともに、OTC薬（薬局義務医薬品）に関するコンサルテーションや販売で他の薬局との差別化を図ることが求められ、薬局間の競争はさらに進むことが予想される。

　ドイツにはいわゆるリフィル制度（同一薬の再受け取り）はなく、1回の処方せんに対して1回の医薬品販売（調剤行為）が対応する。処方せん義務医薬品には、投与期間に応じてN1、N2、N3という3種の包装単位があるが、例えば最大の包装単位であるN3が2箱必要な場合は、処方せんを2枚出してもらうこともできる。なお、処方せんの実質的な有効期間は1ヵ月である。

ドイツ用語略語集

- ABDA（Bundesvereinigung Deutscher Apothekerverbände）：連邦薬剤師連盟連合会
- AMNOG（Arzneimittelmarktneuordnungsgesetz）：医薬品市場再編法
- AVWG（Arzneimittelversorgungs-Wirtschaftlichkeitsgesetz）：医薬品供給経済性改善法
- BMG（Bundesministerium für Gesundheit）：連邦保健省
- EMA（European Medicines Agency）：欧州医薬品庁
- G-BA（Gemeinsame Bundesausschuss）：連邦共同委員会
- GKV-WSG（GKV-Wettbewerbsstärkungsgesetz）：公的医療保険競争強化法
- GMG（GKV-Modernisierungsgesetz）：公的医療保険現代化法
- HAS（Haute Authorite Sante）：高等保健機構
- IFA（Informationsstelle für Arzneispezialitaten）：医薬情報センター
- IQWiG（Institut für Qualiatät und Wirtschaftlichkeit im Gesundheitswesen）：医療における質と経済性に関する研究所
- SGB V（Sozialgesetzbuch V）：社会法典第5巻
- Spik（Spitzenverbände der Krankenkassen）：疾病金庫中央連合会
- VFA（Forschenden Pharma-Unternehmen）：研究開発型製薬企業連合会

第4章 アメリカにおける調査結果

1．医療保障制度の概要と薬剤給付

(1) 医療保障制度の概要と特徴

1）医療費規模とその内容

　米国の医療費はGDPの17.9%を占め、1人当たり医療費は年間8,402ドルと世界的にも最高水準である（2010年）[1]。ちなみに、2010年の国民医療費は2兆5,936億ドル（対前年比3.9%増）である。各種研究開発及び設備投資の費用（1,490億ドル）を除いた、総医療サービス費（2兆4,446億ドル）の主な内訳と支出区分は図表4-1の通りである[1]。

図表4-1　支出区分の内訳（2010年）

支出区分	医療費（billion$）
総医療サービス費用	2444.6
総個人医療費	2186.0
病院医療費	814.0
医師・診療所診療費	515.5
他の専門サービス	68.4
歯科医療費	104.8
在宅医療サービス	70.2
ナーシングホーム医療費	143.1
処方薬	259.1
耐久性医療機器	37.7

出典：Centers for Medicare & Medicaid Services, Office of the Actuary, National Health Statistics Group

---

[1] http://www.cms.gov/NationalHealthExpendData/downloads/tables.pdf

2）医療制度の特徴

米国の医療制度の特徴は、

　ⅰ．国民皆保険制度のように広く一般国民を対象にした公的医療保障制度がなく民間保険主導型であること

　ⅱ．無保険者が多いこと

である。公的な医療保険制度は存在しているが、対象者は原則として高齢者及び低所得者に限られている。65歳未満成人でみると、2010年の無保険者数は4,910万人で全体の19.5％を占めている[2]。

（a）民間医療保険

2010年のデータによると、約1億5,700万人が雇用主提供型（Employer-sponsored）医療保険でカバーされている[3]。保険料や給付内容は個々の保険プランによって異なるが、出来高払いのみのプランは少なく、出来高払いと定額払いの組み合わせが一般的である。米国の民間医療保険を大別すると、

　ⅰ．従来型（Conventional Insurance）

　ⅱ．マネジドケア型（管理型：HMO、PPO、POSなど）

　ⅲ．消費者主導型（HDHP/SOなど）

になる。2002〜2011年の10年間の各プランにおける加入傾向は微妙に変化しており、2011年にはHMOやPPOの加入者が減少しているのに対し、POSやHDHP/SOの加入者が増加している（図表4-2）。

ア）従来型（Conventional Insurance）

Conventional（従来型医療保険）はFee-for-Services（出来高払い）を基本とし、加入者は医師、医療機関、処方薬剤の交付を受ける薬局などを自由に選択できる。免責は低いが、他の保険プランに比べて保険料が高いのが特徴である。医療保険料の伸び率が依然高いこともあり、年々加入者は減少している。

イ）マネジドケア型（管理型：Managed Care）

保険者と加入者間で利用可能な医療サービスの内容とその費用負担について事前に取り決めておくプランで、保険者には非営利法人と民間保険会社がある。様々なプランがあるが、基本的には保険者が医療内容に介入し、医療サービスについて管理・制限することで、診療内容とコスト双方を管理するしくみである。

---

[2] http://www.kff.org/uninsured/7451-07.pdf
[3] http://ehbs.kff.org/pdf/2011/EHBS%202011%20chartpack.pdf

図表4-2　民間保険加入者のプラン別分布の年次推移（雇用主提供型）

年	Conventional	HMO	PPO	POS	HDHP/SO
2002	4%	27%	52%	18%	0%
2003	5%	24%	54%	17%	0%
2004	5%	25%	55%	15%	0%
2005	3%	21%	61%	15%	0%
2006	3%	20%	60%	13%	4%
2007	3%	21%	57%	13%	5%
2008	2%	20%	58%	12%	8%
2009	1%	20%	60%	10%	8%
2010	1%	19%	58%	8%	13%
2011	1%	17%	55%	10%	17%

出典：Kaiser/HRET Survey of Employer Health Benefits 2010 (http://ehbs.kff.org/?page=abstract&id=1)
HMO：Health Maintenance Organization, PPO：Preferred Provider Organization, POS：Point of Service, HDHP/SO：High Deductible Health Plans with Saving Option

HMO：最も古典的なマネジドケアプランである。一定地域において、加入者に対し医療保険や医療サービスを包括的に提供する。加入者は定期的に定額保険料を支払い、HMOが契約するネットワーク内の医療提供者から各種サービスを受ける。保険者からネットワーク内の医療提供者への報酬支払いは患者1人当たり定額前払い方式（キャピテーション）が原則であるが、最近では医師への報酬支払いに出来高払いを取り入れているHMOが多くなっている。

PPO：HMOと同様に、加入者は基本的に保険者の契約するネットワーク内の医療提供者を利用するが、ネットワーク外の医療提供者を利用した場合も医療費の支払いを受けることができる。ただしネットワーク外の医療提供者を利用した場合、自己負担額は高くなる。現在主流を占めるマネジドケア型プランの中では、保険料が安い割には医療サービスの制限が緩和されているので加入者が増加している。

POS：HMOとPPOを混合させたプランで、加入者は、最初にプライマリケア医の診察を受けるが、その後専門医による診療が必要な場合は、ネットワーク内外いずれかの医療提供者を選択することができる。ネットワーク外の医療提供者を利用するとネットワーク内の医療提供者を利用するのに比べて自己負担額は高くなる。

ウ）消費者主導型（HDHP/SOなど）

医療費の税控除が認められる各種口座（医療貯蓄口座（HSA：Health Saving Accounts）

など）を活用した消費者主導型プラン（HDHP／SO）である。HSA は、2003 年のメディケア改革法により創設された制度で医療貯蓄口座と高免責型の医療保険を組み合わせたものである。医療貯蓄口座へは雇用主・従業員の双方が拠出し、年度末の残金は翌年繰越ができる。転職後も利用可能である。保険給付の免責額が高額な代わりに医療費の税控除が認められている。本制度は、受給者に対して、本当に必要で最も経済的な医療を選択するインセンティブを与える一方で、必要な受診が抑制され、救急医療費などが増加するのではないかとの指摘もある[4]。

Conventional、HMO、PPO、POS、HDHP／SO の特徴を図表 4-3 に示す。

エ）ACO モデル

ACO とは、「Accountable Care Organization：責任あるケア組織」の略で、2010 年からのヘルスケア改革を機に関心を集めているヘルスケア提供モデルである。当該モデル構築の主目的は、ヘルスケアサービス提供者間のコーディネーション機能（これには、関係者間の電子医療記録等の共有、サービスの内容や提供者の調整・管理を含む）を改善することにより、①健康保険者が説明責任を果たす、②サービスの質を均一化・改善する（CER の成果を取り入れベストプラクティスを共有できるよう意思決定することも含む）③コストコントロールを強化する、ことにある。ACO の体系はまだ確立されていないが、既存のサービス提供モデルの中では POS に近いイメージになるのではないかと想定されている。

ACO では、特定地域において、医師グループ、病院、診療所等のヘルスケア提供者が連携して、特定の患者集団に対して包括的にヘルスケアサービスを提供する。その結果、必要な品質水準に達し費用を節減できた場合、成功報酬として節減コストの一部をボーナスとして受け取ることができる（Shared Savings）。今のところ、品質基準の目標値を達成できない場合のペナルティは設定されていないが、ACO になるためには IT 化や組織整備などへの投資がかさむため財政破綻のリスクも伴う。2012 年に選定された、Heritage California ACO（Southern, Central, and Coastal California）、Michigan Pioneer ACO（Southeastern Michigan）、Montefiora ACO（New York City (the Bronx) and lower Westchester County, New York）、Trinity Pioneer ACO, LC.（Northwest Central Iowa）などを含む 32 の「ACO パイオニア」は、メディア shared savings payment model to population-based payment model（人口ベースでの支払いモデルによる Shared Savings モデル）のパイロット的運用が進行中である[5]。それとは別に、Medicare Shared Services Program（MSSP）に参加している ACO の数はすでに 250 を超え、最大 400 万人のメディケア受給者をカバーしている[6]。

---

[4] JETRO New York, The America Report, Vol.6, No.33, Jan 13, 2006
[5] http://innovation.cms.gov/initiatives/Pioneer-ACO-Model/
[6] http://healthaffairs.org/blog/2013/02/19/continued-growth-of-public-and-private-accountable-care-organizations/

ACOがshared savingによる報酬を得るためには、連邦政府のCMS内に設置されたイノベーションセンター[7]が設定した品質基準をクリアする必要がある[8]。

イノベーションセンターは、品質基準（ベンチマーク）の設定、節減額の共有分（Shared Savings）の算定や支払いスキームの開発、アドバンストペイメントACOプログラム（プロバイダーに対して、ACOになるために必要な医療情報インフラ等を整備するための資金援助を行い、ACOへの移行を推進することを目的としている）の運営管理、アドバンスト・デベロップメント・ラーニング・セッション（パイオニアもしくはアドバンストペイメントプログラムへの参加を志向する組織に対して教育・研修の場を提供することにより、ACOモデルの周知・推進を行う）の提供を3本柱とする業務を展開している。

現在主流となっている報酬償還方式は、節減共有（Shared Savings）である。メディケアを例にとると、当該ACOに割り当てられたメディケア受給者のパートA及びパートB

図表4-3　各医療プランの特徴

保険プラン	概　　要	免　　責
Conventional	1990年初頭までは一般的であった。出来高払いを基本とし、加入者は自由に医師や医療機関を選択できる。保険者は基本的に医師の治療内容や使用薬剤に干渉しないので、自由度が高い分、保険料や自己負担が高い。	低い
HMO	加入者は、原則としてHMOが契約を結んだ医療提供者の範囲内（ネットワーク内）でしか医療サービスを受けることができない（緊急時など例外あり）。加入時にプライマリケア（PC）医を登録し、最初にPC医を受診する、さらに専門的な医療サービスが必要な場合、PC医が紹介するネットワーク内の専門医の治療を受ける。	なし
PPO	基本的に加入者はネットワーク内の医療提供者を利用するが、ネットワーク外のそれを利用した場合にも医療費の償還がある。つまり、HMOに比べて医療提供者の選択制限が緩和されている。	ネットワーク内の専門医療提供者の場合はネットワーク外の専門医療提供者に比べて免責が低い。
POS	HMOとPPOをミックスしたもの。初めにPC医を受診し、専門医による治療が必要な場合、ネットワーク内の医療提供者かネットワーク外の医療提供者か選択が可能。	ネットワーク内の専門医療提供者の場合は免責なしだが、ネットワーク外の専門医療提供者の場合は免責あり。
HDHP/SO	消費者主導型ヘルスプランと称される。高額な免責額を伴う医療保険と医療費の税控除が認められる医療貯蓄口座をセットで活用する。メディギャップ保険料を除くほぼ全ての医療サービスに利用できる。医療提供者の選択肢は多い。	高免責あり（HSAの場合、単身者で年間最低1,000ドル以上が相場だが、税控除額は年間2,650ドルまたは免責額と同額が上限になっている。）

---

[7] http://www.innovations.cms.gov
[8] http://www.gpo.gov/fdsys/pkg/FR-2011-11-02/pdf/2011-27461.pdf

の給付額を、直近3年間の1人当たり支出額を基礎として、受給者の属性その他HHS長官が定めるファクターによって調整した上で推計し、コスト節減及び事前に設定されたパフォーマンスや利用目標を満たすことにより生じた節減分を共有する。また、メディケア受給者を大きく、末期腎疾患患者、障害者（末期腎疾患患者を除く）、高齢者、dual eligible（メディケア・メディケイドの双方に加入できる資格を有する者）に4分類してリスク調整を行っている。

（2）公的医療保険制度と薬剤給付

1）メディケア（Medicare）

（a）メディケアの概要

米国では、65歳以上になると連邦政府が運営するメディケア（高齢者医療保険制度）への加入資格が得られる。また、65歳未満であっても、障害年金を2年以上受給している者、腎移植または人工腎透析を受けている者も対象になる。現在、メディケアはパートA、B、C、Dの4つの部門で構成されている（図表4-4）。

図表4-4　メディケアの構成とその概要

部門	給付内容等	保険料等
パートA (Hospital Insurance)	入院医療、高度看護施設サービス、在宅医療、ホスピスケア	原則無料だが、自己負担が発生するケースあり。メディケア支出の約41%を占める。
パートB (Medical Insurance)	医師等による医療、病院外来サービス、臨床検査、在宅医療（耐久性医療機器の費用を含む）、予防医療、末期腎臓病サービス	任意加入で保険料は年金から天引き徴収（＄88.50／月：2006年度）。メディケア支出の約37%を占める。
パートC (Medicare Advantage)	1977年のBBA[1]成立を機に新設されたもので、従来のメディケアと民間のマネジケアを組み合わせた包括的なプラン。従来のメディケアプランに加えて外来薬剤給付も含んでいる。	パートBの保険料に加え、加入するマネジドケア型プランにより追加保険料を支払うケースもある。メディケア支出の約14%を占める。
パートD (New Prescription Drug)	2003年のMMA（メディア近代化法）[2]成立に伴い、従来のメディケアではカバーされていなかった外来薬剤給付を新たに創設したもの。	任意加入で、標準的な保険プランの保険料は、月額35ドル程度。年間の薬剤費に応じて給付率が変動する。メディケア支出の約8%を占める。

BBA[1]：Balanced Budget Act（予算均衡法）
MMA[2]：Medicare Prescription Drug, Improvement, and Modernization Act（メディケア近代化法）

2009年のメディケア全体の加入者は4,520万人で支出額は総医療費の19.0%を占めている。

(b) メディケアにおける薬剤給付

　メディケアにおける薬剤給付の構成は次のように整理される。外来薬剤給付（処方薬剤に対する給付）はパートB及びDが中心となっている。

パートA：主に院内薬剤給付を含む病院費用をカバーするが、処方薬給付は含まない。

パートB：主に診療所（ドクターズオフィス）内で医師の治療の一環として使用される薬剤のうち、報酬が包括化されていない部分の薬剤が給付対象であり、処方薬剤の給付範囲は限定されている。給付対象薬剤のほとんどは注射薬で、主に以下のものが含まれる。

- 予防接種で使用する薬剤（ワクチンなど）
- メディケアでカバーされる範囲内の臓器移植術時に使用される免疫抑制剤
- 血液凝固抑制剤
- 末期腎疾患患者の貧血治療に使用するエリスロポエチン製剤
- 経口抗がん剤
- 耐久性医療機器（吸入器、点滴用ポンプなど）を介して使用される薬剤
- 在宅ケアで使用される薬剤（吸入器、点滴用ポンプなどを介する）

　上記の薬剤以外に、下記のものがある。

- 調剤料（ディスペンシング・フィー）
- 臓器移植患者の免疫抑制剤に関わる供給料金（サプライング・フィー）
- 経口抗がん薬のサプライング・フィー
- がん患者に対する制吐薬のサプライング・フィー
- 血友病患者への血液凝固因子製剤の供給料金（ファーニシング・フィー）

パートC：メディケア・アドバンテージと呼ばれ、基本的には、民間保険会社などがメディケアから1人当たりの定額を受け取り、その中で各種サービスを包括的に提供する。医療機関へのアクセスを除く、従来のメディケアの給付内容は最低限担保されている。プランによっては、外来受診時に自己負担が課される場合もあるが、パートBの定額負担に比べて安価になっている。

パートD：2006年1月に新しく創設された処方薬剤給付プランである。処方薬剤を希望するメディケア受給者は、追加保険料を支払うことで処方薬剤の給付を受けることができる。運営は民間保険であるが、CMS（Center for Medicare and Medicaid Services）が監督し、加入者の保険料を一部拠出している。

(c) メディケアパートD

ア）メディケアパートDの概要

　2003年のメディケア近代化法成立を受けて、2006年1月1日からメディケア処方薬剤給付（メディケアパートD）がスタートした。米国保健福祉省（HHS：department of

Health and Human Services）の調べによると、パートDへの加入募集対象者数は4,300万人である。従来のメディケアパートAまたはパートBの加入者（双方への加入者を含む）で、サービス提供地域の在住者は、処方薬剤給付プログラムとして、パートDプログラムのうち、処方薬剤給付のみのプランであるPDP（stand-alone prescription drug plan）あるいは処方薬剤給付つきメディケア・アドバンテージプランであるMA-PD（Medicare Advantage with drug coverage）のいずれか1つ（あるいは未加入）を選択できる。2011年のデータでは、メディケア加入者全体の約60%（2,950万人）がメディケアパートDプログラムに加入、36%（1,070万人）がメディケア・アドバンテージプラン、620万人が企業退職者保険等、数百万人がその他プログラム、全体のおよそ1割は未加入状態となっており[9]、メディケア加入者の90%がパートDを含む何らかの薬剤給付プランによって処方薬剤の給付を受ける資格を有する状況であった（図表4-5）。

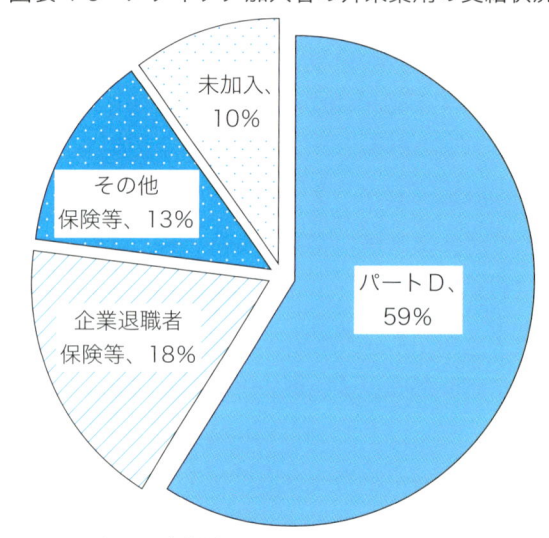

図表4-5　メディケア加入者の外来薬剤の受給状況

- パートD、59%
- 企業退職者保険等、18%
- その他保険等、13%
- 未加入、10%

パートDの内訳は、PDP：38%、MA-PD：21%
出典：CMS、2010 Enrollment Information, Feb、2010

（イ）パートDの運営主体

　パートDの運営及び実際の薬剤給付は民間の医療保険会社が担当し、CMSが直接実施することはない。ただし、民間保険会社がパートDへの参入を希望する場合は、まずCMSによる参入資格審査をクリアしてCMSと契約する必要がある[10]。CMSが定める審査の概要を図表4-6に示す。また、パートDを施行するにあたって、CMSは加入者に提供すべきサービス（保証すべきベネフィット）、フォーミュラリーに収載すべき薬剤の範囲、薬価

---

[9] http://kff.org/medicare/upload/7044-12pdf
　Kaiser Family Foundation, Medicare, The Medicare Prescription Drug Benefit
[10] JETRO New York, The America Report, Vol.6, No.36, April 13, 2006

の上限・下限、地域におけるサービスネットワークの構築、加入者に対する情報提供やコミュニケーションの方法など、パートDの提供者が遵守すべき項目を定めた法令やガイドラインを作成している。例えば、薬剤のフォーミュラリーへの収載に際しては、

・6領域の薬剤（抗がん剤、HIV治療薬、抗うつ薬、免疫抑制剤、抗けいれん薬、抗精神薬）給付は必ず全ての薬剤をプランに含めなければならない。
・各薬効群・クラスから最低2種類の薬剤が選択可能でなければならない。
・全米で効能が認められている指定薬は必ず収載しなければならない。
・フォーミュラリー（医薬品集）への収載薬を変更する場合は、加入者に対して必ず6ヵ月の事前通告をしなければならない。

などの項目が含まれている。また、製薬企業による適応外使用（off‐label use）の拡大を目的としたプロモーション活動がないかどうかもチェックの対象となる。一般に、適応外使用や治験等の研究目的で薬剤を使用した場合は保険償還されない。ただし、適応外使用については、公的に認められたものに限り保険償還される。

現在、パートDで給付する薬剤価格は、製薬企業と各保険者が交渉し、その結果に基づいて保険者がフォーミュラリーへの収載薬剤の選定を行うことになっており、給付薬剤の決定や価格交渉のプロセスに政府が直接介入することは禁じられている。ただし、各保険者はフォーミュラリーの内容や設定方法についてCMSの審査・承認を受ける必要があり、製薬企業などから受けたリベート額、給付した処方薬剤の種類、加入者1人当たりの平均薬剤費、高額薬剤を使用した加入者に関する情報などのデータを四半期ごとにCMSに報告することになっている。また、2007年1月12日に、米国連邦議会下院において、メディケアパートDの給付薬剤の価格について、保健福祉省長官が製薬企業と直接価格交渉し、半年ごとに進捗状況を報告するよう求める法案が通過した。しかし、「フォーミュラリーへの影響力を持たずして価格交渉ができるのか？」との法案の実効性を疑問視する声が大きい。

最近の動きとしては、MMA法に基づくレギュレーションの変更により、パートDでカバーされている患者の処方せんのイベントデータ（PED：Prescription Drug Event Data）を支払い目的以外にリサーチにも利用可能になった。それにより、処方実態やトレンドについてのより詳細な分析が可能になり、Coverage Gap（ドーナッツホール）に達した受益者の特性や処方動向などの分析も実施されるようになった。

ウ）パートDプランの内容

パートDにおける処方薬剤給付のプランには、PDP（stand-alone plan）とMA-PD（Medicare Advantage plan）の2つがある。PDPは外来薬剤給付単独プランで従来のメディケア加入者あるいはメディギャップを有していた人向けのものである。一方、MA-PDは医療給付と処方薬剤給付が包括的に提供されるものである。いずれのプランも任意加入で、月間保険料、給付対象薬剤の種類や範囲、メールオーダーサービスの利用可否、利用

図表 4-6　パートD参入に際しての審査項目の概要

審査カテゴリー	審査項目	細目（例）
参入資格	①管理・運営能力	・薬物療法管理 ・薬剤使用管理 ・品質管理 ・マーケティング能力
	②経験・能力	・薬剤給付の経験 ・製薬企業との価格交渉実績 ・加入者状況の把握 ・同業他社や州政府との協力体制 ・薬局ネットワークの構築
	③州政府の保険業ライセンス	・不可欠ではないが、ライセンスを保持していない場合はCMSからライセンス保持の免責許可を得る。
	④信頼性	
フォーミュラリー	①P&T委員会	・構成員リストをCMSへ提出する。 ・医師または薬剤師が構成員の過半数を占める。 ・上記医師または薬剤師の中で最低各1名は高齢者または障害者ケアの専門家である。 ・上記医師または薬剤師の中で最低各1名は当該プラン及び製薬企業から独立している、あるいは利害関係を持たない。 ・各構成員は経済その他の利害関係を公表する。 ・会合の開催は定期的に行い（最低年4回）、その決定事項は文書化する。 ・事前承認、段階的使用、後発医薬品への代用などを検討する際は、科学的根拠に基づき判断する。 ・新薬については、上市後最低90日以内に審査を開始し、180日以内には収載可否について決定する。 ・薬効カテゴリーの追加・削除は年1回行う。
	②薬効カテゴリー・クラス	・USP（United States Pharmacopoeia）に準拠し、同じカテゴリー・クラスには、1つしか存在しない場合を除いて、最低2つの医薬品を収載する。
	③医薬品の収載	・USPが示した医薬品タイプ（Key Drug Types）については、最低でも1つの医薬品を収載する。 ・段階的自己負担の設定内容によって、特定の受給者が実質的に差別されることがないようにする。 ・広く一般に採用されている治療ガイドラインに対応している。 ・高齢者及び障害者の使用頻度の高い医薬品が収載されている。
	④医薬品へのアクセス	・医薬品処方の事前承認、段階的使用、処方用量の制限などの方法が、広く一般に用いられている方法である。
	⑤その他	・長期療養型施設で広く使用されている用量・投与方法が給付に含まれている。
その他	①品質管理プログラム ②薬物治療マネジメント ③電子処方への対応可否 ④薬局ネットワーク外における医薬品へのアクセス方法	

出典：JETRO New York, The America Report, April 13, 2006

できる薬局などはプランにより異なり、年に1度プランの変更が可能である。

2012年時点の標準的なパートDの設計は図表4-7に示す通りであり、年間処方薬剤費320ドルの免責額が設けられている。年間処方薬剤費が2,930～6,730ドルの間は加入者が100％自己負担することになっており、この部分をカバレッジ・ギャップ（ドーナッツホール）と呼んでいる。

図表4-7　標準的パートDプランのベネフィット設計（2012年）[11]

年間薬剤費($)	加入者負担率(%)	パートD給付率(%)	備　考
0～320	100	0	免責
320～2,930	25	75	
2,930～6,730	100	0	カバレッジ・ギャップ（ドーナッツ・ホール）
6,730～	5	15	80％はMedicare（政府）が給付

（その他：メディケアを補うプラン）

メディギャップ：メディケアの加入者を対象として、メディケア給付を受ける際に発生する自己負担分を補完給付するために民間保険会社などが提供している保険である。カバーされる範囲や保険料は地域によって異なる。種類はプランA～Lと10種以上用意されており、H、I、Jの各プランには処方薬剤給付が含まれている。

2）メディケイド（Medicaid）

(a) メディケイドの概要

連邦政府のガイドラインに準拠して州政府が運営している。州政府と連邦政府の歳入を財源とし、各州の1人あたり平均所得と全米平均の格差を考慮し、連邦政府が50～76％を負担している。受給対象は基本的に、①子供がいる低所得世帯、②補足的保障所得（SSI）受給者、③医療困窮者（医療費の控除によって所得が州の貧困レベル以下になる者）などである。

基礎的な給付内容は、入院・外来診療、医師診療、臨床検査、レントゲン検査、歯科診療、21歳以上の者の看護施設への入所、看護施設サービス需給資格者への在宅ケアサービス、看護・助産師サービスなどで、オプションとして薬剤給付などが含まれている。なお、受給資格、給付の種類や範囲、給付額等は各州で異なっている。

---

[11] http://www.kff.org/medicare/upload/7044-12.pdf

（b）メディケイドにおける薬剤給付

　メディケイド加入者数は約5,150万人（2010年）で、景気低迷、失業者増の影響を受け、2009年12月に比べて加入者が約280万人（5.7%）増加している[12]。

　2007年におけるメディケイド受給者の15.3%はdual eligibles（メディケイドとメディケアのいずれにも受給資格を有する者）で、メディケイド総支出額の39%を占めていたと推計されている[13]。dual eligiblesに対する処方薬剤給付費は133億ドルで、2006年のメディケアパートD新設に伴って、dual eligiblesは自動的にパートDへ移行した影響で大幅に減少した。メディケイドは、低所得者に対する処方薬剤給付（薬剤料（Ingredient Cost）と調剤料（Dispensing Fees：薬局のタイプ、立地条件、調剤した薬の種類により州政府が異なる設定をしているが、現在は41の州の平均で、およそ3～5ドルのオーダーである））を含み、保険料に応じて、カバーされる薬剤、処方回数制限などを設定している。

　現在、メディケイド薬剤費支出の最低50%を連邦政府が拠出している。そこで、連邦政府は、薬剤費支出の抑制策として、ある先発医薬品に2社以上のメーカーによる後発医薬品が存在する場合、それら薬剤（先発・後発医薬品双方）に対して連邦政府からの支払い上限額（FULs：Federal Upper Limit）を設定している。一方、州のP&T committee（Pharmacy and Therapeutic Committee）は、PDL（Preferred Drug List）と呼ばれるフォーミュラリーを作成している。州政府は法的に義務づけた「事前審査」を適宜実施し、PDLの遵守率の向上を図っている。PDLに収載された医薬品については、医師や薬剤師は事前審査なしで処方・調剤することができるが、非収載品については24時間体制で処方時もしくは調剤時に審査を受けるよう定めている。

　メディケイドの給付対象として医薬品の保険収載を希望する製薬会社は、販売実績の一部をリベートとして州政府に払い戻す契約を結び（メディケイドリベート）、得られたリベートは連邦政府と州政府に分配される。それにより、保険償還価格と市場実勢価格との格差を是正している。その他、薬局や製薬会社に対しては、①追加的リベート（連邦政府によるメディケイドリベートとは別に州独自に定めたプログラム）の要求、②調剤料及び償還額算定方法の見直し、③州による薬剤の一括購入などを図り、薬剤費支出の削減に努めている。

---

[12] http://www.kff.org/medicaid/upload/8050-04.pdf
[13] http://www.kff.org/medicaid/upload/4091-08.pdf

（3）薬剤使用に関する動向

1）米国における処方薬の概況

処方薬の使用動向

2009年度の処方薬剤（prescription drugs）への支出額（推計値）は2,499億ドル国民医療費総額に占める割合は10.1%、対前年比5.3%増で、対全年伸び率はほぼ横ばいである（図表4-8）[14]。

図表4-8　処方薬剤費の動向

年	Billion $		%	
	総医療費	処方薬剤費	処方薬剤比率	対前年伸び率
2006	2162.4	224.2	10.4	9.5
2007	2297.1	236.2	10.3	5.3
2008	2403.9	243.6	10.1	3.1
2009	2495.8	256.1	10.3	5.1
2010	2593.6	259.1	10.1	1.2

出典：Centers for Medicare & Medicaid Services, Office of the Actuary, National Health Statistics Group (http://www.cms.hhs.gov/nationalhealthexpenddata/downloads/tables.pdf)

処方薬剤費の動向に影響を与える要因は、大きく（a）処方数、（b）処方薬剤価格の変化、（c）処方薬剤の種類である。

（a）処方数：1999年から2009年の間に年間処方数は39%増加しており、国民1人あたりの小売薬局における年間平均処方件数は10.1件（1999年）から12.6件（2009年）に増加している[15]。

（b）処方薬剤の価格：小売薬局における処方薬剤の価格（これには既存薬の価格の変化と、新薬の価格の変化を両方反映している）は、2000年から2009年の間に毎年平均3.6%上昇している（平均価格が28.43ドルから71.69ドルへ増加）。また、2008年における処方薬の平均価格は、先発医薬品で137.90ドル、後発医薬品で35.22ドルであった。平均薬剤価格$71.69の配分割合は、メーカー78%、薬局18%、卸4%となっている。

（c）処方薬剤の種類：処方薬剤の種類は、新薬が上市された時や既存薬の特許が切れた時

---

[14] http://www.cms.hhs.gov/nationalhealthexpenddata/downloads/tables.pdf
[15] http://www.kff.org/rxdrugs/3057-08.pdf

などに大きく変化する。新薬が市場でシェアを伸ばすと薬剤費は増大し、新薬の特許が切れて後発医薬品への代替調剤が進むと薬剤費は減少する。ここ数年処方薬剤費の伸びが鈍化した要因として、先発医薬品の特許切れに伴う、後発医薬品への切り替えが進んだことがあげられる。

ここまで、外来処方薬剤費の傾向を概説したが、製薬会社から連邦・州政府またはPBM（薬剤給付管理）等を通して薬局へ流れているリベートが存在しているため、薬剤費算出の際に、リベートがどの程度除外できているかは不明である。したがって、米国における薬剤費の算定根拠を正しく把握するのは極めて困難であると言わざるを得ない。

2．医薬品の価格決定システム

米国における医薬品の価格は自由価格であり、市場戦略に基づいて製薬企業が自由裁量で価格を決定する。この際、外国価格を参照することはない。

（1）価格決定の原則

先発医薬品の価格決定
画期性・有効性・安全性・マーケットシェアなどを考慮して設定される。
後発医薬品の価格決定
対照薬（既に上市されている先発医薬品）の価格に基づいて決定される。

（2）医薬品の流通チャネルと価格

1）主な医薬品価格

医薬品の一般的な流通チャネルを図表4-9に、民間・公的セクターにおける医薬品の価格をそれぞれ図表4-10、4-11に示す。ここでは特に、AWP及びWACに加え、連邦政府がAWPの代替基準として定義し、保険償還への使用を拡大しつつある価格について概説する。

（a）AWP（Average Wholesale Price）及びWAC（Wholesale Acquisition Cost）
AWPには法的定義はないが、一般に製薬会社希望小売価格（sticker price）と位置づけられている。一方、WAC（別名「list price」）は、法的定義を有しており、「米国内におい

図表 4-9　医薬品の流通チャネル（文献[16]より作成）

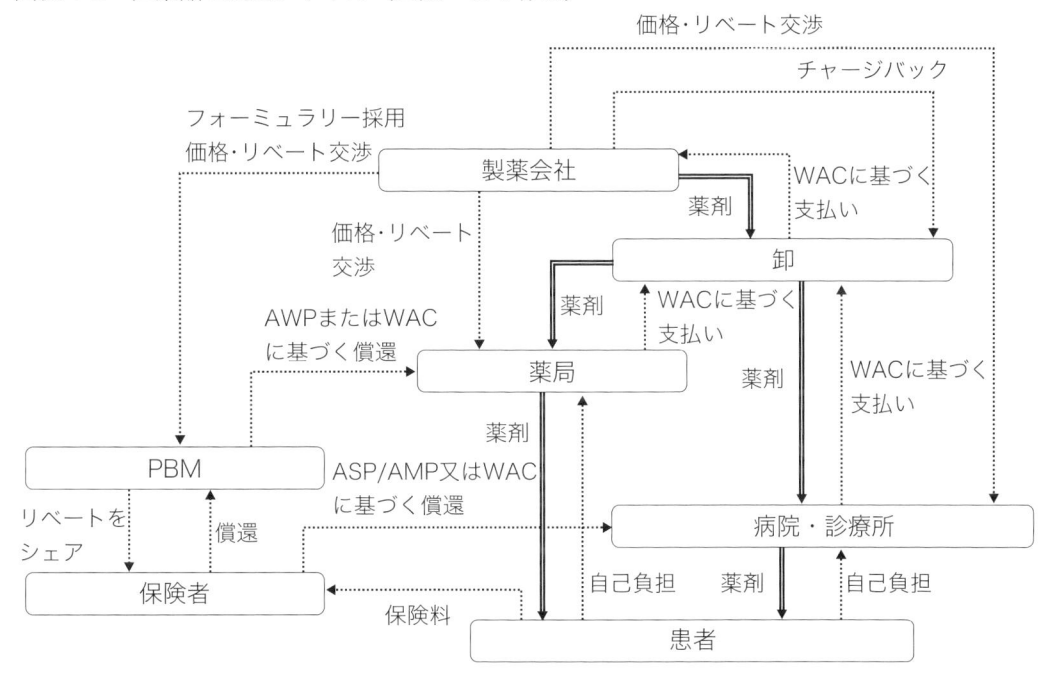

図表 4-10　米国の医薬品価格（民間セクター）

価格の種類	概　　要	設定者	備考
Wholesale Acquisition Cost (WAC)	リストプライス（希望小売価格）	製薬会社	公開
Average Wholesale Price (AWP)	保険者が薬剤給付にかかる償還のために参照している価格 WACにマークアップ率を乗じて算出（現在は1.2もしくは1.25が一般的）	コンペンディア出版業者などの価格設定サービス機関	公開
Average Manufacturer Price (AMP)	製薬会社が小売薬局に販売する価格の加重平均値（各種ディスカウントは差し引き後の価格） メディケイドリベートやFULsの算定基準になっている。	製薬会社からCMSへ定期報告	非公開
Usual & Customary Price (U&C)	小売薬局が主に現金払いの患者に対して適用する販売価格	小売薬局	非公開
Average Sales Price (ASP)	連邦政府によるプログラムやメディケイド強制リベートプログラムを除く、米国内の全ての流通チャンネルにおける取引価格を対象とした加重平均値（各種ディスカウントは差し引き後の価格） 2005年よりメディケア・パートBの薬剤償還価格の算定基準になっている。	製薬会社からCMSへ定期報告	非公開

---

[16] AMCP Guide to Pharmaceutical Payment Methods, October 2007

Best Price (BP)	民間セクターにおける全ての取引先に対して、メーカーが医薬品を販売する際の最低価格（ディスカウント、リベート、チャージバック、その他あらゆる価格調整を含む） メディケイドリベートの算定基準の1つとして利用されている。	製薬会社からCMSへ定期報告	非公開

図表 4-11　米国の医薬品価格（公的セクター）

価格の種類	概　要	備考
Non-FAMP (Nonfederal Average Manufacturer Price)	卸売業者（あるいはそれ以外の者）が非政系の医療機関・保険会社に販売する目的でメーカーから購入する価格の加重平均値。ディスカウント、リベート、その他割引を差し引いた額で、FCP（後述）を交渉する場合の基礎となる。	非公開
Medicaid Net Manufacturer PRICE	AMPからメディケアリベートを差し引いた価格。1990年に制定された予算調整法により、メディケイドの給付対象として医薬品の保険収載を希望するメーカーは、販売実績の一部をリベートとして政府に払い戻す契約を結んでいる（medicare rebate）。先発薬の場合はAMPの15.1%あるいは、AMPと他の購入者に販売した最低価格との差額のいずれか大きい方の額、先発医薬品以外は一律AMPの11%と設定されている。ただし、AMPの上昇がインフレ率を上回った場合は追加リベートが要求される。	非公開
FSSP (Federal Supply Schedule Price)	連邦政府の医療制度（先住民医療サービス等）、施設などが医薬品を購入するときの価格。	公開
340B Ceiling Price	The Public Health service Act, Sec 340Bにおいて設定された医療施設が医薬品を購入する時の最高価格（実際は、これ以下で販売しなければならない）。340Bの適用施設は、連邦プログラムで補助を受けている医療施設、公立病院、クリニック、地域の低所得者、ホームレス患者（メディケイド対象者）を多く受け入れているNPO病院などで、AMPからさらにディスカウントを行う。AMP－メディケイド強制リベートの最低額（先発医薬品：15.1%、後発医薬品：11%）。場合によってはさらなるディスカウントを求めて交渉する場合もある。	非公開
FCP (Federal Ceiling Price)	"Big Four"と称される4つの機関である国防省（DoD）、連邦公共医療サービス（PHS）、退役軍人病院（VA）、沿岸警備隊（The Coast Guard）がFSSに収載された先発医薬品を購入する場合の上限価格。連邦政府以外への割引後平均販売価格（Non-Federal Average Manufacturer Price、Non-FAMP）の76%とされ、Big Fourに対して医薬品を販売する場合、これ以下の価格で取引すべき旨が連邦法で定められている。	非公開
VA Average Price	退役軍人病院（VA）が医薬品を購入する価格。フォーミュラリーへの収載を条件とする競争入札により設定される。主な価格体系の中で最もドラスティックな価格交渉が行われている。	公開

出典：http://www.cbo.go/

て製薬会社が卸に販売する価格で、ディスカウントやリベートは含まない」とされている。製薬会社は、法的な規制や政府の干渉などを受けることなく、独自の方針に基づいてWACを設定するが、その意思決定には通常、開発コスト、市場での競合環境、その製品のバリュー

（価値）が総合的に考慮される。各会社では年に1回ないし2回の頻度でWACを改定している。現在、製薬会社と、多くの民間保険者やPBMなどとの取引契約やリベート交渉において、価格基準としてWACが使用されている。第三者（ファーストデータバンクなどの民間会社）が、製薬会社が設定するWACに対してマークアップ率を決定し、それをWACに乗じた値をAWPとして公表している。現在のマークアップ率の相場は25%とのことであるから、WAC×1.25＝AWPという概算式が成り立つ（ただし、2007年度版 Red Bookではマークアップ率は20%と設定している[17]。AWPは、複数の民間会社によって出版される医薬品価格リスト（compendia）に掲載されている。Red Book, Medi-Span などがその代表例である。

（b）ASP（Average Sales Price）

ASPは、連邦政府によるプログラム（FSS：Federal Supply Schedule など）やメディケイド強制リベートなどを除く、米国内の全ての流通チャネルにおける取引を対象にした加重平均価格で、各種ディスカウントを控除した後の実勢取引価格である。現在、ASPはメディケアパートBの薬剤償還価格の算定基準として使用されている。メディケアパートBでの償還対象になっている医薬品のASPはCMSのウェブサイト上で公開されており[18]、民間保険会社も薬剤の償還に際してASPを利用することができる。メディケアの薬剤償還に際して価格基準をAWPからASPに変換する動きは継続し、今後さらに加速する見通しである。

各製薬会社は、CMSに対して四半期ごと（四半期終了後30日以内）に各薬剤の取引価格と取引量から算出したASPを報告することが義務づけられている。製薬会社がCMSへASPを報告する際には、NDCコード（National Drug Codes）を使用することになっている。NDCコードは11桁で構成され、最初の5桁は、連邦政府が製薬会社に対して割り当てる数字、それに続く6桁は、製薬会社が決めるもので、剤形、規格、包装単位などを表現している。したがって、当該コードには、メディケア、メディケイドが対象としている全ての薬剤が含まれ、薬剤、製薬会社ごとに必要な情報が割り付けられている。

連邦政府は、NDCコードに基づいて提出されたデータを、メディケアパートBの運営上使用されている、独自のヒックピック（HCPCS：Healthcare Common Procedure Coding Systemの略）コードに変換し、当該コードに入っている全ての薬剤の販売量を使って、薬剤ごとの加重平均価格（ASP）を算出し、償還額はASPの106%としている。その数値は第2四半期後のASP改定に反映させている。現在、パートBではHCPCSコードで、約6,000種類の薬剤をカバーしている。

---

[17] http://www.prescriptionaccess.org/docs/FDB-prelim-approval-order.pdf
[18] CMS. July 2007 ASP NDC-HCPCS crosswalk.
http://www.cms.hhs.gov/McrPartBDrugAvgSalesPrice/01a_2008aspfiles.asp#TopOfPage

（c）AMP（Average Manufacture Price）

　AMPは「小売薬局に流通される医薬品について、卸売業者が製薬会社に支払う金額の加重平均値」であり、2007年6月にCMSが公開したレギュレーションの中で、AMPの算出に際して含めるべき取引（the retail class of trade）、除外すべき取引の種類について明示した。その際、AMPの対象となる取引相手には、一般小売薬局（独立、チェーンを含む）、メールオーダー薬局、専門薬局（Specialty pharmacy）、卸、他の流通業者、一般販売業者、在宅輸液サービス提供者、外来専門病院、在宅ケア提供者、開業医、日帰り手術・透析センターなどの外来診療施設、患者への直販、小規模卸、卸としての役割を果たしている医薬品製造業者などが含まれていた[19]。

　しかし、ヘルスケア改革法により2010年10月からAMPの定義が変更され、AMPの算出に含む取引チャネルを①「小売薬局」への流通を目的とした卸売販売、②製薬企業から小売薬局への直接販売に限定したものと明示された。具体的には、上記のうち、一般小売薬局（独立、チェーンを含む）、量販店を含むスーパーマーケットに限定されることになった。その結果、AMPは従来よりも概ね高い水準になり、結果としてメディケイドリベートや連邦上限価格（FULs）が高くなる[20]。

　製薬会社は、CMSに対してAMPを1ヵ月に1度提出しているが、報告時には、ASPと同様にNDCコードを使用することになっている。CMSは、各州政府から提出された、メディケイド受給者への薬剤給付に関するデータ（各薬剤の使用量など）と、製薬会社からのAMPデータをリンクさせ、薬剤ごとのAMP（平均値）を算出する。現在メディケイドでカバーしている薬剤の数は、NDCコードで約4万に該当する。

　First Data BankはAWPの発行を2011年付けで停止する方針で、製薬会社からだけでなく、卸からも小売薬局に対する納入価格に関する情報を収集する方向で検討を始めている。製薬産業界でも今後の薬価設定をどうするかを模索しているようであるが、現在のところ具体的な公式情報はない。以前から、AWPに代わるリストプライスとしてAMPの公開も検討されているが、調査時点ではまだ公開されていなかった。

（d）BP（Best Price）

　製薬会社が医薬品を販売する場合の「最低価格」で、種々のディスカウント、チャージバック等を控除した価格である。価格水準は、AWPのおよそ63％と見積もられている[21]。製薬会社は連邦政府に対して、各薬剤のBPを四半期ごとに報告することが義務づけられ

---

[19] CMS. Medicaid program: prescription drugs; final rule. DHHS; July 17, 2007
　https://www.cms.hhs.gov/DeficitReductionAct/Downloads/MASTER%20CMS-2238-FC_070507%200406pm.pdf
[20] Sec2503 Providing adequate pharmacy reimbursement (2) DEFINITION OF AMP
　http://en.wikisource.org/wiki/Patient_Protection_and_Affordable_Care_Act/Title_II/Subtitle_F#SEC._2503._PROVIDING_ADEQUATE_PHARMACY_REIMBURSEMENT.
[21] CBO. Prices for brand-name drags under selected federal programs. The Congress of the United States; June 2005

ている。

　メディケイドリベート、340B、FSS、VA コントラクト、メディケア（パート B 及び D）などに対する価格は算出対象から除外している。公的セクターにおける価格交渉はベストプライスを上限に厳格に行われることになっており、民間セクターに比べ大幅なディスカウントを獲得している。また、BP はメディケイドリベートの算出に用いられるため、ベストプライスが低くなると製薬会社が政府に支払うリベート額はより大きくなる。したがって、製薬会社はベストプライスの維持を図ろうと努力している。

（e）AAC（Actual Acquisition Cost：実購入価格）

　薬局における医薬品の実購入価格である。AAC は概ね WAC から薬局でのディスカウント（割引）分を引いた値である。

2）米国における医薬品の実勢価格

　日本で比較的知られている米国の医薬品価格といえば AWP（製薬企業希望小売価格）であるが、実際にこの価格（あるいはより高い価格）で医薬品を購入しているのは、Cash customer（いわゆる無保険者）のみである。実際の取引価格は販売者と購入者との価格交渉によって決定されるため AWP よりも低く、同じ製品であっても購入者によって取引価格は異なる。したがって、医薬品の実勢価格を掌握することは極めて難しい。一般に公的セクターは、各種の法制度によって民間セクターよりも高い値引き率を獲得できるような仕組みになっており、特に VA（退役軍人病院）では最も大きなディスカウントを獲得している。各価格の比較を図表 4-12 に示す。

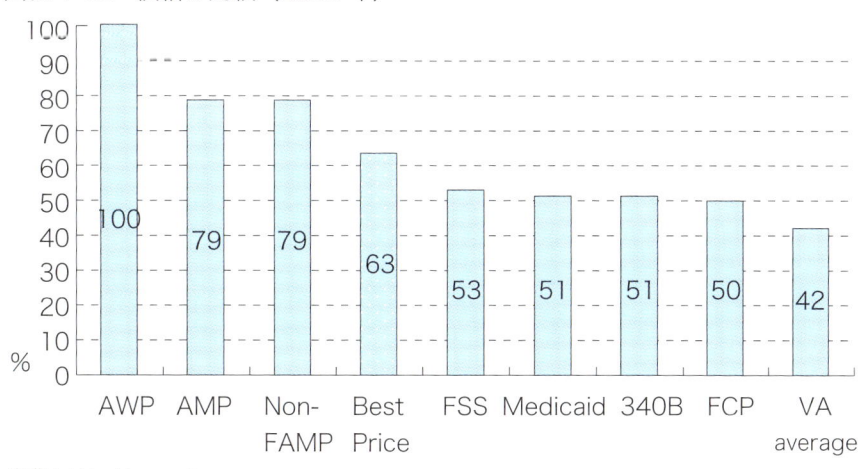

図表 4-12　価格の比較（2003 年）

区分	値
AWP	100
AMP	79
Non-FAMP	79
Best Price	63
FSS	53
Medicaid	51
340B	51
FCP	50
VA average	42

出典：http://www.cbo.gov

　調査資料によると、現在の連邦・州政府による薬剤給付プログラムにおける医薬品の実

勢価格は概ね以下の通りであった。

・Medicaid rebate program：AWP の 49％引
・340B program：AWP の 51％引
・Federal supply schedule：AWP の 47％引
・Big 4 Federal ceiling price（FCP）：AWP の 50％引
・VA contract：AWP の 58％引
・Medicare Part B（Home IInfusion（在宅輸液療法）で医師が投与する薬剤の価格）：ASP＋6％
・Medicare Part D（高齢者及び障害者に対して経口投与で使用される薬の価格）：AWP の 25％引（予測値）

　米国における医薬品の実勢価格を理解するためには、「ベストプライス」というコンセプトを理解する必要がある。連邦政府は、製薬企業に対して民間セクターにおける医薬品のAMP を報告するよう法的に義務づけている。連邦政府はその結果に基づきベストプライスを算出するが、メディケイドリベート、340B、FSS、VA コントラクト、メディケア（パート B 及び D）などに対する価格は算出対象から除外している。公的セクターにおける価格交渉はベストプライスを上限に厳格に行われることになっており、民間セクターに比べ大幅なディスカウントを獲得している。
　米国の医薬品市場における価格の比較とマーケットシェアを図表 4-13 に示す。

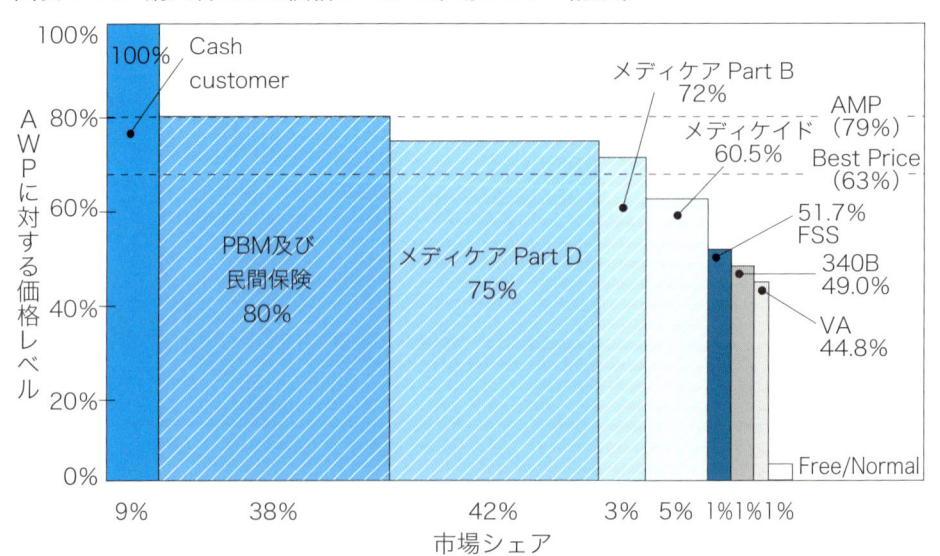

図表 4-13　購入者による価格レベルと市場シェア（概況）

購入者	AWP に対する価格レベル	市場シェア
Cash customer	100％	9％
PBM 及び民間保険	80％	38％
メディケア Part D	75％	42％
メディケア Part B	72％	3％
メディケイド	60.5％	5％
FSS	51.7％	1％
340B	49.0％	1％
VA	44.8％	1％
Free/Normal		

AMP（79％）
Best Price（63％）

出典：Safety Net Hospitals for Pharmaceutical Access (SNHPA)

あくまでも概況ではあるが、民間セクターとメディケアパートDで市場全体の80%を占めている。したがって、米国市場における処方薬剤の実勢価格は、概ねAWPの63%（ベストプライス）〜79%（AMP）の範囲に分布しているのではないかと推察される。

3）公的セクターの価格戦略

公的セクターが民間セクターに比べてより安価で医薬品を購入できる理由は、主に下記の3つである。
・公的セクターの医薬品購入価格はベストプライスの算出対象から除外されている
・法律による規定によって、強制的ディスカウントを受けることができる
・法令上限価格からさらにディスカウントを獲得している

その他、給付薬剤リスト（フォーミュラリー）への記載を条件に価格交渉が行われる。これらの内容を整理したものを図表4-14に示す。

図表4-14　公的セクターにおける価格戦略

価格戦略	Big4 & FFS	Medicaid	340B	Medicare PartB	Medicare PartD
フォーミュラリー	全米統一のフォーミュラリー及びそれ以外の選択肢を定めている。	州政府が作成（製薬会社はすべてメディケイド・リベートプログラムに参加することが義務づけられている）。	それぞれの提供者が独自のフォーミュラリーを作成している。	特定領域の薬剤を定めている。	全米統一のものは存在せず各提供者が独自に定めている。
価格交渉者	VA（退役軍人病院）／DOD（国防省）	いない	民間または行政の主な提供者	いない（ASPを介して交渉される）	民間セクター（PBMが中心）
法的な価格規定	あり（ベストプライスよりもさらに低い価格にしなければならない）	あり（製薬会社は政府に対して年に4回リベートを支払う）	あり（ベストプライスよりもさらに低い価格にしなければならない）	加入者に対してASP＋6％で償還するよう設定されている。	なし
総費用*	12	31（2004-preMedicare PartD）	3.4（2003）	9	31

*総費用　2005年度の概算：billion $（ただし、一部異なる）
出典：Safety Net Hospitals for Pharmaceutical Access

（3）配合剤の医療上の位置づけと使用実態

1）メディケア、メディケアにおける配合剤、未承認薬などに対する保険償還のスタンス

❶ CMS の見解

　CMSへのヒアリングによると、メディケアにおいて保険償還の対象となる医薬品の要件は、FDAに承認されたものであり、その前提が担保されていれば、パートDにおける配合剤や適応外使用された薬剤に対する保険償還の可否は、原則的に民間保険会社の判断に委ねられている。公式ステートメントではないが、CMSの配合剤に対する見解は、フォーミュラリーの中に必ずしも入れる必要はなく、当該配合剤に含まれる各化合物がフォーミュラリーに含まれていればよいというものである。その背景には、配合剤はベネフィットに比してコスト高になるのではという懸念がある。

❷ 配合剤にかかる特許の状況

　新しい配合剤は新製品と位置づけられ、その配合・コンビネーションの新規性（イノベーション）に対して特許が保護される。特許期間は最長20年ということもあり得るが特許の内容により異なるとのことであった。配合剤の特許は、当該配合剤に含まれる既承認の化合物に対する特許とは無関係であり、各化合物の特許期間が延長されるなどの影響もない。配合剤に関するFDA承認と特許局の許諾の関係については不明である。

❸ 配合剤に対する後発医薬品の上市のタイミング

　新たな配合剤に対して、「配合・コンビネーション」において特許が認められた場合、当該配合剤の後発医薬品を上市するためには、個々の化合物に対しての特許を鑑みた上で、「配合・コンビネーション」に対する特許が切れるのを待つ必要がある。また、新たな配合剤と、それを構成する各化合物の特許保護とは無関係なので、特許の切れた先発医薬品を組み合わせて配合剤を開発することにより、後発医薬品使用促進の妨げになっているというようなことはないと推察される。

❹ 医師及び薬剤師の配合剤に対する意識

　配合剤のメリットについて、医師、薬剤師双方が共通してあげたのは、「アドヒアランスの向上」であった。このことは、服用する薬剤の数が少ないほど患者の利便性が高まりアドヒアランスが向上するという客観的データからも裏付けられている。また、特に配合剤が比較的多く上市されている生活習慣病領域では、アドヒアランスの改善は、医療費節減の観点からも重要視されている。AMA（米国医師会）が把握しているデータによると、高

血圧患者の 50％、糖尿病患者 60〜65％は、処方薬に対するコンプライアンスが不良であり、それに起因した症状の悪化による治療に要する医療費が全体の 16％を占めているとのことであった。また、配合剤の薬価が個々の単剤の合計薬価よりも安い場合には、患者の自己負担が軽減するというメリットもある。ただ、現状は大きな価格差はないようである。

一方、配合剤のデメリットとして医師、薬剤師双方が指摘したのは、含有量が固定されているため、患者に合わせて各化合物の用量操作ができない、また、有害事象が生じたときに原因成分が特定しにくいという点であった。後者については、FDA も同様の懸念を表明しているとのことであった。AMA によると、米国では医師が配合剤の臨床的意義をあまり認識していないため、配合剤の処方頻度は高くないとのことであった。

⑤ 配合剤のデータ保護期間

Hatch-Waxman Act で規定されている配合剤のデータ保護期間は下記の通りである。
・いずれも新規化合物の場合：5 年間
・いずれか 1 つが新規化合物の場合：所定の要件を満たしておれば 3 年間
・いずれも新規化合物でない場合：臨床試験を行う場合に限り 3 年間

⑥ 配合剤（点眼薬及び吸入薬を含む）の価格の設定及び改定の方法

一般的に、単剤を 2 つ組み合わせた価格よりも高いということはないが、ほぼ同様の価格になっている。ただし、配合剤にすることによって新しい価値が付加される場合（例えば異なる治療領域において有効性が認められるなど）といった場合には、2 つの単剤の合計よりも高い価格が設定されることがある。

（4）その他の価格問題

1）価格が上昇している医薬品の領域及び品目ならびにその要因

米国国内においては、同成分を含有する医薬品の間に大きな価格差はなく、医薬品価格自体は総じて上昇している。価格上昇の基本的要因として、消費者物価指数（CPI）やインフレ状況との連動があるが、それに加えて、市販後に獲得した臨床的価値（バリュー）に応じた値上げが認められている。米国は自由価格であるので、価値を占めるエビデンスを出すことにより、市場の競合状況や管理コスト等を勘案し製薬会社の裁量で価格を自由に変更することが可能である。むしろ、値上げ幅が CPI との連動レベルにとどまっている方がまれであり、メディケイドの他、いくつかの連邦プログラムにおいて、法律によりフォーミュラリーにおける医薬品価格が保護されているケースが該当する。薬価が上昇している領域はバイオロジクス（生物学的製剤）で、抗がん剤、インターフェロンなどが挙げられ

る。

2）医療上不可欠な医薬品の保険償還価格の改定方法（不採算領域の問題を含む）

基本的に、米国ではバリュー（価値）が認知され需要がある薬剤の価格は下がらないため、ニーズがあるにも関わらず不採算になるという問題は発生しない。仮に、特許切れのため、後発医薬品が上市し価格が下がるとしても、必ず採算が取れるように価格を調整する。また、特許が切れた先発医薬品は、「ブランドロイヤリティ」が高い顧客をターゲットとして価格を上げる戦略が採用されることが多い。

3）小児適用の開発が進んでいない医薬品の領域

正確なデータは入手できなかったが、NCPAでのヒアリングの中では、抗菌薬の開発については、急性期疾患に短期で使用されるため大量需要が期待できない、また、耐性菌の出現などの理由から、製薬会社の開発インセンティブが低く不足傾向にあるのではとの指摘があった。また、小児適用の抗がん剤についても開発が進んでいないのではないかとのコメントがあった。

4）いわゆるフラットプライスが生じる理由

米国では、製薬会社の裁量により、フラットプライスを設定することも、用量に比例して価格を上げることも可能であるが、フラットプライスがより一般的になる傾向にある。フラットプライスを採用する主な理由として、以下の点が挙げられる。

・保険者が「dose creep」を懸念している。
　承認時点で設定された用量よりも高い用量で使用する方が有効であることが認められ、臨床現場で高用量での使用が普及した場合（これを dose creep と称している）、用量比例的に価格を設定していると保険者にとって薬剤給付コストが上昇する懸念がある。そこで、コスト上昇リスクを回避するために、米国ではメルクが最初にフラットプライスを導入した。
・製薬会社と保険者の価格交渉が簡素化・迅速化できる。
　規格により複数プライシングするよりも1つのプライシングで交渉する方が迅速に価格交渉を進められる。
・規格による製造コストの差がほとんどない。
・安全性・公平性の理由
　予算上の問題から、従来高用量で治療すべきところを低用量での使用になるといったことがないよう、つまり、臨床現場の意思決定が経済性より有効性や安全性をより優先しやすくするため。
　フラットプライシングは、急性疾患よりも慢性疾患の治療薬に比較的よく適用されてい

る。「dose creep」に対応するため、当初は規格比例型に価格設定されていたものを後にフラットプライスに変更するケースもある。一方、フラットプライスのデメリットとして、安全上の問題が指摘されている。例えば、コストが同じであれば、通常使用量の倍量規格の薬を購入し、患者自身が2分割する可能性があるが、その際に分割が不均一になったり、ロスが出たりして、必要な用量が正しく服用できない危険性がある。

5）同一成分の新薬の価格が各国により異なる要因

　製薬会社のコントロールが及ばない要因として、為替変動、国ごとの薬事政策（特に薬価改定ルール）、承認される適用の違いが挙げられる。また、国により疾病構造が異なり、医療ニーズが高い治療領域が異なることから、市場の状況によって製薬会社が価格設定を変える可能性もある。

（5）価格決定と薬剤経済学的評価

1）CERとは

　Federal Coordinating Committee for CER（連邦有効性比較研究委員会）の報告書によると、「CER（Comparative Effectiveness Research：有効性比較研究）とは、現実社会や医療現場における予防、診断、治療、健康管理を目的として実施される複数の介入の有益性とリスクを比較する研究の実施及び結果の統合」と定義されている[22]。

　CERは、1970年代からすでに実施されており、医療技術評価（Health Technology Assessment）、有効性研究（Effectiveness Research）、結果研究（Outcome Research）、そして有効性比較研究（Comparative Effectiveness Research）と呼称は変遷してきたものの新しいものではない。オバマ政権のヘルスケア改革の一環としてCERの実施に巨額の予算が計上されたことで注目を集めた。オバマ政権は、ARRA（American Recovery and Reimbursement Act of 2009）の下、2年間のCER実施予算として、HHS（US Dept. of Healthcare and Human Services：保健社会福祉省）内のAHRQ（Agency for Healthcare Research and Quality：医療研究品質調査機構）に3億ドル、NIH（National Institutes of Health）に4億ドル、HHS長官に4億ドルを計上した。

2）薬剤経済学的評価の実施状況（AHRQへのヒアリングより）

（a）米国における薬剤経済学的評価の経緯

　「Section 1013 of the Medicare Prescription Drug, Improvement, and Modernization

---

[22] http://www.hhs.gov/recovery/programs/cer/cerannualrpt.pdf

Act（MMA）of 2003」という法律に基づき、2005年から開始された「Effective Health Care Program」に端を発し、いくつかのメディケイドプログラムではPDLsの開発、CMSや民間保険会社ではメディケアパートDにおけるフォーミュラリーの構築や保険償還の範囲に関する検討、また、製薬会社は自社製品のプライシングなどに際して当該プログラムの結果を資料として活用してきた。

（b）CERの目的及び実施体制

　CERの目的は、医療の質及び患者アウトカムを改善することである。具体的には、研究成果と実際の臨床現場との間のギャップを明らかし、最低2つ以上の介入手段におけるアウトカムを比較することにより、極力バイアスを排除した介入エビデンスを政策決定者、臨床従事者、患者などへ情報提供する。リサーチでは「患者アウトカム」に主眼を置き、有効性、安全性、経済性（コスト）の各視点から検討される。

　2010年3月のヘルスケア改革法成立の前後で、リサーチの目的や範囲に変化があったか否かについて、AHRQのCER担当責任者に質問したところ、目的は同様であるが、リサーチの対象範囲がより広範になったとのことであった。AHRQは全米でおよそ40の公的・私的機関に研究費を配分しCERを実施している。CERの実施機関としては、BCBS TEC（Technology Evaluation Center of the BlueCross BlueShield Association）、DERP（Drug Effectiveness Review Project at Oregon Health Sciences University）、IOM（Institute of Medicine）、VHA（The Veterans Health Administration）、DDD（Department of Defense）などがある。

　AHRQではコスト効率に特化したリサーチは行っておらず、専ら患者の安全性、そして質の向上に資する医療システムに関するトランスレーショナルディタミネーション・エフェクティブネス・アウトカム・リサーチ（Translational Determination Effectiveness Outcome Research）、つまり、リサーチ情報の収集・統合・分析を行い、その結果を普及させる活動を行っている。

（c）CERの重点テーマ及び実施方法

　現在、下記の14疾患領域が重点テーマになっており、AHRQ内でのCER担当部署は「Center For Outcomes & Evidence」で約40名のスタッフで構成されている。薬物治療に関するCERのフレームワークでは、ただ単に個別の薬剤を取り上げるのではなく、各疾患領域における介入方法の1つとして「薬物治療」を位置づけて実施されており、薬剤に関するリサーチには、3億ドルの概ね50〜60％が充てられているのではないかとのことであった。例えば、糖尿病領域であれば現在の対象薬剤はインスリンアナログである。

CERの優先領域

・Arthritis and non-traumatic joint disorders（関節炎、非外傷性関節障害）

- Cancer（がん）
- Cardiovascular disease, including stroke and hypertension
  （発作、高血圧を含む循環器系疾患）
- Dementia, including Alzheimer Disease（アルツハイマー病を含む認知症）
- Depression and other mental health disorders（抑うつ、他精神疾患）
- Developmental delays, attention-deficit hyperactivity disorder and autism
  （発達遅延、注意欠陥障害、多動性障害、自閉症）
- Diabetes Mellitus（糖尿病）
- Functional limitations and disability（機能制限、能力障害）
- Infectious diseases including HIV/AIDS（HIV／AIDSを含む感染症）
- Obesity（肥満）
- Peptic ulcer disease and dyspepsia（消化性潰瘍、消化不良）
- Pregnancy including pre-term birth（早期出産を含む妊娠）
- Pulmonary disease/Asthma（呼吸器疾患／気管支喘息）
- Substance abuse（薬物乱用）

（d）CERの7つの実施ステップ
1．Identify new and emerging clinical interventions（ホライゾン・スキャンニング）
   （新規、あるいは重要な臨床介入の同定）
2．Review and synthesize current medical research
   （システマティックレビューの実施）
3．Identify gaps between existing medical research and the needs of clinical practice
   （研究成果と、臨床現場で得られたアウトカムとのギャップ分析の実施）
4．Promote and generate new scientific evidence and analytic tools
   （新たなリサーチのための手法、ファンディングの促進）
5．Train and develop clinical researchers
   （臨床研究実施者を対象とした実地研究のための教育・トレーニングの実施）
6．Translate and disseminate research findings to diverse audiences
   （研究成果の解釈、医療現場や行政関係者への情報提供活動の実施）
7．Reach out to stakeholders and communities
   （患者、さらに広範な地域住民への情報提供・普及活動の実施）

（e）今後予定されているCERプロジェクト
　AHRQは、臨床現場における非実験的な観察研究の実施に対してファンディングを行い、コミュニティレベルで下記の実践的な臨床研究や治験を推進する予定である。

- Prioritizing Research Needs in Gestational DM（妊娠糖尿病への効果的介入）
- Integration of Mental Health/Substance Abuse and Primary Care（精神衛生／薬物乱用対策サービスとプライマリケアの統合）
- Reducing the Risk of Primary Breast Cancer（初期乳がんの発症リスクの低減）
- Outcomes of Maternal Weight Gain（母性肥満に関するアウトカム）
- Treatments of Common Hip Fractures（大腿骨頚部骨折の治療）
- Clinically Localized Prostate Cancer（限局性前立腺がん）
- Comparative Effectiveness of ACE Inhibitors and ARBs to Standard Medical Therapy for Treating Stable Ischemic Heart Disease（安定虚血性心疾患の標準的治療における ACE 阻害薬と ARB を用いた治療間の効果比較）
- Comparative Effectiveness of PCI and CABG for Patients with Coronary Artery Disease（冠動脈疾患の患者に対する経皮的冠動脈形成術と冠動脈バイパス術の適用における効果比較）

（f）CER に対する関係者の見解

現在、政策担当者、業界団体、CER 実施関係者は下記のような認識でコンセンサスを得ている。

1．ヘルスケアの有効性を測るものとして医療関係者や患者に提供できるレビュー情報、有効なツールである。
2．政府機関に所属しない、法的に認められた第三者的なリサーチ機関が透明性を担保しながら行うべきである。
3．単に医薬品同士や医療行為間で比較するだけでなく、ケアモデルや医療システム全般を考慮するべきである。
4．アウトカムとしてコスト効率のみを計測するのではなく、医療の成果、つまり臨床の質をアウトカムとして計測することを第一義の目的とするべきである。
5．保険償還に関する意思決定、つまりどのサービスを保険の対象に含めるべきか、また、連邦（州）政府の償還対象は何でなくてはいけないのかということを評価するという目的には使用しない。

今回、政府が CER の成果をどのように政策へ反映していくのか、見通しについて AHRQ 及び CMS 関係者へ質問したが、現在検討中とのことであった。

3）CER の実施事例（NIH へのヒアリングより）

NIH では、効果が証明されていない（エビデンスが不明）治療法についてランダム化し

た、コンパラティブ・トライアルを実施することによりエビデンスを蓄積することをメインテーマの1つにしている。

最近論文化されたCERの事例を下記に3つ挙げる。

1. 心血管疾患を有するハイリスクな2型糖尿病患者に対する厳格な血糖コントロールにより致死的でない心筋梗塞の発生は減少したが、5年致死率は増加した（ACCORD Study）[23]。
2. 抗レトロウイルス治療を早期に受けたHIV患者の方が、後期に受けた患者に比較して、HIV症状の発現率及びパートナーへの感染率がともに低下した[24]。
3. 加齢黄斑変性に対する2つの治療薬（ラニビズマブ（ルセンティス）とベバシズマブ（アバスチン）の有効性比較。ラニビズマブは加齢黄斑変性に適応があるが高価であり、ベバシズマブは適応外使用であるがラニビズマブより安価である。トライアルの結果、視力の回復効果はほぼ同様であったが、今後、副作用の発現率についてはさらに検討が必要と結論づけている[25]。

また、CERの1つの課題として、ステイクホルダーを巻き込んだ活動の推進がある。現在、NIHでは、ナショナルマルファン財団（全米のアドボカシーグループ）と連携して、マルファン・シンドローム患者の治療に対するアテノロールとロザルタンの効果比較を実施中である。NIHでは、2010年度には5億ドルを越える予算を約900のプロジェクトにファンディングを行っているとのことであった。

4）CER推進への取り組みと今後の展望

（a）患者保護及び手頃なケア法（Patient Protection and Affordable Care Act：PPACA）によるCERへの影響

PPACAにより、CERの推進体制が整備されつつある。その1つが「患者中心のアウトカム研究所：Patient-Centered Outcomes Research Institute（PCORI）[26]」の設置である。PCORIはNPOが運営し、21名から成る理事会が設置されており、当該理事会のメンバーにはAHRQやNIHなどの政府機関の代表4名が含まれている。まだ設立して間がないため、活動の方向性等はまだ不透明である。

一方、患者重視のアウトカムを検証するCERの実施には多額のコストが必要になる。研

---

[23] Long-Term Effects of Intensive Glucose Lowering on Cardiovascular Outcomes
N Engl J Med 2011; 364:818-828 March 3, 2011
(http://www.nejm.org/doi/pdf/10.1056/NEJMoa1006524)

[24] Prevention of HIV-1 Infection with Early Antiretroviral Therapy
N Engl J Med 2011; 365: 493-505 August 11
(http://www.nejm.org/doi/pdf/10.1056/NEJMoa1105243)

[25] Ranibizumab and Bevacizumab for Neovascular Aged-Related Macular Degeneration
The CATT Research Group
N Engl J Med 2011; 364:1897-1908 May 19, 2011
(http://www.nejm.org/doi/pdf/10.1056/NEJMoa1102673)

[26] http://www.pcori.org

究資金を効率的に使用するため、NIH では「Clinical and Translational Science Awards：CTSA[27]」と呼ばれる全米 30 州とワシントン DC に民間・官公庁・各種地域団体を含む 60 カ所のサイトで構成されているネットワーク（コンソーシアム）にファンディングを行い、CER を委託している。NIH は CTSA が実施するクリニカル・トランスレーショナルイショナルリサーチを推進するために教育訓練プログラムの開発と人材育成、規制整備、CER 実施のための臨床現場の整備、計画の実行管理、情報ネットワークや IT の整備などの支援を行っており、2009〜2011 年に 1,700 万ドル以上投資している。

今後の CER 推進の課題として、リサーチテーマに優先順位を設定するための判断基準（評価尺度）の構築、CER の結果を臨床現場の意思決定において実用化し普及させる手法の確立、観察データや個別医療を CER の中でどう位置づけるのかに関する方針策定、などが指摘されている[28]。

現在 CTSA で進められている CER のテーマ（例）は、
・精神科領域の薬剤使用：UCSF やジョンズ・ホプキンス大学等が参加しての、自閉症治療に関するインターネットベースの RCT を試行している。
・観察研究（薬剤疫学的アプローチ）：糖尿病患者を対象とした脂質異常症治療薬の選択をテーマに、ペンシルバニア大学を中心として CTSA による観察研究の手法開発を目的としている。

(b) AHRQ との連携

AHRQ と NIH は実務レベルで補完的関係にある。AHRQ ではコスト効率に特化したリサーチは行っておらず、専ら患者の安全性、そして質の向上に資する医療システムに関するトランスレーショナルディスターミネーション・エフェクティブネス・アウトカム・リサーチ（Translational Determination Effectiveness Outcome Research）、つまり、リサーチ情報の収集・統合・分析を行い、その結果を普及させる活動を行っている。一方、NIH では大規模治験、比較試験（コンパラティブ・トライアル）の実施に焦点をあてている。

その他、両者の共同事業として、人材教育・訓練を行うエビデンス・プラクティス・センターの運営、CER の結果を判断する情報リソースネットワーク（DECIDE）の運営などを行っている。

(c) CER に対する関係者の見解

NIH 関係者のヒアリングによると、CER の中には薬剤経済学的な評価を含むテーマもあるが、NIH で実施している CER の目的は科学的なエビデンスの構築が目的であり、政策的な判断材料を提供することは全く意図していないとのことであった。また、PPACA の成

---

[27] https://www.ctsacentral.org/
[28] JAMA, 303 (21) June 2: 2182-2183, 2010

立過程においても、保健福祉省やPCORIは、メディケアの償還範囲を決める基準等に質調整生存年（QALY）やこれに類似した手法の使用を禁じている[29]。

以上より、現在米国国内において、政策担当者、業界団体、CER実施関係者は下記のような認識でコンセンサスを得ている。

1. CERは、医療サービスに対するエビデンスを蓄積し、ベストプラクティスを実現するための医療者（特に医師の治療方針）や患者の意思決定に資する確かな情報を提供するために有効なツールである。
2. CERは、各種リサーチ機関が透明性を担保しながら行うべきである。
3. CERは、単に異なる医薬品間や医療行為間で比較するだけでなく、ケアモデルや医療システム全般も考慮して実施するべきである。
4. アウトカムとしてコスト効率のみを計測するのではなく、医療の成果、つまり臨床の質をアウトカムとして計測することを第一義の目的とするべきである。
5. 費用対効果を保険償還に関する意思決定に使用すべきではない。

3．医薬品の保険償還

（1）保険償還の制度概要

処方薬剤費の支払者支出割合を図表4-15に示す[30]。

2006年にスタートしたメディケアパートDの影響により例年に比して様相が変わっている。民間保険による処方薬剤費の支出割合は48％から42％へ減少（2005～2008年）、政府のプログラムの割合が28％から37％に増加、全額自費負担者（out-of-pocket）の割合は24％から21％に減少している。また、公的保険における処方薬剤費支出の内訳をみると、2005年ではメディケア：7％、メディケイド：70％であったものが、2008年には、メディケア：60％、メディケイド：24％と大きく変化するなど、特にメディケアからの支出割合の増加が顕著である（図表4-16）[31]。

---

[29] http://www.healthaffairs.org/healthpolicybriefs/brief.php?brief_id=28
[30] http://www.kff.org/rxdrugs/3057-08.pdf
[31] OIG. Medicaid drug price comparison: average sales price to average wholesale price. DHHS; June 2005.
http://oig.hhs.gov/oei/reports/oei-03-05-00200.pdf

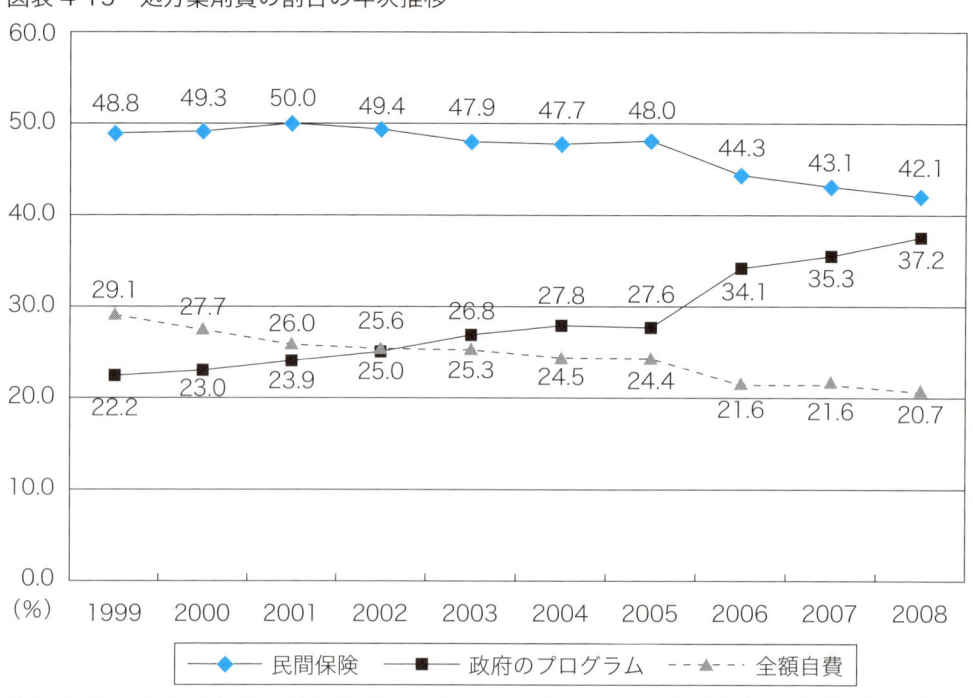

図表4-15　処方薬剤費の割合の年次推移

年	民間保険	政府のプログラム	全額自費
1999	48.8	22.2	29.1
2000	49.3	23.0	27.7
2001	50.0	23.9	26.0
2002	49.4	25.0	25.6
2003	47.9	25.3	26.8
2004	47.7	24.5	27.8
2005	48.0	24.4	27.6
2006	44.3	34.1	21.6
2007	43.1	35.3	21.6
2008	42.1	37.2	20.7

出典：KFF analysis of National Health Expenditure data from Center for Medicare & Medicaid Services

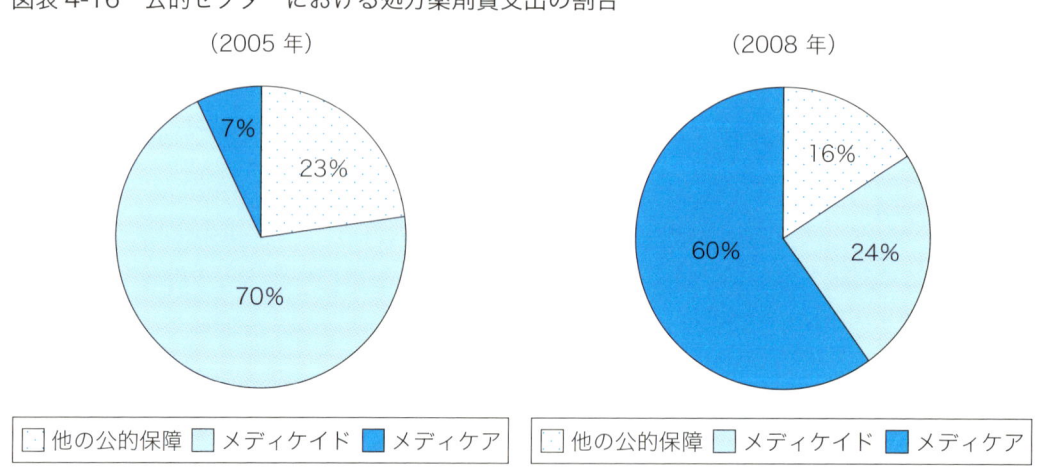

図表4-16　公的セクターにおける処方薬剤費支出の割合

（2005年）
- 他の公的保障：23%
- メディケイド：70%
- メディケア：7%

（2008年）
- 他の公的保障：16%
- メディケイド：24%
- メディケア：60%

（2）医薬品の保険償還価格を巡る動向

　従来、米国では、処方薬を含む医薬品の保険償還価格の算出基準について議論されてきた。その議論は、民間、公的セクターにおいて長年にわたって医薬品の保険償還価格の基準とされてきたAWP（Average Wholesale Price）が、果たして価格基準として本当に妥当であるのかという問題提起から端を発し、現在では、「AWPには、法的定義がなく、製

薬会社がAWPを設定する際にも、政府による監視・監督が一切行われておらず、実勢価格を反映していない根拠なき数値になっているため、これを基準に薬剤料を保険償還すると、実勢価格よりかなり高額な薬剤費を拠出することになる」というのが連邦政府の認識である。それに伴い、「価格交渉や保険償還ルール設定の基準（ベンチマーク）としてAWPに替わる価格基準を何にするのか？」また、「薬剤料に関する保険償還ルールをどのように定めるのか？」など、根本的事項が重要議案になっている。

（3）公的セクターにおける薬剤に関わる保険償還方法の変化

1）メディケアパートB

1997～2004年の間、メディケアパートBにおける薬剤に関わる保険償還額の基準はAWPであった。2003年までは、AWPの95％、2004年からはAWPの85％で償還が行われていた（ただし、法律で定められているワクチン、血液製剤、在宅で点滴用ポンプを介して投与される薬剤などは、引き続きAWPの95％で償還されていた）。しかし、2003年に成立したMMA（Medicare Modernization Act：メディケア近代化法）により、2005年1月から、メディケアパートBの薬剤償還価格の算定基準をAWPからASPへ変更することが可決され、2006年1月から、ASPの106％での償還が実施されている（法案の可決から実施までには、若干タイムラグがあったようである）。

価格基準がAWPからASPへ変更された理由は、「ASPは、医師が実際に支払っている医薬品購入価格をより適切に反映している」という判断による。2005年に発表されたHHS（U.S. Department of Health and Human Services：米国保健福祉省）のインスペクタージェネラル（検査役）による調査報告によると、ASPはAWPの51％の価格水準（中央値での比較）であり、個別の結果では、AWPに対して、シングルソースの先発医薬品：74％、マルチプルソースの先発医薬品：70％、後発医薬品：32％の水準であった[31]。

また、メディケアパートBにおける償還のオプションとしては、ASPの106％償還に加えて、2006年から導入されている制度にCAP（Competitive Acquisition Program）がある。これはCAPへの参加を希望した医師が、CMSが競争入札で選んだ業者から医薬品を入手する制度である。

ASPは、製薬会社から直接報告される、米国内における大部分の市場取引を網羅した価格である。したがって、CMSは、ASPを価格基準に採用することで、ボリュームディスカウントやフロントペイメント（薬を受け取ったその場での支払い）などを含む、あらゆる割引を反映した実勢価格に近いデータに基づいて、リベートやディスカウントを決定するよう努めている。

ただし、法律上で指定されている、ワクチン、耐久性の医療機器、血液製剤などには、

ASPを基準にした算定ルールは適用されず、ワクチンや血液製剤については、依然としてAWPを基準に、また、耐久性医療機器については別途設定されたフィー・スケジュールを使用して償還が行われている。

ASPは比較的新しい価格体系であるため、CMS当局は、今後、シングルソースの薬剤、マルチプルソースの薬剤、生物学的製剤の定義・範囲を明確化し、それぞれの支払いプロセスの効率化を進める取組みを開始している。

2）メディケアパートD

メディケアパートDは、CMSの監督下で、民間保険会社の管理運用によって処方薬剤給付が行われている。薬剤給付については、保険会社と製薬会社が直接交渉して価格やリベートを決定し、その価格に基づいて、最終的な受給者負担が設定される。したがって、政府はあらゆる価格交渉に直接関与していない。その背景には、MMAにおいてパートDの給付に言及している規定[32]の中に、市場競争原理をより適切に機能させるために、①政府が直接製薬会社と価格交渉を行う、②民間保険会社と製薬会社の間の価格交渉に関与する、③保険会社のフォーミュラリー構築に関与する、などの行為をよしとしない、あるいはそれを阻止する文言が明記されていることがある。

パートDの総合的な評価は高い。加入者の満足度は高く、政策としては成功しているとの認識が一般的である。しかし、いくつかの問題点が指摘されており、主な論点は、「ドーナッツホール」の存在と医薬品の価格水準である。

保険会社が製薬会社から得ているリベートは、一部「保険料の引き下げ」という形で加入者へ還元されるが、薬剤自体の価格は変わらないため、ドーナッツホール（免責枠）に入っている加入者は、高い薬剤を全額自費で購入しなければならない。その購入額は製薬会社へ入り、その一部がリベートとして保険会社に還元される。つまり、より重症な高齢患者が、軽症あるいは健常な加入者の保険料を一部「肩代わり」するような構図になっているとの指摘である。

また、議会の中では、パートD受給者が薬剤費を高く払い過ぎているのではないかという懸念が存在し、その解決案として、政府が薬剤価格の交渉やフォーミュラリーに対してある程度干渉することを認めるよう、規定内容を改正する法案がいくつか提出されてきた。民主党のヘンリー・ワックスマン議員らによって2007年7月に発表された「ワックスマンレポート」によると、従来のメディケアプログラムのように、政府が直接製薬会社と価格交渉しておれば、パートDプログラムは現状に比して、より効率化できたのではないかと主張し、2006年度の支出額試算として、政府の介入により150億ドルは削減可能であった

---

[32] Medicare Prescription Drug, Improvement, and Modernization Act of 2003, H.R.1, Public Law 108-173, Sec.1860D-11 (i) "NON- INTERFERENCE" clause

としている[33]。

　現在、パートDでは、ほとんどのプランにおける薬剤償還価格の基準として、依然AWPが採用されているようである（ただし、AWPのインフレーションを見越して、15～25％割り引いている）。

3）メディケイド

（a）州政府による薬剤償還価格の設定

　前述の通り、メディケイドにおける薬剤給付は、医薬品の償還価格である薬剤料（Ingredient Cost）及び調剤料（Dispensing Fees）から構成されている。保険償還にあたって、州政府は薬局での医薬品実購入価格（AAC：Actual Acquisition Cost）を極力反映したいとしているが、正確な把握が難しいため、次善策としてAWPから10～17％を引いた額、あるいは、WACに6～9％上乗せした額を支払っている州が多いようである。

（b）連邦政府による薬剤償還上限価格（FULs：Federal Upper Limits）の設定

　連邦政府が拠出するメディケイドコストを下げるために、2005年2月にDRA（Deficit Reduction Act：財政赤字削減法）が制定された。その中で、AWPは薬剤の実勢価格と乖離しているとの問題意識から、後発医薬品が存在する薬剤のFULsの算定に使用する価格基準がAWPからAMPへ変更され、FULsの計算方式を、後発医薬品の中でも最も安いコストの薬剤のAMPの250％に統一することになった（AMPルール）。この計算方式は、2007年7月からすでに規制として有効であったが、同年12月に、US地方裁判所が実施差し止め命令を出されていた。

　しかし、ヘルスケア改革法により、米国国内において販売されているマルチプルソースの医薬品（後発医薬品が存在する先発医薬品及び後発医薬品）に対する連邦償還上限額（FULs）の設定方法が変更、治療上同等と評価された各薬剤の処方量に基づく加重平均AMPの175％に統一されることになった[34]。

（c）メディケイドリベート（強制リベート）

　メディケイドリベートは、1990年に制定された予算調整法（OBRA'90：The Omnibus Reconciliation Act of 1990）によって創設された。当時の議会は、メディケイドは最も経済的に恵まれない人のための救済策であるから、有利な薬剤価格（ベストプライス）を獲得

---

[33] Henry. A. Waxman, et al. Private Medicare Drag Plans: High Expenses and Low Rebates Increase tha Cost of Medicare Drag Coverage. United States House of Rap. October 2007
[34] Sec2503 Providing adequate pharmacy reimbursement (1) "(5) USE OF AMP IN UPPER PAYMENT LIMITS http://en.wikisource.org/wiki/Patient_Protection_and_Affordable_Care_Act/Title_II/Subtitle_F#SEC._2503._PROVIDING_ADEQUATE_PHARMACY_REIMBURSEMENT

する必要があるとの認識で一致した。そこで、ベストプライスを獲得する手段として、連邦政府は、FULsを闇雲に下げるのではなく、リベートを採用することを決定した。そのおもな理由は2つある。1つは、各州政府が有する、保険償還価格を設定できる自由権（柔軟性）を維持・尊重するため（本来、メディケイドの運営は州政府の役目、つまりビジネスであるという伝統があるため）、もう1つは、メディケイド受給者の薬剤負担の一部を製薬会社が負っていることを明確化するためである。

メディケイドの給付対象として医薬品の保険収載を希望する製薬会社は、販売実績の一部をリベートとして政府に払い戻す契約を結ぶ。メディケイドリベートへの参加は各製薬会社の自由裁量であるが、医薬品市場全体に占めるメディケイド薬剤支出の割合は、メディケアパートDの影響で若干低下したものの、依然として11.5%を占めることから、参加している製薬会社の数は約550に上っている。

ア）メディケイドリベート算出の基準

メディケイドリベートは、保険償還価格と市場実勢価格との格差を是正することを目的としており、リベート額算出の基準としてAMPが採用されている。ヘルスケア改革法により、算出ルールは以下の通りに変更された[35]。

① 先発医薬品の場合：下記のいずれか高い方
　i．AMPの15.1%⇒23.1%へ変更
　ii．AMPとBP（ベストプライス）との差額

② 後発医薬品の場合
　　AMPの11%⇒13%へ変更

イ）メディケイドリベートの支払い方法

CMSは、連邦法で定められた計算方法で算出された薬剤ごとのリベート額（単価）を算出するが、AMPの価格上昇率がCPI（消費者物価指数）よりも高い場合は、当該CPIを上回る上昇率をAMPに乗じた分が追加的リベートとして課せられる。したがって、ベーシックリベートとインフレ調整分の追加的リベートを加えた額（URA：Unit Rebate Amount）に、州政府が提出した使用量を乗じた額がリベート総額になる。

製薬会社は四半期ごと（四半期終了後30日以内）にURAをCMSへ提出するため、リベートも四半期ごとの決済となる。CMSは、州政府に対して四半期終了後45日目にリベート総額を通知する。州政府はそれから15日後（つまり四半期経過後60日目）の時点で製薬会社にリベートの請求書を送付する。製薬会社には38日間の支払い猶予期間が与えられ、その間にリベートを支払う。州政府と製薬会社の間で医薬品の使用量（販売量）について認識の相違がある場合は、CMSによる調停プログラムがある[36]。

---

[35] http://www.cms.gov/MedicaidDrugRebateProgram/
[36] http://www.cms.hhs.gov/MedicaidDrugRebateDispR/

また、最近の動きとして、州政府が個別に製薬会社と別途リベートの交渉をすることができるという特権を有するようになり（メディケイド101と称されている）、その結果、40州が実施している。2006年のデータでは、外来薬剤給付に関わる、メディケイドから薬局への保険償還額は282億ドルであったが、連邦政府への直接リベートとして100億円、州政府への追加的リベート（メディケイド101）として150億円が計上されている。

（4）メディケアとメディケイドの価格基準が異なる理由

メディケアパートBの償還価格基準にはASPが、メディケイドのFULs及びリベート算出基準にはAMPと、採用されている基準が異なっている理由をCMS担当者に尋ねた。メディケイドでは、リベートプログラムが1990年に確立され、その当時からリベート計算のための方程式にAMPが採用された。したがって、長年にわたるデータ蓄積の実績があり、運用も定着していることから、FULsの算出基準についてもAMPに統一することに決めたとのことであった。

また、メディケアとメディケイドは制度上の違いがあり、それぞれ違う支払いの方法、プロセスを使う必要がある。したがって、当局の話では、現在のところ、価格基準をASPあるいはAMPのいずれか1つに統一される見込みはないが、両者の支払いの方法が今後類似してくるということはありうるとのことであった。

（5）製薬会社が提出するASP、AMPデータの信頼性

製薬会社が提出する取引データの信頼性をどのように担保しているのか、また製薬会社が捏造データを提出し、それが発覚した場合、何らかのペナルティが課せられるかについてCRS（Congressional Research Service）及びCMS担当者に尋ねた。現時点では、法律上の罰金規定などはないが、もし、データの捏造が発覚した場合は、州政府及び連邦政府が当該製薬会社を訴えることになる。

データ提出に際して、CMSと製薬会社は日頃からコミュニケーションをとり、特に毎月提出されるAMPデータに関しては連邦政府による監査が入り、プライス・レポーティングをしっかりと精密に提出するよう指導している。また、ASPを提出する際には、各数値の算出方法やその根拠などを記載した「メソドロジードキュメント」を添付するよう要求している。さらに、CMSが抜き打ちで無作為抽出したデータをレビューし、不備があれば修正を要請している。製薬会社がその変更要請に対して不服がある場合は、論争解決プログラムがある。

一方、製薬会社の方では、ASP及びAMPの提出認定を受けた担当者がデータを提出することになっている。製薬会社では、社内に監査員を置き、定期的にデータ作成のプロセ

スチェックを行い、政府の監査に対して問題が発生しないように留意しているとのことであった。

製薬会社が提出するデータの信頼性に疑義が生じた場合には、CRS、HHS に所属するインスペクタージェネラルによる査察を実施することもある。ASP 及び AMP による償還方法はまだ施行されたばかりであるため、今のところ特に問題は指摘されておらず、この種の査察は頻繁には実施されていないとのことであった。

（6）保険償還価格基準の変更が薬局に与える影響

米国地域薬剤師会（NCPA：National Community Pharmacists Association）は、「AMP は、本来薬局に対する保険償還を目的に定義された価格ではないため、薬局の経営実態を反映するものになっていない」と主張している。薬局における調剤料（ディスペンシング・フィー）の相場は3〜5ドルで、これには、調剤プロセス、カウンセリング、情報提供などのサービス料が含まれている。この調剤料の水準は、米国の最低労働者賃金の6ドルよりも低く、薬局の経営を維持するために、かなりの部分を薬剤料に依存しているのが現状である。したがって、連邦・州両政府が公的セクターの保険償還に、新しい価格基準を導入・拡大すると、保険償還される薬剤料よりも薬剤の実購入価格の方が高くなり、薬局経営が難しくなる恐れがある。あるレポートでは、薬局がメディケイドで使用する薬剤を購入する実価格よりも、保険償還される薬剤料が36％（平均値）低くなる危険性があるという試算結果もでているようである。州政府による薬局への償還ルールは、州によって異なっている。例えば、カリフォルニア州では、次のように定められている。

州	自己負担額	事前承認	償還の制限	償還方法
CA	$1／Rx	なし	6Rxs／month	（AWP－17％）＋調剤料 $7.25) 一部の薬局では調剤料 $8.00)

現在、NCPA と他の薬局団体が連携し、議会への法案提出に向けた動きがある。その内容は、①もし薬局への保険償還に対する基準を AMP にするのであれば、少なくとも薬局の薬剤購入コストをカバーできるような償還率にすること、もしくは、②全く新しい償還額の計算モデルを提案し、少なくとも現在薬局が獲得している償還価格レベルは維持できるよう努力する、などである。一方、民間セクター（メディケアパート D を含む）では、処方薬剤給付の償還に際して、AWP の 85〜88％の価格水準を採用している場合が多いが、こちらも今後の動向が注目される。

（7）高額薬剤に係る薬剤給付制度の状況

　CMS関係者によると、メディケアでは、どの医薬品を保険償還の対象とするかについての意思決定は、薬剤価格（コスト）とは切り離して行い、臨床的効果、安全性、必要性の観点から判断するとのことであった。パートBでは、保険償還の意思決定には、ナショナルレベル（国家レベル）とローカルレベル（地域あるいは施設限定）があるが、ほとんどのケースはローカルレベルで、当該地域や医療施設での臨床実績などを考慮して意思決定されている。ナショナルレベルでの意思決定を要するものはほとんどないが、該当した場合には強力なエビデンスが求められる。パートDにおいても、ほぼ同様の方針である。一方、メディケイドでは、基本的にメディケイドリベートプログラムに係る契約が成立すれば、自動的に当該薬剤は償還対象となる。

（8）CU（コンパッショネート・ユース）・適応外使用

1）未承認薬へのアクセス

　米国におけるCU（未承認薬の人道的な供給）は、連邦規則集「治験薬の治療使用（21DFR312.34）」において規定されている[37]。一般にCUの対象になるのは、第3相臨床試験段階（多数の患者で有効性・安全性を確認した段階）の未承認薬であるが、生命を脅かす疾患に罹患し急を要する患者に限り、第2相臨床試験段階（少数の患者で有効性・安全性を確認した段階）の未承認薬も利用可能としている。

　米国で未承認薬へ合法的にアクセスする方法は臨床試験（治験）への参加が最も一般的であるが、それ以外の主なものは、①治験プロトコルの特別例外規定に該当、②緊急IND（Investigational New Drug）制度の適用、③治療INDまたは治療プロトコル制度の適用、などがある[38]。治験の登録基準に適合しないが①の特別例外に該当する場合は、臨床試験のプロトコルに準拠して未承認薬を使用できる可能性がある。ある患者を特別例外扱いとするか否かは、臨床試験の責任医師と製薬会社の責任において判断し、申請する場合は、医師が製薬会社の同意を得たうえで、例外的に未承認薬を使用する根拠や患者の病歴などを記載した書類をFDAに提出する必要がある。

　緊急IND制度は、医師が1人の患者のために未承認薬を使用するためFDAに直接申請するもので、当該医療施設の倫理委員会への通知と承認を要し、FDAに対して、有害事象、臨床情報の更新、年報の提出が義務づけられる。さらに製薬会社の同意が必要である。今

---

[37] http://www.accessdata.fda.gov/scripts/cdrh/cfdocs/cfcfr/CFRSearch.cfm?fr=312.34
[38] http://www.accessdata.fda.gov/scripts/cder/onctools/Japan-access.htm

回調査を行った製薬会社のケースでは、緊急 IND への同意の可否については、社内に設置された「コンパッショネート・ユースプログラム」に所属する医師により判断されるとのことであった。

　治療 IND 制度は、臨床効果が有望であり、かつ申請時点で FDA による新薬承認審査中である場合には、FDA の許可が得られれば、当該製薬会社は、審査期間中に使用した未承認薬の費用を請求することができる。

　CRS 及び製薬会社へのヒアリングによると、通常、CU で使用される未承認薬は製薬会社から無償で提供されることが多い。ただし、FDA が許可した未承認薬（Authorized IND）については、下記の要件を満たすことを条件に、製薬会社が CU に関わる未承認薬の費用を請求することができるとのことであった。

・現在進行中の臨床試験で十分な参加患者数が確保されている。
・請求費用には、マーケティングコストを含めない。
・当該未承認薬が支給されている間、米国国内において当該未承認薬に関するマーケティングやプロモーションを行わない。
・請求金額は、研究開発コスト、製造コスト、管理コストの総額を超えない。
・FDA に対して当該未承認薬の新薬承認申請を積極的に進める。
・FDA が当該未承認薬に対する製造販売を承認した後、製薬会社は改めて価格を設定し直す。

2）CU に関わるレギュレーションの改定

　米国では、1970 年代から、様々な方法による未承認薬へのアクセスが可能になり、HIV／AIDS、がん、循環器系疾患を中心に、多くの患者が未承認薬による治療の恩恵を受けてきた。しかし、現行のレギュレーションでは、1 人の患者に対する Emergency（緊急）IND 及び多数の患者グループに対する Treatment（治療）IND または治療プロトコルに関する規定が明示されているに留まり、その他の様々な CU の可能性や、製薬会社によるコスト請求の可否とその条件について明らかにされていないという問題があった。そこで、FDA は、2006 年 12 月、未承認薬へのアクセスの拡大と、製薬企業が未承認薬を患者に有償提供する際の条件や手続きを示した提案ルールを官報で示した[39, 40]。改定案の主なポイントは下記の通りである。

① CU が認められる対象
・1 人の患者に対する緊急 IND 及び非緊急 IND

---

[39] http://www.fda.gov/OHRMS/DOCKETS/98fr/06-9684.pdf（官報）
[40] http://www.fda.gov/OHRMS/DOCKETS/98fr/06-9684.pdf（プレス発表）

- 少数の患者グループに対する未承認薬の使用
- 多数の患者に適用可能な、1つの限定された治療領域に使用される治療 IND または治療プロトコル（CU の申請方法として、既存の IND を使用するための新たなプロトコルを提出するケースがある[41]。）

　上記の条件を満たし、FDA から CU 対象として許可を得るためには、①患者の緊急性、疾病の重篤度を鑑みて、既承認薬での治療が難しいこと、②未承認薬を使用することによる、ベネフィットと潜在リスクのバランスが許容される範囲であること、③未承認薬の使用が、今後の新薬開発の障害にならないこと、④FDA に対して当該未承認薬の新薬承認申請を積極的に進めるなどの条件をクリアする必要がある。また、未承認薬をより幅広いケースで使用可能にするためには、ある疾患やその重症度・緊急性に照らして、当該未承認薬を使用する妥当性や、適用が想定される患者数を証明するための根拠となりうる評価項目を確立することが必要である。

② **製薬会社による未承認薬の費用請求に関わる改定**

　製薬会社が CU に関わる費用を回収できるのは、以下の条件下に限る。

- 正規の治験プロセスにおいて使用される未承認薬で、既存薬に比して臨床価値が高く、CU の期間中費用を回収できなければ、コスト高になり開発自体が困難になる可能性がある場合
- CU の期間中の費用を回収できなければ、中規模人数または、大規模人数の患者を対象にした治療 IND において未承認薬の使用を奨励することが困難な場合、また、費用の算出式を簡素化することも提案されている。
- 治験薬の費用については、研究開発に関わる直接費用のみ加味できる
- 中規模人数または、大規模人数の患者を対象にした治療 IND については、研究開発に関わる直接費用に加え、管理費用も加味できる。

3）CU の保険償還上の扱い

　メディケア、メディケイドといった公的保険では、償還の対象になっていない。民間の保険において CU 制度における未承認薬が保険償還の対象になるかどうかは、加入者の保険プランにより異なっている。

4）CU の普及状況

　1997〜2005 年の間に、FDA は毎年平均 2,046.6 件の IND 申請を受理した。そのうち、659 件（32.2%）は個別患者（Individual Patient）IND または緊急（Emergency）IND で、4.6

---

[41] http://www.fda.gov/OHRMS/DOCKETS/98fr/06-9684.pdf（官報）

件（0.2%）が治療（Treatment）IND または治療プロトコル（Protocol）の申請であった[42]。FDA は、前述したレギュレーションの改定案が認められれば、個別患者及び中間規模人数（治療 IND または治療プロトコルで適用される人数より少ない）を対象とした CU の申請数が増加すると見ており、図表 4-17 に示す推計値を公表している[42]。

図表 4-17　レギュレーション改定後の CU 申請件数推計値（文献[42]より）

レギュレーション改定後の経過年数	個別患者または緊急 IND		中間規模の患者数	
	増加率（659 件をベースにした推計）	申請件数	増加率（55 件をベースにした推計）	申請件数
1 年目	20〜40%	791〜0923	5%〜10%	58〜61
2 年目	30〜50%	857〜0988	10%〜20%	61〜66
3 年目	40〜60%	923〜1054	20%〜40%	66〜77
4 年目	0%	923〜1054	25%〜50%	69〜82
5 年目	0%	923〜1054	0%	69〜82

　今回の調査でヒアリングを行った、オハイオ州にあるヘルスシステム傘下の病院では、院内で使用できる薬剤は、基本的には大きく 2 つのカテゴリーに限られていた。1 つは院内フォーミュラリーに収載された既承認薬、もう 1 つは院内で承認された治験で使用する未承認薬である。仮に、患者が製薬会社への要請あるいは個人購入などの手段で、薬剤を入手し病院へ持ち込んだとしても、院内審査を経て、それが未承認薬の場合は、当該病院での入院期間中の使用は認められない。病院側が安全を確認できないものやクオリティケアを確証できないものを使用することは、法的責任上問題があるというのがその主な理由である。ただ、他の病院では治験以外の方法で未承認薬を使用できる場合がある。その際の諸条件の設定や経済的負担については、病院のポリシーや患者が加入する保険会社の規定内容によって異なるとのことであった。

5) CU を巡る最近の話題

　米国では、未承認薬へアクセスする権利について注目される判決があった。米国では、未承認薬へのより良いアクセスを求めて活動している市民団体である「アビゲイル・アライアンス」と、ワシントン法律協会が共同で、第 1 相臨床試験（少数の健常人を対象とし、安全性を確認する）を終了した未承認薬を、命に関わる疾患などをもつ患者への販売を認めないのは合衆国憲法に定められた基本的人権を侵すものだとして提訴し、2006 年 5 月に連邦控訴裁判所がこれを認める判決を下したことが物議を醸していた。この訴訟は、未承認薬へのアクセス拡大を求める患者・家族などから一定の支持を得ている反面、早期の開

---

[42] http://www.fda.gov/OHRMS/DOCKETS/98fr/06-9684.pdf（官報）

発段階にある未承認薬の「販売」を求めることが、医薬品の販売承認制度の枠組みに抵触するのではないかとの批判も招いた[43]。結局、2007年8月には、連邦控訴裁判所の再審理でこれを認めない判決が下された。

6）適応外使用について

① 適応外使用に対する認識

FDAは「製薬企業による製品紹介及びプロモーションは、FDAが承認した適応範囲に限定すべき」として製薬企業を厳格に規制している。企業側も業界で自主的に作成している倫理コード上、FDAに準拠した立場を明記している。承認された用量を超えて薬剤を使用すること（オーバードーズ）は適応外使用の一つと認識されており、FDAも製薬企業も安全上の観点から問題視している。

一方、特に悪性腫瘍、小児・高齢者・精神科医療といった領域では、承認されている適応範囲が少ないため、多くの医師が適応外使用の形で薬剤を処方しており、それは臨床上一般的かつ重要であると主張している。また、疼痛管理領域において、末期がん患者に対する麻薬の投与においてオーバードーズが治療ガイドラインで推奨されているといった例外的ケースもある。また、医師の適応外処方に関しては、処方行為自体が裁量権の範疇にあるため州法による規制も特にない。AMAが把握している調査データでは、全米で発行されている処方せんの40％は適応外処方を含んでいるとのことであった。

一般的に、適応外処方に対する薬剤師の関与はほとんどないのが実状である。その理由として、薬剤師は立場上、患者の病態やバックグラウンドを把握することが難しいことや、州法に規定された調剤義務との絡みがある。

医師・薬剤師双方が指摘していることとして、「適応外使用は、"両刃の剣"のような性質があり、リスクを伴う一方で、新たな治療の可能性を拓く（エビデンスを作る）機会になる」という認識がある。米国では製薬企業が新たに追加適応の承認を得るには、多大な時間とコストを要する上、疾患領域や病態によっては、そもそも治験ができないこともある。しかし、調査・研究によって、より早いペースで新たな知見が得られれば、適応外使用に積極的な医師による臨床治験が進む。その結果が首尾よく権威あるジャーナルに掲載されれば、それが新たなエビデンスとなり、臨床現場において使用実績が蓄積される。このようなプロセスで適応外使用が認められれば、製薬企業が苦労して適応を追加する必要はない。

この実状を鑑み、FDAは2009年にガイダンスドキュメントを発行し、「製薬企業が医療関係者に対して適応外使用に関するジャーナル記事（査読を経たもののうち、当該ガイダンスに記載された厳格な要件を満たしたものに限る）を渡すことは、販促活動に該当しな

---

[43] http://www.yakugai.gr.jp/attention/attention.php?id=172

い」との見解を明らかにした。この要件の1つに「エディトリアルボードの承認」がある。これは、製薬企業が記事を医療関係者に渡す際には、事前にエキスパートを招聘して当該記事の情報を提供することの妥当性について検討を依頼し、承認を得ることが必要というものである。

❷ 適応外使用に係る保険上の扱い

　オーバードーズを含む適応外使用のメディケアにおける保険上の扱いについては、適応外使用のケースがDrugDex、AHFS-DI（American Hospital Formulary Services-Drug Information）、Thomson Micromedex DrugDex、Clinical Pharmacologyなどに収載されているなどその根拠が担保されている限りにおいて償還可能である。その他、アピールプロセス（医師や患者側が特定の薬剤の医療ニーズを文書化して申し立てること）や事前認可プロセス（FDAで認可された用量や適応を超えた薬剤使用について、医師が事前許可を得ること）を通して適応外使用が保険償還の対象になることがある。意思決定の際に参照される具体的なコンペンディアリストは、Medicare benefit policy chap.15に記載されている[44]。

上記以外のコンペンディア及び学術誌リスト
・NCCN (National Comprehensive Cancer Network) Drug and Biologics Compendium
・American Journal of Medicine
・Annals of Internal Medicine
・Annals of Oncology
・Annals of Surgical Oncology
・Biology of Blood and Marrow Transplantation
・Blood
・Bone Marrow Transplantation
・British Journal of Cancer
・British Journal of Hematology
・British Medical Journal
・Cancer
・Clinical Cancer Research
・Drugs
・European Journal of Cancer
・Gynecologic Oncology
・Journal of Radiation, Oncology, Biology and Physics

---

[44] https://www.cms.gov/manuals/Downloads/bp102c15.pdf

・The Journal of the American medical Association
・Journal of Clinical Oncology
・Journal of the National Cancer Institute
・Journal of the National Comprehensive Cancer Network (NCCN)
・Journal of Urology
・Lancet
・Lancet Oncology
・Leukemia
・The New England Journal of Medicine
・Radiation Oncology

　メディケイドについても、基本的にはメディケア同様のスタンスである。ただし、医薬品を保険償還の対象にするためには、製薬会社と州政府間でリベート合意が必要である。合意に至った場合、FDAの承認を経て当該製薬会社から上市されている薬剤は、新薬、配合剤を問わず保険償還の対象になる。ただし、州ごとに定めるPDLs（推奨医薬品リスト）に新薬や配合剤が収載されるか否かということとは別問題で、州によって償還条件も若干異なっている。

❸ 適応外使用を回避する施策

　AMA関係者は、適応外使用のバリアーとして3つのファクターをあげた。まず1点目は、適応外使用に起因した有害事象が発生したときの訴訟システムならびに処方医のライアビリティである。2点目は保険償還である。関係者は、民間の保険会社が将来的に適応外使用された薬剤についての保険償還をストップするであろうと予測しており、そのことが適応外処方のバリアーになるのではないかと見ている。3点目は、2007年にFDA改革法によって導入されたREMSの拡大である。REMSとは、"Risk Evaluation Medication Strategy"の頭文字を取ったもので、「薬剤のリスク評価・リスク緩和戦略」である。FDAがある薬剤にREMSを適用した場合、当該薬剤の製薬企業は、その薬剤のリスクを評価し、リスクを最小化するための管理方法等をとりまとめてFDAに提出する必要がある。ここでいう管理方法の例としては以下のものがある。

・処方者、調剤者の限定（登録制や認定制などの適用）
・医療機関、調剤薬局の限定（登録制の適用）
・患者登録
・患者のモニタリング
・検査の義務づけ
・患者への情報提供（メディケーション・ガイドの作成等）

　REMSが適用された薬剤は、2008年4月時点で16医薬品成分であったが、調査時点で

はおよそ60に拡大しているとのことであった。管理方法の多くは当該薬剤の「使用制限」に関連しているため、今後REMSがさらに拡大すれば、事実上適応外使用がより難しくなるであろうと見られている。

4．医療費適正化における取り組み

（1）後発医薬品を取り巻く情勢

1）後発医薬品に関するデータについて

　米国では、後発医薬品の市場でのシェアや普及率に関する動向を、IMS MIDASから提供されるデータにより把握しており、米国ジェネリック医薬品協会（GPhA：Generic Pharmacy Association）もIMSデータを年報上で公表している。IMSは、後発医薬品の市場シェアについて、セールスベースで数量、金額データを提供している。数量データは卸、薬局、病院から収集し、特定の拡大係数を乗じて全市場の推定値を割り出しており、金額データは、推定数量に価格を乗じて算出している。各国から入手している価格レベルは国ごとに異なっており、日本ではPublic level（消費価格：薬価）、米国ではTrade Level（卸販売価格）を採用している。この取引価格には、小売、独立薬局、病院、クリニック、連邦立の施設、HMO、メールオーダー、療養型施設、在宅ケア、大学、刑務所などにおける取引が反映されている。したがって、理論上は、米国の卸売販売価格を日本の消費者価格に合わせることで米国のデータを日本のデータと同レベルで比較することが可能である。

　IMSは、後発医薬品市場を"マーケットセグメンテーション（Market Segmentation）"という考え方を導入して整理している（図表4-18）。その中で、統計上後発医薬品と位置づけられているものは、図表中の薄グレーの部分、つまり「Generic Products」（一般的な後発医薬品：先発医薬品の特許が切れた後、後発医薬品メーカーが製造した後発医薬品）に含まれる3種類（Unbranded、Company Branded、Branded）と、「Not Protected」（先発医薬品メーカーが、自ら有している特許を用いて自ら製造・販売する、あるいは先発医薬品メーカーが後発医薬品メーカーに製造・販売の権限を委譲した後発医薬品）に含まれる2種類（Unbranded、Company Branded）の計5種類である。FDAは、「"Authorized Generic"とは、NDA（New Drug Application：新薬承認申請書）の下製造される医薬品で、元となる先発医薬品とはラベリング、包装、商品名、商品コード、商標のいずれかが異なるもの」と定義している。したがって、IMSの"Market Segmentation"において「Not Protected」に相当する2つ（Unbranded、Company Branded）が、俗にいう"Authorized

図表 4-18　医薬品市場の全体像と後発医薬品の位置づけ（IMS による"Market Segmentation"）

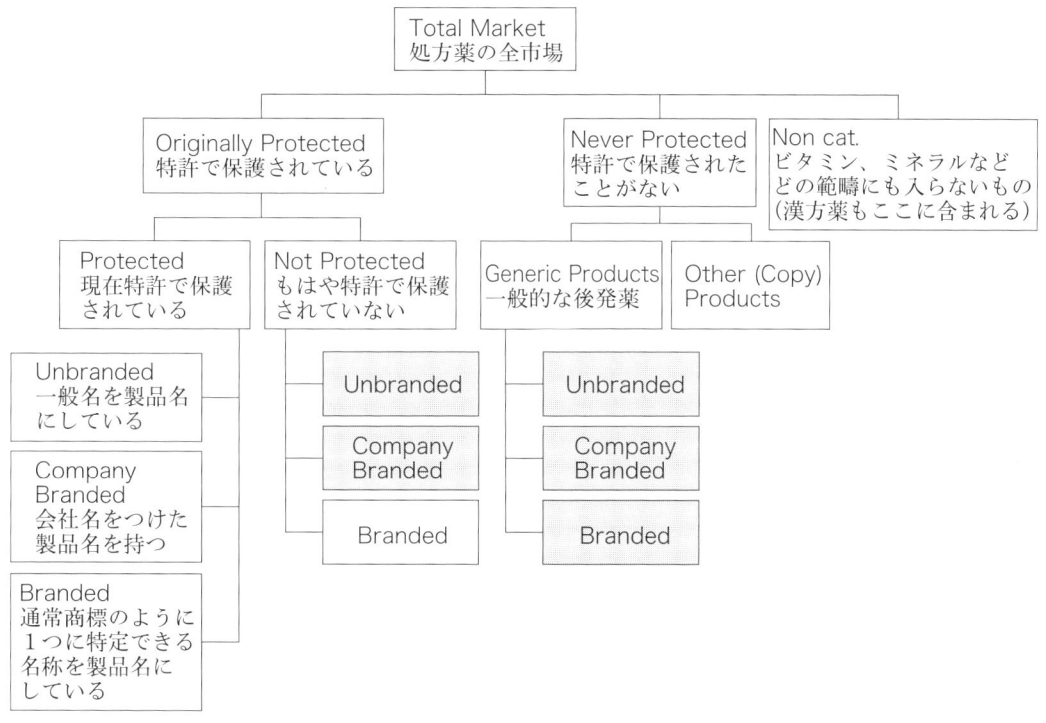

```
                          Total Market
                          処方薬の全市場
          ┌──────────────────┼──────────────────┐
   Originally Protected   Never Protected    Non cat.
   特許で保護されている    特許で保護された    ビタミン、ミネラルな
                         ことがない          どの範疇にも入らないもの
                                            （漢方薬もここに含まれる）
      ┌────────┴────────┐      ┌────────┴────────┐
  Protected        Not Protected  Generic Products  Other (Copy)
  現在特許で保護    もはや特許で保護 一般的な後発薬    Products
  されている        されていない
      │                  │              │
  Unbranded          Unbranded      Unbranded
  一般名を製品名
  にしている
      │                  │              │
  Company            Company        Company
  Branded            Branded        Branded
  会社名をつけた
  製品名を持つ
      │                  │              │
  Branded            Branded        Branded
  通常商標のように
  1つに特定できる
  名称を製品名に
  している
```

出典：IMS MIDAS MAT Q2/2006 から改変

Generic"に該当するとの理解が妥当と思われる。しかし、米国では、"Authorized Generic"のほぼ同義語として"ブランデッド・ジェネリック（Branded Generic）"という言葉を用いることが多いようである。

"Authorized Generic"の場合、後発医薬品メーカーは改めて ANDA（Abbreviated New Drug Application：簡略化新薬承認申請書）により申請する必要はなく、180 日間の独占販売期間に束縛されることなく自由に後発医薬品を販売することができる。したがって、先発医薬品の特許が切れる直前から販売することも可能である。

2）後発医薬品の使用状況

GPhA Annual Report（2010）によると 2009 年の国内後発医薬品売上高は、681 億ドル規模である。全処方に占める後発医薬品の割合は、2010 年 11 月時点で 77.4％、医薬品メーカートップ 10（Teva、Mylan、Sandoz（Novartis）、Watson Pharma、Lupin Pharma、Qualitest Products、Greenstone（Pfizer）、Amneal Inc.、Covidien、Actavis US）で後発医薬品処方の 70.5％を占めており、対前年成長率は 8.9％である（図表 4-19、4-20、4-21、4-22）。

図表 4-19　小売薬局における後発医薬品の使用状況の推移（メールオーダーを除く）[45]

		2005	2006	2007	2008	2009
	全処方せん平均	$ 63.87	$ 66.97	$ 69.91	$ 72.87	$ 76.94
先発薬	先発医薬品平均価格	$ 97.65	$112.24	$124.16	$141.80	$155.45
先発薬	全処方に占める先発薬品数の割合	50.6%	44.8%	40.5%	35.1%	32.2%
後発薬	後発医薬品平均価格	$ 29.21	$ 30.17	$ 33.02	$ 35.62	$ 39.73
後発薬	全処方に占める後発薬品数の割合	49.4%	55.2%	59.5%	64.9%	67.8%

図表 4-20　米国の医薬品市場規模の推移

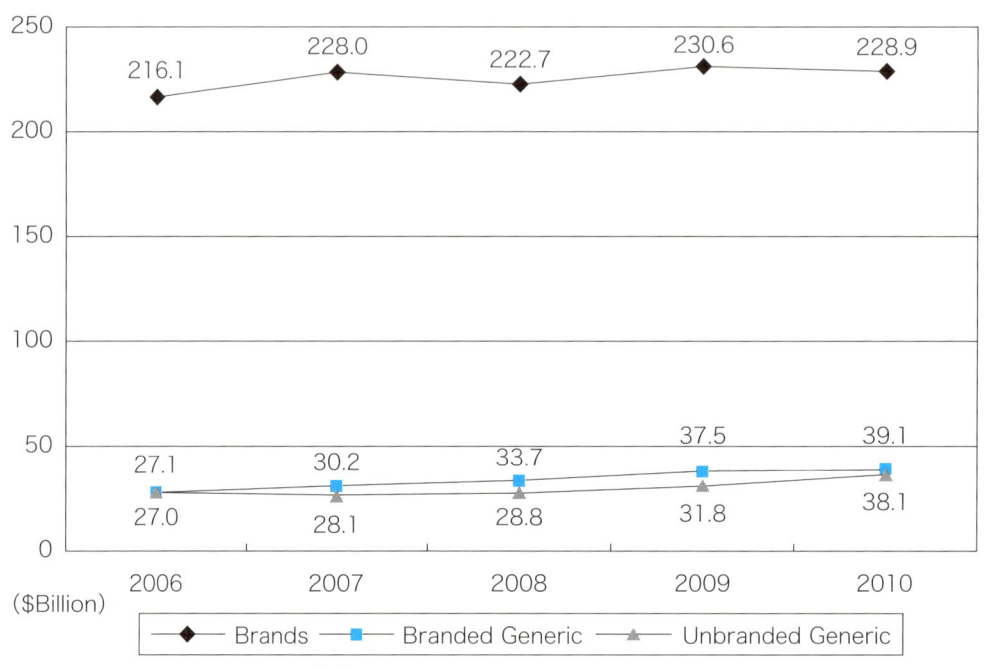

($Billion)	2006	2007	2008	2009	2010
Brands	216.1	228.0	222.7	230.6	228.9
Branded Generic	27.1	30.2	33.7	37.5	39.1
Unbranded Generic	27.0	28.1	28.8	31.8	38.1

GPhA Annual Report 2010 より作成
http://gphaonline.org/sites/default/files/GPhA%202010%20Annual%20Report.pdf
（図中の数値は、調査協力卸から、小売薬局、病院、長期療養型施設、メールオーダーサービス等各施設への納入データに基づく推計値である。）

---

[45] http://www.census.gov/prod/2011pubs/11statab/health.pdf

図表 4-21　米国の処方薬剤に占める後発医薬品の割合の年次推移

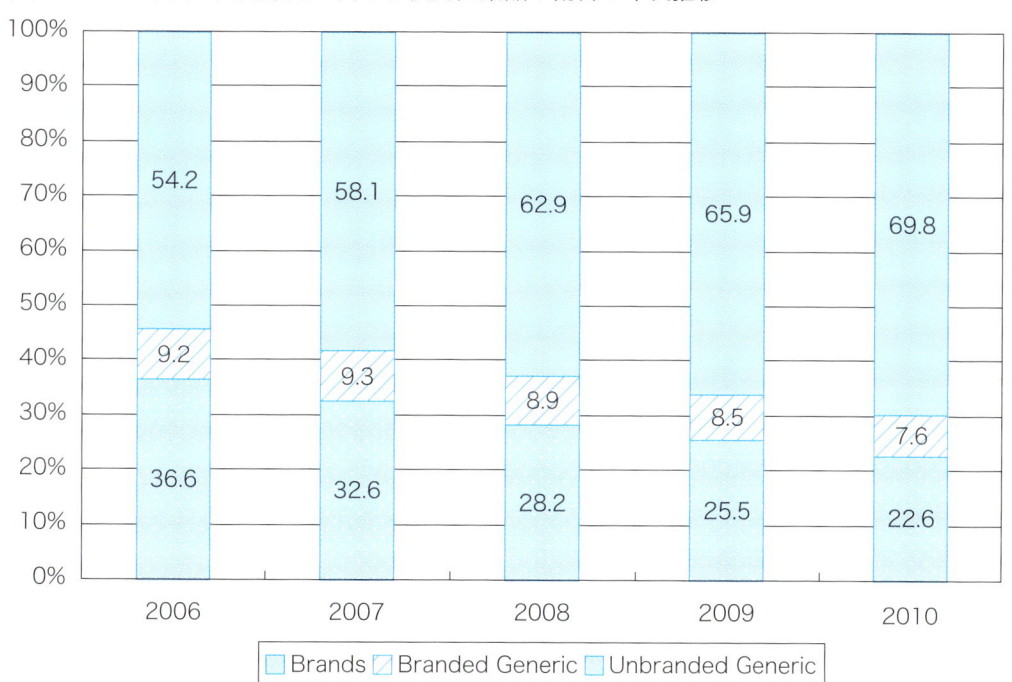

年	Brands	Branded Generic	Unbranded Generic
2006	36.6	9.2	54.2
2007	32.6	9.3	58.1
2008	28.2	8.9	62.9
2009	25.5	8.5	65.9
2010	22.6	7.6	69.8

図表 4-22　米国の医薬品売上総額に占める後発医薬品の割合の年次推移

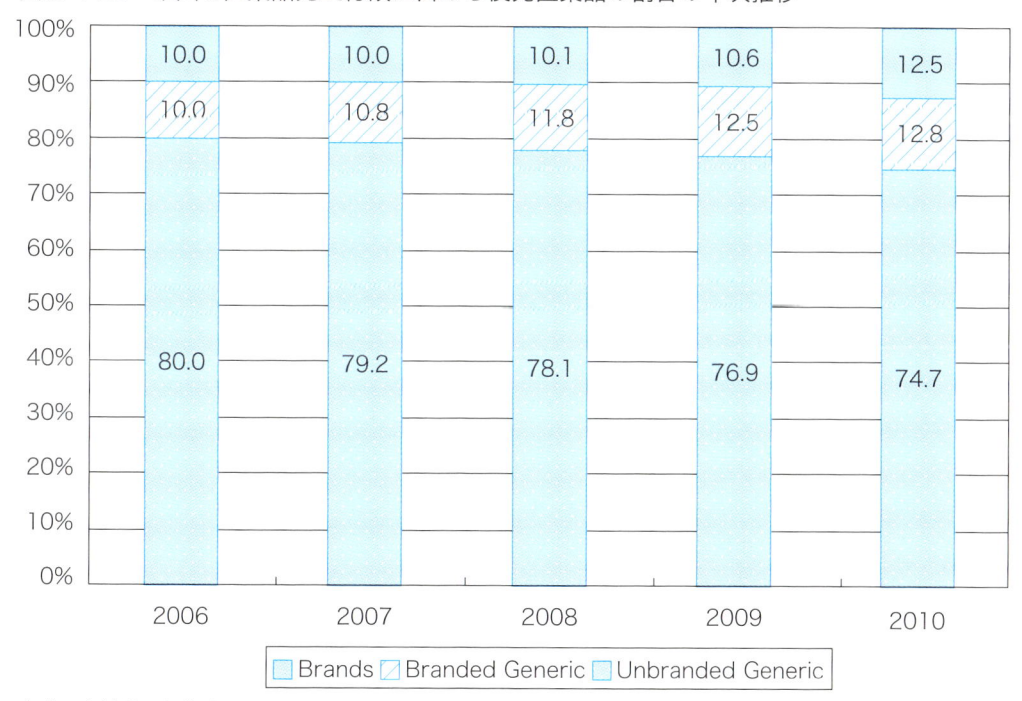

年	Brands	Branded Generic	Unbranded Generic
2006	80.0	10.0	10.0
2007	79.2	10.8	10.0
2008	78.1	11.8	10.1
2009	76.9	12.5	10.6
2010	74.7	12.8	12.5

出典：文献[46]より作成

---

[46] http://gphaonline.org/sites/default/files/GPhA%202010%20Annual%20Report.pdf

3）先発医薬品に対する後発医薬品の品目数及び価格のばらつきの現状

　GPhA へのヒアリングによると、経口内服薬の場合は一般的な傾向として、後発医薬品が承認されてから 3～4 ヵ月後には先発医薬品の 5～10％の価格になるケースが多くあるとのことで、米国では後発医薬品上市後は急速に価格が下がるのが特徴である。競合品目数と価格との関連では、1 品目ではブランド薬の 80％、2 品目では 65～70％、3～4 品目では 50％、5 品目以上では 10～20％の価格帯になるとのことであった。ただし、注射薬が中心となるオンコロジーの領域では後発医薬品が少ないことから、価格の値下がりは比較的少なく、概ねブランド薬の 50～60％にとどまっているようである。Express Scripts による 2008 年度のデータに基づき（2008 Drug Trend Report by Express Scripts）、糖尿病、高血圧、脂質異常症の各領域におけるシェアトップのジェネリックについて 2007 年の Red Book（Thomson 2007 ed.）から、上市品目数が比較的多い規格・包装単位における AWP を抽出した結果を下記に例示する。

・Metformin（糖尿病治療薬）
　500mg 錠（100 錠）：$74.50、$67.95、$70.0、$70.0
・Lisinopril（高血圧治療薬）
　12.5-20mg 錠（100 錠）：$121.15、$121.28、$119.60
・Simvastatin（脂質異常症治療薬）
　10mg 錠（90 錠）：$252.96、$253.60、$252.40、$253.81、$243.66、$253.81、$253.80

4）後発医薬品の先発医薬品に対する規格揃え及び承認審査機関等による指導状況

　米国の場合、後発医薬品を上市する際に先発医薬品の規格をフルラインで揃える必要はなく、1 つの規格があればよいとされている。また、FDA から特別許可が得られれば、先発医薬品と異なる規格で後発医薬品を上市させることも可能である。この場合、先発医薬品の低用量～高用量の範囲内の規格であれば、承認申請は通常の ANDA が適用されるが、先発医薬品の最低用量より低い規格、あるいは最高用量より高い規格の承認申請時には、前者は有効性、後者は安全性を実証するための臨床試験が求められる。

5）後発医薬品の使用を促進した法律

（a）代替調剤法（州法）
　米国において後発医薬品への代替調剤は、"generic substitution"、"drug product selection" などと呼ばれている。多くの州では、FDA が発行する（通称）オレンジブック（正式名：Approved Drug Product with Therapeutic Equivalence Evaluation）の評価を基に、代替調剤を行っている。
　オレンジブックは、後発医薬品の治療学的同等性（Therapeutic Equivalency）を評価し

たものであり、製薬的同等性（Pharmaceutical Equivalency：同一の活性成分を同量含む同じ剤形の医薬品で、品質・純度等の基準を満たしているもの）、生物学的同等性（Bioequivalency：AUC、Cmax などの比較）、cGMP（Current Good Manufacturing Practices）等の基準を満たすことが条件となっている[47]。

ただし、オレンジブックに全ての後発医薬品が収載されているわけではない。例えば、1938 年以前から存在する医薬品は収載されていない。また、すでに承認された NDA を用いて製造される"Authorized Generic"も、これまで収載されてこなかった。しかし、FDAAA（FDA Amendments Act of 2007）を受け、2009 年 2 月 11 日より、"List of Authorized Generic Drugs"として収載されることとなった[48]。

このように、オレンジブックは FDA が後発医薬品の有効性や安全性の評価をした本であるが、ガイドライン的性質のものであり、各州が定める代替調剤法に対して拘束力はない。そのため、代替調剤法は州によって若干異なる（図表 4-23 参照）。例えば、カリフォルニア州のように、オレンジブック評価は参照せず、単に、同一成分を同量含む同じ剤形

図表 4-23　代替調剤法[49]

法の種類	州
オレンジブックを参照しているか	オレンジブックの参照が課せられている：AZ, AR, DE, DC, HI, ID, IL, IN, KS, KY, LA, ME, MD, MA, MS, NE, NV, NH, NJ, NM, NY, OH, PA, SD, TN, TX, UT, VA, WV, WI, WY オレンジブックの参照が課せられていない：AL, AK, CA, CO, CT, FL, GA, MI, MN, MO, MT, NC, ND, OK, OR, RI, SC, VT, WA
代替調剤は強制か許可制か	強制：FL, KY, MA, MN, MS, NJ, NY, PA, PR, RI, WA, WV 許可：AL, AK, AZ, AR, CA, CO, CT, DE, DC, GA, GU, HI, ID, IL, IN, IA, KS, LA, ME, MD, MI, MO, MT, NE, VN, NH, NM, NC, ND, OH, OR, SC, SD, TN, TX, UT, VT, VA, WI, WY
州独自フォーミュラリーを用いているか	ポジティブ：DE, DC, FL, HI, IL, MA, NE, NV, NH, NJ, NY, TN, UT, VA, WI ネガティブ：AR, KY, MN, MO, NC
患者の同意が必要か	必要：AK, AZ, CA, CO, CT, DE, DC, FL, GA, HI, ID, IL, IN, IA, KS, KY, ME, MD, MI, MN, MS, MO, MT, NE, NV, NH, NY, ND, OH, PA, PR, SC, SD, TX, UT, VT, VA, WV, WI, WY 不必要：AL, AR, GU, LA, MA, NI, NM, NC, OR, RI, TN, WA
後発医薬品の価格	安価でなければならない：AK, AR, CA, DC, GA, GU, HI, ID, IL, KS, KY, ME, MD, MA MS, MO, NV, NH, NJ, NY, NC, ND, OH, OR, PA, PR, RI, TN, TX, VT, VA, WI, WY 価格差の一部が購入者に還元されなくてはならない：CO, CT, DE, FL, IN, IA, ME, MD, MI, MN, MT, NE, NM, RI, TN, WA, WV 価格について言及がない：AL, AZ, LA, ME, PR, SC, SD, UT
NTI を特別に扱っているか	扱っている州：KY, NC, PA, SC, TN

---

[47] Approved Drug Products with Therapeutic Equivalence Evaluations, 29th edition.
[48] http://www.fda.gov/cder/ogd/AuthorizedGenerics.htm
[49] Jesse C. Vivian. Generic Substitution Law. US Pharma. 33：30-34, 2008.
　http://www.uspharmacist.com/content/t/generic_medications/c/9787/

の医薬品を対象に代替調剤を可能としている州もいくつかある。また、独自のポジティブフォーミュラリー（代替調剤可能な医薬品リスト）やネガティブフォーミュラリー（代替調剤不可能な医薬品リスト）を作成している州もある。さらに、いくつかの州では、NTI（Narrow Therapeutic Index：治療域が狭い薬剤）を特別（別枠）に扱っている州もある。ただし、FDAは、NTIに対して別基準を設ける必要はない（現行の同等性基準で十分）、という見解を出している[50]。

　カリフォルニア州の代替調剤法の概略を図表4-24に示す。代替調剤不可などの指定がない限り、薬剤師による代替調剤が可能となっている。オレンジブックの同等性評価を参照していないが（以前はしていた）、実際的には、エビデンスとしてオレンジブック評価を参照し代替調剤するのが一般的である。

図表4-24　カリフォルニア州後発医薬品への代替調剤法の概略[51]

- 薬剤師は、同じ成分で同じ規格、量、剤形の医薬品に変更できる。
- "Do not substitute" 等と処方医が記載している場合は不可。
- 薬剤選択は薬剤師の裁量で行われる。
- 処方医は、薬剤師による薬剤の選択、調剤行為に対して責任は負わない。
- 処方された医薬品よりも安価でなければならない。
- 患者と安価な後発医薬品の使用についてコミュニケートしなければならない。
- （医師への情報フィードバックについては特に定められていない。）

（2）「剤形が違う医薬品」への代替調剤

　剤形が違う医薬品（活性成分等は同じ）は、後発医薬品の定義から外れるため、後発医薬品代替調剤法を用いた代替調剤はできない。カリフォルニア州の場合、後発医薬品代替調剤法とは別に、剤形の違う医薬品への代替調剤について法律で定められている（図表4-25参照）。変更不可指定の扱いや薬剤師の裁量、責任などは後発医薬品代替調剤法と同じだが、「（剤形）変更によって、患者の服用遵守の改善し得る時」という付帯条件がついている。薬剤師による、錠剤から液剤への変更（より服用しやすい剤形への変更）、口腔内崩壊錠から普通の錠剤への変更（ある剤形が保険適用外の場合、保険適用の剤形に変更することもある）、などが、この法律で可能になっている。ただし、long-acting（長時間作用型）とshort-acting（短時間作用型）間の代替調剤は禁止されている。医師への情報フィード

---

[50] Therapeutic equivalence of generic drugs: response to National Association of Boardsof Pharmacy, 1997.
http://www.fda.gov/cder/news/ntiletter.htm
[51] California Pharmacy Law, Business & Professional Code, Chapter 9, Division2, Article 4, Section 4073.

バックは、後発医薬品代替調剤法同様、課せられていない。

図表 4-25　カリフォルニア州違う剤形の医薬品への代替調剤に関する法律[52]

- 薬剤師は、（剤形）変更によって患者の服用遵守が改善される時、同じ活性成分で、規格と量が同等な、違う剤形の医薬品に代替調剤できる。
- "Do not substitute" 等と処方医が記載している場合は不可。
- 薬剤選択は薬剤師の裁量で行われる。
- 処方医は、薬剤師による薬剤の選択、調剤行為に対して、責任は負わない。
- 剤形の違う医薬品の使用について患者とコミュニケートしなければならない。
- long-acting（長時間作用型）と short-acting（短時間作用型）間の代替調剤は不可。
- （価格については特に定められていない。安価である必要は必ずしもない。）
- （医師への情報フィードバックについては特に定められていない。）

（3）その他の代替調剤（Therapeutic Substitution）

これまで述べてきた代替調剤以外に、同じ薬効（同じ活性成分ではない）の医薬品への代替調剤を行っている医療機関もある。このような代替調剤は一般に "Therapeutic Substitution"、"Therapeutic Interchange" などと呼ばれている。ただし、この代替調剤は法律で認められている行為ではなく、医師の同意が必要である。Kaiser Permanente 保険病院、退役軍人病院（VA）などでは、"Therapeutic Substitution" を薬剤部主導で行うことで、推奨フォーミュラリーを用いた薬物治療を徹底し、薬剤コスト削減に取り組んでいる（Kaiser でのヒアリング）。例えば、まだ特許が切れていない医薬品などを他成分の先発医薬品や後発医薬品に、医師同意の下、代替調剤している。

処方せん様式

米国の処方せん様式は多種多様であるが、処方医が一般名で処方した場合は、自動的に後発医薬品が調剤され、ブランド名で処方した場合は、州により異なる取り決めが設定されている。例えば、調査を行ったニューヨーク州では 1978 年に代替法が導入されている。基本的に処方せん 1 枚ごとに 1 剤記載する（3 剤の場合 3 枚必要）。

処方せん下部の DAW（Dispense As Written："処方どおり調剤せよ" という意味）欄に処方医が 'DAW' と記載している場合を除き、薬剤師は先発医薬品を後発医薬品に代替して調剤することになっており、代替後の薬剤名を処方医へ連絡する必要はない。代替する薬剤の選択は薬剤師の裁量に委ねられているが、同一成分を同量含んだ製剤であっても、

---

[52] California Pharmacy Law, Business & Professional Code, Chapter 9, Division2, Article 3, Section 4052.5

他剤形薬剤への代替調剤はできない。また、マサチューセッツ州の処方せんには下部に"Interchange is mandated unless the practitioner writes the words 'NO SUBSTITUTION' in this space."との記載があり、処方医が処方せんの所定の場所に'NO SUBSTITUTION'と記載しない限り、薬剤師に後発医薬品への代替調剤を義務づけている。他に、ワシントン D.C やカリフォルニア州の処方せんでは、後発医薬品への変更可（May Substitute）あるいは変更不可（May not Substitute）のチェックボックスを設けているもの、後発医薬品への変更不可の場合は"Do not substitute"欄にチェックし署名するもの、後発医薬品への変更不可の場合は"Brand Necessary"と記載するものなど、様々な処方せん様式が存在している。

　ニューヨーク州内の診療所に勤務する1人のプライマリケア医にヒアリングしたところ、処方薬剤の選択に際しては、患者の自己負担などを考慮し、薬剤情報と価格情報が掲載された書籍（例えば"Tarascon Pocket Pharmacopoeia"など）を参考に、同効薬の中で比較的価格が低い薬剤を処方するよう心がけているとのことであった。また、もし処方せんの DAW 欄に'DAW'と記載した場合、その患者が加入している保険会社から、当該薬剤を処方しなければならない理由の提示が求められることが多いので、ほとんど記載することはないとのことであった。

（4）ハッチ・ワックスマン法（Hatch-Waxman Act)[53]

　正式には「The Drug Price Competition and Patent Term Restoration Act of 1984（医薬品の価格競争と特許期間回復法）」という。この法律のポイントは、先発医薬品企業の特許期間の延長と後発医薬品企業の ANDA の簡素化を実施したことであり（図表 4-26）、本法律が施行された 1984 年以降、新薬の特許期間は法施行前の 11 年から 13.8 年に延長した[53]。また、審査期間の短縮により後発医薬品の年間承認数も増加し、市場における後発医薬品のシェアも飛躍的に伸びた。

---

[53] 渡辺敏一、Balance of Power（攻防の中の均衡）ジェネリック VS. 先発企業、医薬経済社、2006 年

図表 4-26　Hatch-Waxman Act のポイント

後発医薬品の承認促進項目
後発医薬品の開発にあたり、新規の治験実施を要せず、先発医薬品の安全性及び有効性データの参照を可能とする（ただし、一定の条件あり）。
後発医薬品の承認に際して要求されるデータは、先発医薬品との生物学的同等性を証明するデータのみとする。
先発医薬品の特許有効期間中に後発医薬品の開発及び ANDA 申請を可能とする。
Paragraph IV（第4条項：先発医薬品の特許が無効、または当該 ANDA の後発医薬品が先発医薬品の特許を侵害しないことを争う ANDA の意）に基づく、最初の ANDA 申請メーカーに対して、180 日間の独占販売権を認める。
新薬開発の促進項目
新規開発製品に対する5年間のデータ保護期間を認める。
治験を必要とする一部変更申請に対する3年間のデータ保護期間を認める。
試験及び審査期間に消失した特許期間の部分的回復（最大5年間）を認める。
Paragraph IV（第4条項）に基づく ANDA 申請に対する特許侵害訴訟時の 30 ヵ月独占販売権を認める。

出典：文献[53]より作成

（5）後発医薬品の使用促進策

1）後発医薬品の品質管理（製品ライアビリティの向上）

　FDA による規制を強化し、製造プロセスをより厳密にコントロールすることによって、製品の信頼性を向上させた。

2）後発医薬品のグレーディング

　後発医薬品の上市が認められる大前提は、「先発医薬品と生物学的に同等である」ことであるが、実際に医師や薬剤師などが、医療現場で後発医薬品を選択する上では、彼らの中に「選択の自信」を確立する必要があった。そこに、FDA による「後発医薬品の評価（グレーディング）」が功を奏した。FDA が後発医薬品の評価基準と、薬剤ごとの評価結果を公開したことによって、医師や薬剤師は、後発医薬品の選択方針を定めやすくなった。

　後発医薬品を FDA が評価した結果は、オレンジブックに掲載される。FDA がオレンジブックを発刊する目的は、医薬品情報を提供することであるが、特に「各後発医薬品の評価を明確に、かつ理解しやすくする」ということに重点が置かれている。薬局では、患者への説明や後発医薬品の購入に際して、品質評価の基準として、主にオレンジブックを利用している。オレンジブックには、後発医薬品の評価や比較に必要な情報が記載されており、医療現場における後発医薬品の選択時には不可欠な指針になっている。

　米国のオレンジブックが日本のそれと大きく異なる点は、リストアップされている全て

の後発医薬品に対して、治療学的同等性評価のコード化制度（"Therapeutic Equivalence Evaluation Codes"）を設けていることである[54]。この制度は、当局が後発医薬品を他の製剤学的に同等な医薬品と治療学的に同等と評価したかどうかをユーザーがすぐにわかるようにするため、また FDA の評価に基づいた追加情報を提示することを目的として構築されたものである。基本的なカテゴリーとして、A が表示された後発医薬品は、FDA が他の製剤学的に同等な医薬品と治療学的に同等であるとみなしているもので、B が表示された後発医薬品は、FDA が同等でない、あるいは、同等と認めるに足るデータがない医薬品であるとみなしているものである。各カテゴリーの細分類として、AA、AB、AB1、AB2、AB3、AN、AO、AP、AT、B、BC、BD、BE、BN、BP、BR、BS、BT、BX などのコードがある。（http://www.fda.gov/cder/ob/docs/preface/ecpreface.htm#Therapeutic%20Equivalents に各コードの意味が掲載されている）。例えば、AB 以上が表示された後発医薬品は、「生物学的同等性に関する実際上あるいは潜在的な問題点について、十分な "in vivo（生体内）" and/or "in vitro（生体外）" の試験結果に基づいた科学的根拠を有しており、治療学的同等性に何ら問題がないもの」との評価を得たものである。

通常、医師が先発医薬品を処方した場合、薬剤師は生物学的に同等の後発医薬品を調剤し交付する。その際、薬剤師には「AB グレード」以上の後発医薬品へ切替える場合については、薬剤を自由に選択する権限が与えられているが、それ以下のグレード（例えば「AB1」）しか存在しない後発医薬品への切替えについては、医師に照会し、了承を得ることが必要である。したがって、製薬会社は、AB グレードを達成するために、製品ごとに品質や同等性に関するデータ（バイオアベラビリティスタディの結果など）を FDA に提出する必要がある。

3）教育（医師、薬剤師、患者）

後発医薬品の使用促進に最も寄与したのは、「継続的な教育（卒後教育）」であった。薬剤師の養成課程においては、学部教育に後発医薬品に関するプログラムを取り入れ、先発医薬品と後発医薬品に価格差がある理由、生物学的同等性の意味とその評価方法、患者教育・啓発に必要な情報、説明方法について教授してきた。後発医薬品についての正しい知識を有する薬剤師が、患者に対して、後発医薬品とは何か？先発医薬品と何が同じで何が違うのか？価格差があるのはなぜか？について説明することにより、国民の後発医薬品に対する認知度や理解度が高まった。

医師の養成課程においても「薬学講座」において後発医薬品について学ぶ機会はあるが、ごく限られたものになっている。したがって、医師は、臨床現場で薬剤を処方した際に、薬剤師から受ける後発医薬品に関する情報や提言を通して教育されてきた影響が大きい。

---

[54] 渡辺敏一、Balance of Power（攻防の中の均衡）ジェネリック VS. 先発企業、医薬経済社、2006 年

また、後発医薬品メーカーは、臨床的サポート、情報提供、広報活動などを通して、薬剤師による、患者や医師への教育・啓発活動を後方支援してきた。

さらに、FDAは、あらゆる機会を捉えて後発医薬品の安全性と効果をFDA自身が保証すると宣言し、"Generic Drugs：Safe. Effective. FDA Approve.（GE：安全、有効、FDA承認）"のキャッチフレーズを掲げて、消費者啓発を展開していることもあり[55]、国民の間には「FDAが承認したこと自体が後発医薬品の品質を担保している」との認識が浸透しているため、米国では後発医薬品の安全性に対する懸念や問題などは特に顕在化していない。

FDAは、先発医薬品及び後発医薬品双方の承認審査を担当している科学者に依頼して各種啓発用資料を作成し、後発医薬品の品質、先発医薬品との生物学的同等性について啓発を行っている。医師をはじめヘルスケアプロバイダーや国民の後発医薬品への理解を深め、使用を促進する上で価値が高いと評価されている。下記のURLからダウンロードが可能である。

・Q&A
  http://www.fda.gov/Drugs/ResourcesForYou/Consumers/QuestionsAnswers/ucm100100.htm
・Facts and Myths about Generic Drugs
  http://www.fda.gov/Drugs/ResourcesForYou/Consumers/BuyingUsingMedicineSafely/UnderstandingGenericDrugs/ucm167991.htm
・各種教育マテリアル（ポスター、パンフレット、パワーポイントなど）
  http://www.fda.gov/Drugs/ResourcesForYou/Consumers/BuyingUsingMedicineSafely/UnderstandingGenericDrugs/ucm169209.htm#brochures

4）FDA、保険者、業界団体、消費者グループ等との連携

保険者、消費者グループ、ARB（退職者団体）、PBM、チェーンドラッグストア協会、薬局協会などが連携・協力して今日の後発医薬品市場を形成している。

5）インセンティブ

一般的に、各保険者は、保険償還を認める医薬品を選定して独自の医薬品集（フォーミュラリー）に収載し、処方医や薬剤師に対して、その遵守を要請している。フォーミュラリーに収載する医薬品の選定は、後発医薬品を優先して行われる。

薬局へのヒアリングでは、D.Cの場合、州法により後発医薬品が存在する先発医薬品は、薬局で後発医薬品へ切り替えることが認められているとのことであった。また、保険者側（民間保険会社や州政府など）も、薬局に対して後発医薬品への代替調剤を求めているため、

---

[55] 渡辺敏一、Balance of Power（攻防の中の均衡）ジェネリックVS.先発企業、医薬経済社、2006年

患者の了解を得られれば、ほぼ100%後発医薬品が調剤される。薬局が後発医薬品を調剤することに対する経済的インセンティブはさほど大きくなく、先発医薬品に比べ医薬品購入時のマージンが高いことぐらいである。後発医薬品の使用に消極的な場合のペナルティは特にない（ペナルティを課す必要がない状況である）。

　メディケイドプログラムでは、州政府は薬剤師に対して、技術料として調剤料（Dispensing Fee）を支払う。一般的に、先発医薬品を調剤するよりも後発医薬品を調剤するフィーを高く設定している州がある。現在のところ、調剤料の定義やレートなどは州によって異なっているため、これが後発医薬品の使用推進にかかる報酬と断言することはできない。昨年のメディケアパートDの新設により、メディケイドからメディケアへの加入者の移行が行われていることから、薬局業界は、メディケアにおいても後発医薬品の調剤料を高く設定するよう政府に働きかけている。

　薬局が薬を仕入れる際に、製薬企業は値引きをするが、後発医薬品企業は、競合他社或いは対先発医薬品の競争が激しいため、先発医薬品よりも相当多く値引きする傾向にある。しかし、後発医薬品の価格自体が安いため、薬局の利益額は低くなる（例えば、薬局の利益率を仕入れ値の6％とすると、100ドルの先発医薬品では6ドルになるが、20ドルの後発医薬品では1.2ドルになる）ので、薬局は先発医薬品より多くの後発医薬品を仕入れて調剤・販売する必要がある。

　したがって、薬局の経営面から見ると、後発医薬品の使用は必ずしもプラスに働くとは限らない。しかし、医療全体のコストを下げることが専門職能をアピールする重要な要素になっていることから、薬剤師は代替調剤を通して、品質・安全性・経済性を考慮しながら後発医薬品の使用を推進することで、薬剤師職能に対する患者からの高い評価と信頼を得るように努めている。

＊メリーランド州のメディケイドプログラムによる償還額算出の例[56]
Ingredient Cost（薬剤費）：Generic or preferred brandの場合

$$\left.\begin{array}{l} \text{AWP}-12.0\% \\ \text{WAC}+8.0\% \end{array}\right\} \text{いずれか低い方}$$

Dispensing Fee（調剤料）：\$2.69（generic or preferred brand）
　　　　　　　　　　　　\$1.00以下（non preferred brand）
Co-pay（患者負担）　　：\$1.00／処方（generic or preferred brand）
　　　　　　　　　　　　\$3.00／処方（non preferred brand）

---

[56] Center for Medicare & Medicaid Services (CMS), Medicaid Rx Reimbursement Rate December, 2006
http://www.cms.hhs.gov

6）後発医薬品の流通・在庫管理

　米国には、日本でいう「備蓄センター」といった施設は存在せず、卸に対する備蓄義務を謳った法律もない。独立系の薬局では、価格交渉力（購買力）を高めるために、複数の薬局が集まって「バイインググループ」を構成し、後発医薬品もまとめて安く購入している。米国には、マッケソン、カーディナル・ヘルス、アメリソースバーゲンという三大医薬品卸があり、この3社で米国医薬品市場のおよそ90％の流通シェアを占めている。どの薬局も基本的にはそれらを通じて医薬品を購入している場合が多い。

　前述の通り、卸等に対して後発医薬品安定供給に関する法的規制は一切課せられていないが（医薬品卸最大手のMcKessonに対するメールでの聞き取り調査）、流通ネットワークが確立し、シングルソースの先発医薬品よりもマルチソースの後発医薬品の方がむしろ安定供給されているので、むしろ後発医薬品の方が安心して使用できる状況がある。先発医薬品は1社しか製造できない上に、上市後10年から20年経つと、大半のものは製造中止されるのに対し、後発医薬品は複数の会社で製造可能であるというのがその理由である。

　訪問したカリフォルニア州ではマッケソンがシェアを伸ばし、後発医薬品の流通体制には特段問題はないとのことであった。

7）コンピュータシステムの整備

　米国では、ほとんどの州において薬剤師に対して後発医薬品による代替調剤を法的に義務づけている。薬剤師は、患者に対して後発医薬品の選択に必要な情報を提供し、患者の希望や経済面を考慮した上で、いくつかの選択肢の中から推奨薬剤を提示する。医師が先発医薬品の処方を希望している場合でも、電話で問い合わせを行い、必要な医薬品や患者に関する情報を提供した上で後発医薬品への切り替えを勧めている。

　薬局での後発医薬品への代替、保険請求、患者への情報提供の各プロセスについて、コンピュータ支援システムが開発され、請求手続きは、ほぼ100％PBMを介して処理されている。カリフォルニア州のある薬局でも、あるPBMと契約を結んでおり、処方せんを処理するプロセスではコンピュータ上でのDUR（Drug Utilization Review：薬剤使用監査）を行って処方内容に問題がないかを確認し、その結果をPBMへデータ送信しなければ、報酬支払いの承認が得られないルールになっている。

　また、ある患者の薬剤が一旦先発医薬品から後発医薬品に切替わると、2、3日以内には、コンピュータ上で当該患者の服薬情報が更新され、それ以後は継続的に後発医薬品を調剤することになる。

　保険請求上では、仮に先発医薬品の交付を主張する患者がいた場合、薬局のコンピュータに「先発医薬品希望」の旨を入力する。すると、保険会社から自己負担増額の連絡が入り（例えば、後発医薬品であれば自己負担額は5～10ドルだが、先発医薬品になると50ド

ルになるなど）患者に対して選択を求めることになる。

患者への情報提供については、患者の薬剤使用履歴や薬剤のメーカー、形状、色などが薬局のコンピュータ上で確認できる。患者によっては、年に3、4回は先発医薬品から後発医薬品、あるいは後発医薬品間の変更を経験することがあるため、対面で患者に内容を説明する際や、薬剤にリコールが発生した場合の迅速な連絡に有用である。

8）品質や安全性に関する情報収集・提供

米国では、後発医薬品メーカーに対して、ANDA の提出が義務づけられている。後発医薬品審査における臨床試験の意義は、先発医薬品との生物学的同等性及び製造方法（特に賦形剤の使用）の臨床的妥当性を証明することにある。米国の医療現場における、後発医薬品に対する着目事項は、「有効成分に対して、何を混ぜて製造しているのか？」、つまり「賦形剤」であるため、FDA が使用を認めているもの以外の賦形剤を使用する場合には、生物学的同等性に加えて、主薬との接触安定性、安全性、毒性について臨床的な検証が求められる。

後発医薬品メーカーは、添付文書の内容変更に関する申請権限を実質的に有さず、添付文書の内容の決定義務は FDA 当局にある。また、一部の例外を除いて、先発医薬品・後発医薬品メーカー双方の添付文書は全く同じ内容でなければならないと法律上規定されている。例外は、後発医薬品メーカーが販売を開始した後に、先発医薬品メーカーが追加的に臨床試験を実施し、小児科領域などで新たな適応が追加された場合などは、後発医薬品メーカーは次回販売時に、その内容を添付文書に反映させなければならない。したがって、後発医薬品の添付文書の内容は、基本的に先発医薬品のそれをほぼそのまま転記したものになっている。ただし、賦形剤に着目した比較試験の内容については、別途追記される場合もある。

添付文書情報は、インターネット上[57]で公開されている（RxList.Inc. が提供）。

医薬品の安全性情報の収集義務は FDA にあり、National Institute of Health[58] が管轄するサイト[59]で、全ての先発・後発医薬品双方の臨床試験や同等性試験の結果が開示されており、副作用に関しても言及されている。製薬会社には副作用報告を含む安全性情報を当局へ報告する義務が課せられているが、公開義務はない。また、先発医薬品に関しては、副作用報告を含む、過去15～20年間の使用経験に基づく安全性情報が、FDA により「Medwatch」で公開されている[60]。また、FDA は「Black Box Warning」を通して、一般に薬局に知られていなかった副作用情報などを提供している。

市販後調査は、Post-marketing Safety Monitoring あるいは、Risk Management と称さ

---

[57] http://www.rxlist.com/script/main/hp.asp
[58] http://www.nih.gov/
[59] http://www.clinicaltrials.gov/
[60] http://www.fda.gov/medwatch/safety.htm

れており、FDAが必要と判断した場合は、先発・後発医薬品メーカー双方に実施義務を課し、実施したメーカーはその結果をFDAに報告しなければならない。ただし、その情報を開示するか否かについては、FDAが判断する。

9）後続バイオ製品を巡る動き（BIOへのヒアリングより）

ヘルスケア改革法により、後続バイオ製品に対して簡易新薬承認申請（ANDA）が認められた。それにともない、本法では2つの言葉（先発バイオ製品に対する「バイオシミラリティ（biosimilarity）」、もしくは「インターチェンジアビリティ（interchangeable）」について定義されている。FDAは、後続バイオ製品の承認について2012年10月1日からの実施を目指しており、現在は、BIO（Biotechnology Industry Organization）を始めとする関係業界団体との意見調整を進めている。重要論点は、後続バイオ製品に係る「データエクスクルシビティ」の問題と「承認時に必要とされる臨床データの種類や範囲」の2点である。

（a）後続バイオ製品に係る言葉の解釈
ア）バイオシミラリティ

後続バイオ製品がバイオシミラーとして承認されるためには、当該後続バイオ製品が以下の要件（バイオシミラリティ）を満たす必要がある。

ⅰ．当該後続バイオ製品が、先発バイオ製品と活性成分及び製剤として高度に類似していることを示す分析データがある。
- 「先発バイオ製品と高度に類似している」との判断基準となる項目には、一次アミノ酸配列、高次元構造、翻訳後修飾、生理活性、安定性、純度、不純物、異質性、などが含まれる。
- 分子構造上の同定基準は厳格で、アミノ酸の二次、三次構造、生物活性、結合性、mRNA翻訳後修飾／スプライシング部位の変異などが認められないことが要求される。ただし、効果や安全性に影響を及ぼさない特定のN-あるいはC-末端翻訳タンパク質修飾部位などは除外されている。
- 変異部位及び糖修飾部位における相違については、正当化される必要がある。

ⅱ．安全性、純度、効能を実証するのに十分な、免疫原性、薬物動態、薬力学等の臨床試験及び毒性試験を含む動物実験データがある。

ただし、上記の要件は、FDA長官の判断により免責される場合がある。

イ）インターチェンジアビリティ

当該バイオ製品は、バイオシミラーであると見なされた上で、以下の条件を満たす場合

には、「インターチェンジアビリティがある後続バイオ製品」であると見なされる。

　ⅰ．いかなる患者においても先発バイオ製品と同様の臨床効果が期待できること
　　・患者の多様性に関わらず安全性と効果の評価指標が先発バイオ製品と比べて遜色がない
　　・先発バイオ製品からの代替として、当該バイオシミラー製品が投与された場合、それに伴う有効性や安全性の逓減リスクは、先発バイオ製品のみを継続投与した場合と比べて遜色がない
　ⅱ．先発バイオ製品から後続バイオ製品に代替した場合、先発バイオ製品を継続使用した場合に比べて安全性や有効性が劣らない
　　・中和抗体反応のリスクをモニターするため、免疫原性テストの実施は不可欠である

（b）承認申請プロセス

　後続バイオ製品の承認申請に際し、企業は先発バイオ製品と同レベルの品質及び安全性の確保体制が要求され、必要に応じてFDAによる製造施設（製造、処理、パッケージング、格納施設を含む）への監査を受けることへの同意が必要である。企業は、先発バイオ製品がすでに承認されている作用機序、使用条件、投与方法、剤形、力価において、「インターチェンジアビリティがあるバイオシミラー」としての承認申請を提出することができるが、「インターチェンジアビリティ」が認められるためには、バイオシミラリティに加えてより高いレベルのエビデンスが要求される。現在、承認申請プロセスに関する公聴会が開催されているが、今のところ多くの関係者が合意している考え方は、まず「バイオシミラー」として承認を得た後、1〜2年間の市販後モニタリングの結果に基づき、「インターチェンジアビリティ」の有無についてFDAが判断するというものである。BIOでは、多くの企業がこのような戦略で臨むのではないかと見ている。

（c）後続バイオ製品の安全性確保

　患者の安全を確保するため、後続バイオ製品に対する正確な認識の下での厳格な市販後調査（ファーマコビジランス：pharmacovigilance）が求められている。ファーマコビジランスに関するガイドラインには、医療事故を回避するため、先発バイオと後続バイオ製品とを明確に識別できるような命名も重要視されている（両者に同じ名称をつけてしまうと、患者、処方者、ADR（Alternative Dispute Resolution：裁判外紛争解決手続）担当者間の混乱を惹起する可能性があるため）。また、FDAは必要に応じREMS（Risk Evaluation and Mitigation Strategy：リスク評価・リスク緩和戦略）を適用することができる。

　BIOでは、連邦レベルではFDAに対し承認に係る規制の枠組みを提示する、また、州レベルでは、後続バイオ製品に対する理解を深めるよう取り組みを継続するとのことであっ

た。

(d) 後続バイオの上市に対する将来予測

BIO 関係者は、近い将来、バイオシミラー製品が承認されるであろうが大量には上市されないだろうと見ている。それまでの準備として、まずは、FDA が後続バイオ製品のメーカーに対し、包括的あるいは特定治療領域別に承認申請に係るガイダンスを実施し、承認に関する規制の枠組みに対する合意形成のプロセスを踏むことになろうとのことであった。

(e) 後続バイオ製品に係る保険償還

メディケアを例にとると、バイオ製品は主に病院やドクターズオフィスで使用されるため、パート B により償還される。後続バイオ製品の償還額は、製品ごとに参照された ASP（Average Selling Price）に、先発バイオ製品価格の 6 ％を加算して設定され（106％ルール）、バイオシミラー、インターチェンジアブルによる区別はない[61]。

(f) データ保護期間について[62]

先発バイオ製品では 12 年間の独占期間があり、小児適応の場合は 6 ヵ月間の延長が可能である。FDA は先発バイオ製品の承認後、12 年間（小児適応の場合 12.5 年）は後続バイオ製品の承認を行うことができず、バイオシミラーのメーカーは先発バイオ製品が承認されてから 4 年後（小児適応の場合は 4.5 年後）に承認申請することができる。先発バイオ製品のオーファンドラッグに関しては、特定疾患指定による 7 年間（小児適応の場合は 7.5 年）のエクスクルシビティが与えられている。一方で現在米国では、このデータ保護期間を 7 年に短縮する議論もなされている。

後続バイオ製品では、最初に承認されたインターチェンジアビリティがあるバイオ製品には、以下のうち最も短い期間の独占期間が与えられる。

・インターチェンジアビリティがあるバイオ製品が上市されてから 1 年間
・パテントに係る侵害訴訟に対する裁判所の判定、あるいは裁判所による審査棄却があってから 18 ヵ月
・パテントに係る侵害訴訟が継続している場合、インターチェンジアビリティがあるバイオ製品が承認されてから 42 ヵ月

---

[61] Sec3139 Payment for Biosimilar Biological Products
http://en.wikisource.org/wiki/Patient_Protection_and_Affordable_Care_Act/Title_III/Subtitle_B/Part_III
[62] EXCLUSIVITY FOR REFERENCE PRODUCT
EXCUSIVITY FOR FIRST INTERCHANGEABLE BIOLOGICAL PRODUCT
http://www.fda.gov/downloads/Drugs/GuidanceComplianceRegulatoryInformation/UC216146.pdf

10）医師及び薬剤師の後発医薬品使用促進に向けた取り組みとその役割

（a）初めて代替調剤した場合の情報提供

　米国では、代替調剤に特化して課せられている情報提供業務は限定的である。しかし、OBRA'90 を受けた DUR（Drug Utilization Review：薬剤使用監査）業務の一環として、初めての代替調剤を含む、適正薬物治療遂行上必要な情報提供が法律で義務づけられている。また、薬ボトル表記（日本の薬袋表記の相当）も、代替調剤に限定されない形で、法律で詳細に規定されている。米国の場合、リフィル調剤があることや、先発医薬品と後発医薬品で錠剤等の外見（色や形）が全く違うものが多いことなどから、薬ボトル情報が重要になっている。

　さらに、患者に提供される薬情報紙も、Kaiser 保険病院のように、商品名と一般名の両方を併記し、1つの薬につき1枚（A4サイズ）の量で、詳細なものを提供する薬局が多い。

（b）病院での医薬品使用・選択（フォーミュラリー作成等）における薬剤師の役割・責務と権限

　フォーミュラリー制度は、「臨床的に適切で、安全で、コストエフェクティブ」な薬物治療を遂行していく上で重要と考えられている[63]。フォーミュラリー制度は、病院、メディケイド、保険会社、PBM などの組織で幅広く用いられており、ジェネリック医薬品普及の大きな要因の一つになっていると考えられる。

　また、病院等でのフォーミュラリー作成は、JCAHO[64] によっても、義務づけられている。多くの病院では薬剤師も医療チームの一員として回診同行し、患者の状態を把握しながら、医師とともに適切な薬剤の選択や用法・用量の検討を行っている。院内で使用される薬剤は、専らフォーミュラリー収載品である。フォーミュラリーは病院において薬物治療を管理する上で臨床的にも経済的にも重要な意味を持つ。

　フォーミュラリー作成にあたって、通常ほとんどの病院では P&T 委員会（Pharmacy & Therapeutic committee）を中心にフォーミュラリーの運用方針や収載薬剤が決定される。P&T 委員会には、医師、薬剤師、看護師をはじめ、ほとんどの医療スタッフと経営側のスタッフ双方が参加しており、薬剤師が議長、委員長を務めることが多い。P&T 委員会における薬剤師の役割は、アジェンダ（議事）の設定、検討対象となる薬剤に関して参考に資するエビデンスの探索とモノグラフの作成、方針の提案などである。モノグラフには、検討対象薬剤の臨床上必要な情報とともにコスト関連情報が含まれており、既収載品の中に類似薬がある場合は比較検討に要する情報も含まれる。また、方針の提案には、無条件に

---

[63] ASHP Statement on the Pharmacy and Therapeutics Committee and theFormulary System
http://www.ashp.org/DocLibrary/BestPractices/Form_St_PTForm.aspx
[64] Joint Commission on Accreditation of Healthcare Organizations.
　病院等の評価認定組織。この機関の認定がないと病院は公的保険患者を扱えない。

収載もしくは却下、収載するが条件付で使用可（例えば、特定の患者または疾患のみに使用を限定、届出制を適応）などの提案が含まれる。例えば、UCSF（University of California, San Francisco）での一般的な医薬品モノグラフには、FDA承認情報や薬理作用等の基本的情報のみならず、臨床論文毎に数十項目にわたり評価された客観的「エビデンス」が詳細に記載され、さらに、他の類似薬との価格比較（特許失効時期等）も行われ、総合判断として、フォーミュラリー収載可否が提案される書式になっている。

その他、フォーミュラリーを運用する際の薬剤師の役割として、医師が運用方針を遵守して薬剤を処方しているかをモニタリングすることや、医師からフォーミュラリーに収載されていない薬剤の使用を要望された場合の対応などがある。後者の場合には、薬剤師が医師と協議したりエビデンスを確認したりした上で、使用の適否についてP&T委員会での検討を提案していく。

ASHP（The American Society of Health-System Pharmacists）が実施した調査データによると、フォーミュラリーを運用するにあたり9割の病院が「セラピューティック・インターチェンジ・ポリシー」を採用していた。これは、医師がフォーミュラリーに収載されていない薬剤をオーダーした場合、薬剤師が自動的にフォーミュラリーに収載されている類似品に切り替える権限を持つというもので、院内における薬剤使用の標準化や在庫品目の集約化に効を奏しているとのことであった。ASHPは、フォーミュラリー収載の可否決定は、経済的理由のみで決して行われるべきでないとしている[65]。

（c）医薬品情報の入手とインフラ

医薬品情報の入手には、医療従事者自身による様々な医療情報の入手や、detailing活動（製薬メーカーなどによるMR活動）を介した入手、などがある。医療情報は、適応外使用が比較的頻繁に行われることもあり、添付文書ではなく、他の第三次資料を利用することが多い。例えば、CMSでは、抗がん治療の際に、AHFS DI、Clinical Pharmacology、Micromedex、NCCN Drug & Biologics Compendiumなどの、包括的な三次資料の利用を指定している[66, 67]。こうした医薬品情報三次資料のいくつかは、電子化されており、病院内LANあるいはPDA（携帯情報端末）を介しての利用が可能となっている。FDA発行のオレンジブックもインターネットで公開され、最新情報が入手できる環境が整っている。

後発医薬品に関しても、添付文書内容が先発医薬品とほぼ同一の内容になっているため、銘柄別に添付文書情報を入手する必要性はあまりないようである。また、detailing活動に関しては、薬剤師など医療従事者による薬剤教育（academic counter detailing）が、最近、米国で注目されている。

---

[65] ASHP Guidelines on the Pharmacy and Therapeutics Committee and the Formulary System. Am J Health-Syst Pharm：65; 1272-7283, 2008
[66] http://cms.hhs.gov/apps/media/press/release.asp?/Counter= 318
[67] http://www.ssa.gov/OP_Home/ssact/title18/1861.htm

(d) 後発医薬品に対する医師及び薬剤師の印象・評価

　米国では、後発医薬品の普及がすでに約6割に達しているため、後発医薬品に対する不安はあまりないようである。また、安定供給に関しても、Kaiser、個人薬局でのヒアリング共に、後発医薬品の供給は問題になっていないようであった。

(e) 後発医薬品使用促進に関する取り組み（Kaiser Permanente へのヒアリングより）

　今回の調査で訪問した Kaiser Permanente（以下 Kaiser とする）は、会員数約800万人（カリフォルニア州住民の5人に1人が加入）、医療施設・病院430施設、医師数12,000を有する全米最大の HMO 非営利医療保険組織であり、全米薬剤購入総額の2％を占めている。Kaiser における後発医薬品処方率は83％で、後発医薬品処方率を高く維持するために、臨床薬剤師及び医師によるジェネリック薬のレビューを広範囲かつ詳細に（特に NTI については緻密に）実施している。レビューの項目には、生物学的同等性や品質面、価格面に加え、供給能力も含まれている。レビューの結果に基づきフォーミュラリーを作成するため、高品質のジェネリックが厳選されていることから、処方医のフォーミュラリー収載薬剤遵守率は98％、後発医薬品が存在する医薬品の99％で後発医薬品が使用され、後発医薬品使用に対する処方医、加入者双方の信頼度、満足度は高いとのことであった。

　患者は、後発医薬品について、医師といつでも議論できる態勢になっており、まずは医師から「ジェネリックを使ってみてください」と依頼をかけ、「もし何か問題があれば、いつでもブランドに戻します」と伝えることが一般的になっている。Kaiser では、定期的に患者満足度調査を実施しているが、現在のところ、90％以上の患者が、後発医薬品代替調剤など薬局サービスに対して、「大変満足している」と評価しているとのことであった。

　また、Kaiser では、処方自体の質を上げるために、薬剤師である DEC（Drug Education Coordinator）が関与して薬剤教育（academic counter detailing）に力を入れている。academic counter detailing とは、医師と薬剤師が連携し、医師に対して処方に必要な薬剤情報を提供することによって、エビデンスベースの処方を実現することを目的にしている。この試みは、ハーバード大学医学部で提唱、実践され、MR が医師に対して情報提供すると情報にバイアスがかかる傾向にあるが、academic counter detailing を実施することにより処方の質が向上したという実績に基づいて導入された制度である[68]。

　2007年7月には、米国議会にこうした academic counter detailing を促す法案（Independent Drug Education and Outreach Act 2008）が提出されている（法案提出者の一人は Hatch-Waxman 法の Waxman 議員）。

---

[68] J Am Geriatr Soc. 2006 Jun;54 (6):963-8

5．薬剤師の業務範囲に関する動向

（1）薬剤師の職務に関する調査

　米国では、1960年代後半から病院薬剤師の役割が、調剤中心の役割から医師との協働で処方の検討や効果の検証を行うなど薬物治療を管理する役割へとシフトしてきた。そして、40年経過した現在、薬剤師がチーム医療の一員として定着しつつある。また、最近20年間で、コミュニティファーマシーや長期療養施設、在宅ケア、在宅輸液療法の分野において薬剤師の業務がより臨床に近いものとなってきた。特に、2003年にメディケアパートDが創設され、外来処方薬の給付が充実したことを機に、薬剤師によるmedication therapy management（薬物治療マネジメント）が法的に認められた。薬物治療マネジメントの中には、ただ単に調剤をするという行為以外のサービス、具体的には、治療モニタリングとその結果に基づく処方の変更、薬剤の調達やコスト管理などを含む。

（2）薬局における、調剤以外の薬剤師の業務・役割の内容

　薬剤師業務は州法で規制されており、薬剤師が法的に認められる医療行為の範囲は州により異なることを前提に、ヒアリングの中で言及された事例について報告する。病院、特に緊急外来では、包括的なファーマコセラピー・カウンセリングが行われている。具体的には、心停止や臓器移植を経験した患者、ガン患者などに対して、医師と共に薬物治療の方針を決め、薬剤の投与、副作用のモニタリングなどを行う。

　病院や薬局では、血液抗凝固薬治療を担当し、INR値をモニターしながら薬剤の用量コントロールを行っている。また、糖尿病、喘息、心疾患などの長期管理において、栄養サポートやウェイトコントロールにも積極的に関与している。さらに、ヘルス・アンド・ウェルネス（Health & Wellness）と称し、現在50州で薬剤師によるインフルエンザの予防接種や、ワクチン接種が認められている。

（3）薬剤師の判断によって医師の処方の変更が可能となりえる範囲

　州によって医師－薬剤師間で「コラボレーティブ・プラクティス（Collaborative practice）」の合意がなされている場合がある。合意の形態は様々で、ある特定地域内で連携している病院や薬局の医師－薬剤師間、あるいはKaiserなどのマネジケア傘下の病院や薬局の医師－薬剤師間といった例がある。合意が形成されている場合、前もって決められたプロトコルに基づいておれば、薬剤師の裁量で薬剤の処方や用量変更が認められている。例えば、フロリダ州では風邪や高血圧の患者に対して、薬剤師が処方せんを書いて薬を交

付することが可能とのことであった。

　州法とは別の例外的な事例として、連邦政府が特定の機関に限定して薬剤師に認めている医療行為もある。例えば、退役軍人病院や、医師が少ない地域（インディアン居住区のヘルスケア施設など）においては、薬剤師が主なケアプロバイダーとしての役割を担っている。退役軍人病院においても、高コレステロール血症患者のために処方せんを書いたり、薬剤の用量変更を行ったりすることが認められている。

（4）在宅輸液療法（Home Infusion Service）

1）在宅輸液療法の産業規模及び運営形態

　若干古いデータではあるが、2001年の米国の在宅医療産業はおよそ450億ドル規模で、そのうちHome Infusion Serviceは約10.4％を占める（2001年）[69]（図表4-27）。

図表4-27　在宅医療産業の分野別規模（2001）

	Market Size (billion$)	Percent of Market (%)
Home Health Agencies	33.2	73.3
Respiratory therapy	4.5	9.9
Infusion therapy	4.7	10.4
Durable medical equipment	2.9	6.4
Total Home Health Care Market	45.3	100.0

出典：Seurahe Bank and CMS

　Home Infusion Serviceの提供者はHome Infusion Organization（以下HIOとする）と呼ばれHome Infusion Serviceに特化した薬局も含まれる。事業所数は全米で約4,500あり、形態は独立型もしくは病院傘下型と様々である。NHIA（National Home Infusion Association）が公表した2010年に実施した調査結果[70]によると、2008年時点での会員数は730社（非会員を併せると大小あわせて1,000～1,400社あると推計されている）で、829,000人の患者に対して124万件の在宅輸液サービスを提供している（患者1人あたり1.5件）。産業全体で、およそ45～65億ドルの収益を上げており、常勤換算で15,000～20,000人が従事している。

　在宅輸液療法を提供している施設の業態は、在宅輸液専門薬局や在宅輸液サービス専門に行う会社などである。HIOの管理者は薬剤師であることが多く、テクニシャン、訪問ナー

---

[69] CMS Health Care Industry Market Update, Home Health, Sep.22, 2003
　http://www.cms.hhs.gov
[70] http://nhia.org/press_rekease/pr_101811.html

ス、運転手、場合によっては栄養士、SW が常駐し、連携をとりながら業務を行っている。病院の多くは HIO と契約を結び、入院患者の速やかな退院と在宅療養への移行を目指している。HIO が提供するサービスには、医師の要請を受けてのケアプランの作成、薬剤の調製、薬剤・機器・消耗品などの宅配、点滴手技や緊急時対応などの指導、緊急時の対応（24 時間体制）などを含んでいる。また、Home Infusion Pharmacy と契約を結び、薬剤の調製を依頼して自分のオフィスで Home Infusion Service を行っている開業医もいる。Home Infusion の対象になる患者の条件は、①入院治療やナーシングホームでの治療コストより在宅療養の方が費用対効果に優れていること、②家族や患者が自宅で点滴管理することが可能であると判断されること、③経済的負担が患者の許容範囲であることなどである。

今回訪問した Home Choice Partner Inc. は、バージニア州に本部を置く、独立型の在宅及び日帰り輸液サービス提供会社で 1996 年に薬剤師が設立した。9 州 14 の拠点で事業を展開し NHIA のボードメンバーでもある。利用患者数は 3,500 人（ターンオーバーは 90 日）で、薬剤師、訪問ナース、ナースクリニシャン、アカウントエグゼクティブ（営業担当）、テクニシャン（輸液調整担当及び診療録担当）、ドライバー等を含め、350 人のスタッフを抱えている。通常、医師から直接サービスオーダーを受け、患者の臨床情報、生活背景、保険加入状況などを把握し、関係者間で情報を共有化しながら治療目標を明確化し、サービスの内容、頻度、役割分担をコーディネートする。サービス提供後は、治療目標を達成できたかを評価し、その結果も関係者間で共有している。

2）在宅輸液療法において法的に許可されている薬剤師の医療行為

薬剤師が Home Infusion に使用する薬剤の提供に関して経験を積み、様々な問題に対処できるようになるにつれ、Home Infusion で使用可能な薬剤の種類は徐々に拡大し、現在では、使用薬剤に対する制限は基本的にほとんどなく、抗生物質、抗がん剤、制吐薬、免疫抑制薬、麻薬、HIV 治療薬などの使用が認められている。ただし、重篤な有害事象が発生する危険性が高く在宅療養に適さないものは使用できない。米国では、外来ベースでの抗がん剤投与はドクターズオフィスで行われるのが一般的であるが、数日間に渡る連続投与を要する場合（5-FU など）は、輸液ポンプを用いて在宅で投与される。

在宅輸液療法における薬剤師の業務は、医師の処方せんに従って、ライセンスを受けた薬局で薬剤を調製して居宅へ届けることであり、居宅での医療行為は範囲外である。在宅輸液療法を行う薬局には、通常ナースが雇用されており、居宅に赴いて患者ならびに患者の家族に対して必要なサポートを行う。具体的には、患者本人もしくは家族が薬を自分で投与できるように教育したり機材の管理をしたりする。法的には、薬剤師に対する規制は輸液調製の部分を、ナースに対する規制は居宅における薬の投与・管理の部分をカバーしている。

在宅輸液療法において、薬剤師は、治療全体のコーディネーション、患者と医師とのコミュニケーション両面において中心的な役割を担っている。薬剤師はナースからの情報や、電話を通して患者と話すことによって得られる情報を医師にフィードバックする、また、在宅において使用可能な薬剤やルート等について医師からの相談に応じるなどして治療内容の適正化に貢献する。一方、物品管理、日常業務、施設運営、人事、収支管理といったマネジメントの責任者としての役割も果たしている。

3）在宅輸液療法における保険償還のしくみ（メディケアを中心に）と今後の課題

　現在、Home Infusion の需要は増加しているが、保険償還の体制が整備されていないことから、患者が利用しにくいというジレンマに陥っているようである。高齢者の Home Infusion に要する費用は主にメディケアから支出されている。そこで、メディケアパート D の新設に伴い、Home Infusion Service の提供体制や薬剤・機器・消耗品の給付のあり方について見直しが活発に議論されている。

　現在、メディケアパート A と D では在宅輸液療法をカバーしておらず、パート B も、耐久性の医療機器（輸液ポンプなど）と当該機器を使用して投与する一部の薬剤（抗がん剤、インスリン製剤、麻薬など約 24 種類）及びサービス提供者のフィー（明確にカバーしていないが、薬剤費の中に一部含んだ形で償還される）をカバーするにとどまっている。一方、現行のパート D では薬剤費しかカバーしておらず、フォーミュラリーに収載されている Home Infusion 適用薬剤は限られている。このため、在宅輸液療法を望む高齢者の多くは、メディケアの不足部分を補完するために民間の保険に加入しているが、在宅輸液療法にかかる保険償還を受けるためには、長期療養施設に入所することが必要になる。

　そこで、Home Infusion Organization の関係団体は議会への働きかけを強め、パート D の中で Home Infusion Service にかかる全ての費用をカバーするよう法案改正を求めている。また、連邦政府も、パート D を担当する民間保険者に対して、フォーミュラリーに収載する Home Infusion 適用薬剤の拡大や、ネットワーク傘下の薬局における薬剤の調製体制の整備などを指導している[71]。今回の調査では、現在 NHIA が高齢者の在宅輸液療法に対してメディケアパート B 及び D における保険償還の範囲を拡大するよう議会に働きかけているとの話しを聞いたが、議論の俎上に載るまでには何年もかかるだろうとの見通しであった。

（5）長期療養型施設における薬剤師の役割（ラグナホンダホスピタル）

　米国では、居住施設型介護施設を Nursing Home（ナーシングホーム）と称しており、

---

[71] http://www.cms.hhs.gov/PrescriptionDrugCovContra/downloads/HomeInfusion
　Reminder_03.10.06.pdf

日本における特別養護老人ホームに相当する。州により異なるが、ナーシングホームは24時間介護体制をとる医療機関として位置づけられるのが一般的である。

　米国では、10年以上前から、ナーシングホームで実施される薬物治療の安全性や効率性について問題視されてきた。アリゾナ大学薬学部のLyle Bootmanらは、ナーシングホームが薬剤費を1ドル使うごとに、薬剤に起因する問題（副作用など）のために1.33ドルの医療費を使っていると指摘し、実際に全米のナーシングホームにおける薬物使用に起因する死亡や副作用による罹患にかかるコストを、薬剤師の介入の有無で比較した。その結果、介入なし：76億ドル、介入あり：40億ドルと顕著な差が実証されたことから、ナーシングホームへ薬剤師が常駐し薬剤使用審査と処方介入を行う重要性を主張した[72]。現在、米国では長期療養型施設にも薬剤師が常駐し、薬剤使用審査（レビュー）や介入を行い、その結果を行政に定期報告することが州法で義務づけられている。

　今回訪問したカリフォルニア州にあるLagna Honda Hospital（ラグナホンダ病院：以下LHHと略す）は、非営利組織（NPO：NonProfit Organization）で、リハビリテーション、ホスピス、痴呆患者やエイズ患者の介護、デイケア、ショートステイなどを含む長期療養介護サービスを総合的に提供する施設である。カリフォルニア州では、ナーシングホームに薬剤師が常駐し、施設内における薬剤使用評価を行うことが州法で義務づけられているため、LHHでは州保健省による規定に準拠した「薬剤部門運営マニュアル」を作成し、その中に「Clinical Pharmacy」のセクションを設けて、下記に示す当該業務の具体的項目とその手順を明記している。

・Clinical Pharmacy（臨床薬学）
・Medication Regimen Review（処方審査）
・Psychotropic Medications（抗精神薬処方）
・High Priority Medication Regimen Review（高優先処方審査）
・Adverse Drug Reaction Reporting（副作用報告）
・Discharge Counseling（退院相談）
・Drug-Drug Interaction（薬－薬相互作用）
・Drug-Food Interaction Counseling（薬－食品相互作用相談）

　また、高齢者の薬物治療管理に精通した薬剤師を養成するため、1997年にCCGP（Commission for Certification in Geriatric Pharmacy[73]）がCGP（Certified Geriatric Pharmacist：高齢者専門薬剤師）の認定を開始した。CCGPは、ASCP（American Society of Consultant Pharmacists[74]）によって1997年に設立された独立法人である。CGPの受験資格は、2年以上の実務経験と有効な薬剤師免許を有していることで、米国以外の薬剤師も受

---

[72] Arch Intern Med. 1997 Oct 13;157 (18):2089-96
[73] http://www.ccgp.org/
[74] http://www.ascp.com/

験できる（日本にも試験会場がある）。資格有効期間は 5 年で、再試験もしくは ASCP による継続学習プログラムの受講などによる更新制である。

（6）いわゆる「箱出し調剤」に関する調査

1）調剤方法

　米国では、外来患者に対する薬局での調剤は、日本と同様に「小分け調剤」が主流である。具体的には、計数調剤の場合、大包装のボトルから必要数だけ小分けしてピルボトルへ詰めるといったイメージである。ただし、「スタンダードセラピー」の対象薬剤や、非常に有害な副作用の発生が想定されるために箱の中に挿入されたオリジナルの添付文書をそのまま患者に渡す必要がある場合には、定められた使用量単位（ユニット・オブ・ユース）で「箱渡し」を行っている。「箱渡し」の例としては、ニトログリセリン（30T／箱）、HIV 治療薬（30T 入や 60T 入／箱）、ニキビ治療薬、抗生物質（通常 5 日分単位）、経口避妊薬などで、約 50～100 種類あるとのことであった。病院では、JCAHO からの要請（Joint Commission Requirements）により、調剤する薬剤は剤形を問わずユニット・オブ・ユースに統一されている。これは既製品で存在しているものを使用するか、既製品がない場合は院内でのリパッケージで対応している。多くの病院では、輸液を含めあらゆる薬剤についてドーセージユニットプログラムが導入され、使用量単位でのパッケージング及びラベリングが自動化されている。また、バーコードシステムにより、トレーサビリティも担保されている。

2）「箱出し調剤」における医師の処方せんの記載方法

　外来調剤において箱渡しが適応される薬剤に関して、処方せんの記載方法を定めたルールやスタンダードは特に存在しない。院内調剤に関しては、各病院の P&T 委員会で決められたルールに準拠して処方せんを書くことになる。

3）「箱出し調剤」を可能とするための投薬日数の標準化の方法

　箱出し調剤を可能にするための法令、ガイドラインはいずれも存在しない。その理由は、保険会社によって処方薬の費用にかかる償還条件が異なるため、投薬日数を標準化することができないからである。例えば、高血圧などの慢性疾患治療薬では、保険会社によってカバーされる処方量が 30 日、84 日、90 日分など様々である。

　ただし、スタンダードセラピー対象の薬剤は、決められた使用量単位（ユニット・オブ・ユース）で交付しなければならない。例えば、ニトログリセリン 20T という処方せん指示を受けた場合、薬局では疑義照会を行い、30T への処方変更を依頼する。つまり、スタンダー

ドセラピー対象薬剤の処方単位がユニット・オブ・ユースになっていない場合にそれを小分けするのは法律違反となる。

（7）保険償還上の薬局マージンの設定方法及びその根拠ならびに薬局の経営状況

薬剤給付にかかる保険者（主に PBM）から薬局への一般的な償還ルールは、AWP に対して 16％ディスカウントされた薬剤コストにディスペンシング（調剤）フィー（約 1.5 ドル／処方せん）を加えた料金が適用されるが、薬局における実際の収益構造を反映していない。薬剤費の償還は AWP に基づいて設定されていることから、薬局での医薬品実購入コスト（AAC：Actual Acquisition Cost）との乖離があるとの前提で調剤費がかなり抑えられているようである。ただ、実際の乖離率は薬局によって異なっており平均値は把握できなかった。また、一般にディスペンシングフィーとして広く公開されているのは、処方1回あたり 1.5 ドル〜2 ドルであるが、実際には 11 ドル〜13 ドル程度のコストがかかっている地域もあるとのことであった。

「2011 NCPA DIGEST：NCPA が発刊している年報」によると、会員薬局（大手ドラッグストアチェーンやメールオーダー等を除く）平均的な小売薬局）では年間平均 64,169 枚の処方せんを扱っており、1 枚当たりの収益は 57.64 ドル、薬局全体の純利益率は 3％とのことであった。薬局の主な収入源は、処方せん調剤関連業務（収益全体の 93％を占めている：薬剤料＋ディスペンシングフィー）、スクリーニングフィー（薬局で血圧・血糖値・コレステロール値などを測定し医師に報告する）、予防接種サービス（薬剤料＋管理フィーとして 1 件あたり平均 20 ドル）、コンパウンディングフィー、MTM（Medication Therapy Management：薬物治療管理）、Disease State Management（疾病管理）、物販などによる対価である。コンパウンディングフィーは、単なるピルカウントではなく、患者の状態に応じて調剤方法を工夫する（カスタマイズ）した場合の対価で、通常のディスペンシングフィーに上乗せして請求する。当該サービスの料金は薬局の自由裁量で設定されており、1 回当たり平均 29.9 ドルというデータがある。MTM は薬局全体の約 67％が提供しており、うち 60％はメディケアパート D からの償還を受けている。疾病管理プログラムの実施率が高い上位 3 領域は、ワクチン接種（58％）、血圧モニタリング（50％）、糖尿病管理（48％）である（図表 4-28）。

「2011 NCPA DIGEST」のデータでは、後発医薬品は処方全体の 72％を占めている。

図表 4-28　小売薬局の収支構成（2011 NCPA DIGEST より）

	2008 年	2009 年	2010 年	参考値 （$：2011 年）
売上高	100.0	100.0	100.0	4,022,455.0
販売コスト	76.8	76.2	76.0	3,057,065.8
粗利益	23.2	23.8	24.0	965,389.2
人件費	13.5	14.1	14.5	583,256.0
その他管理費	6.5	6.4	6.5	261,459.6
管理費等合計	20.0	20.5	21.0	844,715.6
純利益	3.2	3.3	3.0	120,673.6

（参考値を除く表中の数値は％）

（8）リフィル制度（同一薬の再受け取り）

1）リフィル制度導入の歴史概略[75, 76]

　米国において、リフィル制度は、1951 年に要処方せん薬と一般用医薬品の定義と区分が連邦法（FDCA：Food, Drug & Cosmetic Act）改正によって定められた時に「同時」に導入された。1951 年以前、処方せんの扱いが曖昧だったこともあり、リフィル調剤が非公式に行われた時期もあった（その後禁止）ようだが、この法改正で、正式に認められることとなった。この改正案は、Durham 下院議員と Humphrey 上院議員（共に薬剤師）によって提出されたため、Durham-Humphrey Amendment とも呼ばれている。この法律改正で、処方医 - 薬剤師間での電話等を介した、口頭での処方せん授受も可能（紙の処方せん原本は必要ない）となった。

　Kaiser Permanente 保険病院及び UCSF でのヒアリングでも、「リフィル調剤は幼少時からすでにあった」と各先生は述べており、その歴史の古さをうかがわせる。米国では、リフィル調剤そのものが処方せん調剤の歴史、と言える。

2）連邦法と州法

　薬剤師業務全般に関する法律は、連邦法と州法によって定められている。連邦法は主に医薬品に関する法律であり、州法は主に薬局や薬剤師に関する法律である。リフィル調剤など多くの具体的な薬剤師業務については州法によって定められている[77, 78]。一方、Controlled Substances（規制対象物質）と呼ばれる医薬品の分類（図表 4-29 参照）やその扱

---

[75] Richard R.Abood. Pharmacy Practice and the Law, 5th edition.
[76] W.Steven Pray. A History of Nonprescription Product Regulation.
[77] California Pharmacy Law, Business & Profession Code Chapter 9.
[78] California Pharmacy Law, Professional and Vocational Regulation 17.

図表4-29　Controlled Substance 分類とリフィル調剤制限

分類	分類の説明	リフィル調剤 最大回数 最大日数	リフィル調剤可能期間
Controlled Substance 分類1	乱用の危険性、身体的依存性が最も高い化学物質。医薬品としては使用できない。	—	—
Controlled Substance 分類2	乱用の危険性、身体的依存性が最も高い医薬品。例：モルヒネ、コデイン（単味製剤）、アンフェタミン（興奮剤）、アモバルビタール、等	不可	不可
Controlled Substance 分類3	乱用の危険性：分類2より低い。例：hydromorphone、コデイン（複合剤）、男性ホルモン、等	5回 120日	6ヵ月
Controlled Substance 分類4	乱用の危険性：分類3より低い。例：フェノバルビタール、ベンゾジアゼピン系、等	5回 120日	6ヵ月
Controlled Substance 分類5	乱用の危険性：分類4より低い。例：鎮咳用コデイン（低量、複合剤）、等	一般の要処方せん薬と同じ	6ヵ月
一般要処方せん薬	Controlled Substance 以外の要処方せん薬全て。処方せんにリフィル回数等の記載があればリフィル可能。	処方せんに指定されている限り法的な制限はない。	カリフォルニア州では特に法律で定められていない。一般に2年を超えるリフィルは行わない。

出典：カリフォルニア州薬事関係法規、CSA を参考に作成

いに関しては、連邦法（Controlled Substance Act）によって定められている。リフィル調剤は、Controlled Substance 分類区分でその規制や制限が異なる。連邦法と州法が競合する場合は、より厳しい法律に従うのが一般的とされている[79]。

リフィル調剤は、調剤、処方せん、調剤録等の様々な処理を含む業務であるため、広範な州薬事関係法規によりその業務が管理されている。

以降、主にカリフォルニア州薬事関係法規を基にリフィル調剤を概説する。

3）対象薬剤の種類とリフィル調剤

一般に、処方せんでリフィル調剤が指示されている限り、Controlled Substance 分類2医薬品を除き「全て」の要処方せん薬に対して、リフィル調剤が可能である（図表4-29参

---

[79] David B.Brushwood. Pharmacy Law & Ethics.

照)。要処方せん薬では、処方せんに指定された回数まで薬局でのリフィル調剤が可能である。リフィル調剤可能期間に関しては、カリフォルニア州の場合特に規定はないが、1～2年を超える期間のリフィル調剤は一般に行わない。Controlled Substance ではより厳しく制限されている。分類2の医薬品は一切リフィル調剤できない。分類3、4、5の医薬品も、処方日から数えて最長6ヵ月の期間しかリフィル調剤ができず、さらに、Controlled Substance 分類3、4の医薬品は、トータルで最大5回、120日分と、リフィル調剤が制限されている。

4) リフィル調剤と処方せん

リフィル調剤では、処方せん(薬局で保管される)を繰り返し利用し調剤するため、処方せんの扱いが重要になる。また、患者は、交付された薬ボトルに記載されている情報(ラベリング、日本の薬袋表記に相当)を基に、薬局にリフィル調剤を依頼する。州薬事関係法規でも表記項目が定められている。図表4-30に、カリフォルニア州での薬ラベル法定表記項目を示す。

図表4-30　カリフォルニア州の薬ボトル法定表記項目[80]

- 薬局名、住所、調剤番号(薬局で処方せん薬ごとに付与する)
- 処方医名
- 調剤年月日
- 医薬品名:商品名、あるいは、一般名と製薬メーカー名(略号可)と規格
- 用法用量
- 医薬品の特徴(色、形、錠剤上の刻印):2006年1月から施行
- 調剤した医薬品の有効期限
- 残りのリフィル回数:特に法律で規定されていないが、一般的に表記される。

米国において処方せんは、①処方せん原本(書面)、Fax(原本は必要なし)、②口頭による処方せん、③電子処方せんのいずれも有効である。口頭による処方せん受付の場合、薬剤師が書き留めた書面が正式な処方せんとなる。ただし、Controlled Substance 分類はより厳しく規制されていて、例えば、Controlled Substance 分類2の処方せんは必ず処方せん原本が必要である。

初回調剤時、薬剤師は、処方せんの裏に、調剤年月日、調剤番号、調剤量、メーカー名、薬剤師名(イニシャル)などを記入する。交付後、処方せんは薬局で保管される。調剤録は電子的に記録され保管されるのが一般的である。

---

[80] California Pharmacy Law, Business & Professions Code, Chapter 9, Division 2, Article 4, Section 4076.

リフィル調剤時には、調剤は薬局で管理されている処方せん情報を基に行う。調剤録を電子的に記録し保管している薬局は、その情報を基に調剤を行い、リフィル調剤録を電子的に記録することができる。紙ベースの調剤録管理を行っている薬局は、処方せん原本を取り出し、リフィル調剤の記録を処方せんの裏に記入する必要がある。多くの場合、調剤録は電子的に管理されるため、薬局での紛失の可能性は低い。万が一紛失した場合は、医師に新たに処方せんを口頭等により再発行してもらうことになる。

違う薬局でリフィル調剤を行うことも可能である。その際は、薬局間で処方せんの移動（Transfer）を行う。送り手側の薬局での処方せんはその時点で無効（void）となる。一方、処方せん受取り側では、薬剤師が、処方医情報、医薬品名、用法用量、処方日などの基本的処方せん情報と、最終調剤日、薬剤師名、残っているリフィル回数等などの調剤録情報を書面に記録することで、処方せんとして効力を持つ。チェーン薬局内の薬局間移動では、電子的に行われる場合もある。

また、患者のリフィル調剤を薬局間で奪い合う現象も一部発生しているとの説明がKaiserでのヒアリングであった。そうしたこともあり、薬局では、インフルエンザの予防接種などより質の高いサービス提供し、顧客流出防止に努めている事情があるようだ。さらに、25ドル割引クーポン等を配布する薬局さえあるとのことであった。

5）リフィル調剤における管理指導業務

カリフォルニア州の場合、リフィル調剤に特化した管理指導は特に法律で定められていない。初回調剤、リフィル調剤の区別なく、相互作用、重複投与、服薬説明など、当初公的医療保険受給者を対象として制定されたOBRA'90（Omnibus Budget Reconciliation Act of 1990：予算調整法（連邦法））によって定められたDURに則って（各州では全ての患者に対するDURの実施を義務化した）、薬剤師による管理指導業務が遂行されている。

Kaiserでのヒアリングによれば、リフィル調剤では、コンプライアンス等のチェック、相互作用、重複投与等が重要とのことであった。コンプライアンスでは、患者が予定された時期より早くリフィル調剤を希望する場合など、医師が口頭で用法を変更していることもあり、薬剤師の判断が難しいため、医師に確認をとった上でリフィル調剤することも多い。Kaiserでは、調剤管理支援ソフトを用いて、そうした様々な管理業務をチェックした上で薬剤師による介入を実施するフローが構築されている。

その他にも、リフィル調剤では、薬剤の紛失、バケーション、他緊急時などの理由により、早期のリフィル調剤を求められる場合もあり、薬剤師の対応と判断が難しい。そのため、多くの州では、具体的なガイドラインを定めず、薬剤師のProfessional Judgment（専門的判断）に委ねている場合が多い[81]。

---

[81] South Dakota Board of Pharmacy, Newsletter, http://doh.sd.gov/Boards/Pharmacy/Newsletter/April08.aspx

リフィル調剤時の服薬説明については、DUR上で問題がない場合（相互作用、重複投与等がない）、服薬説明の履行は法的に課せられていない。

6）リフィルを使い切った場合：緊急リフィル（Emergency Refill）

処方せんで指定されたリフィル回数を使い切った場合、リフィル追加（オリジナルの処方せんの更新）の可否を処方医に確認する必要がある。確認手段には、薬局が処方医に連絡をとる方法と患者が医師に直接連絡を取る方法がある。

しかし、タイムリーに処方医に確認できない場合もある。薬剤師が、治療中断が深刻な結果を招く可能性があると判断した場合、医師による確認がとれなくとも、リフィル調剤を合法的に行うことができる。これは緊急リフィル調剤と呼ばれる制度である。緊急リフィルは、医師との連絡が取れるまでに応急措置という位置づけで、1回の調剤日数は2〜3日分を限度とする。

7）リフィル調剤によるメリット・デメリットや新たな課題

米国の場合、リフィル調剤制度は要処方せん薬が誕生した当時から導入されていたこともあり、導入前後でメリット・デメリットを比較したデータはない。

Kaiserでの聞き取り調査では、リフィル調剤のメリットには、コンプライアンスの改善、医療アクセスの向上があるとの説明があった。薬局が比較的利便性の高い医療機関ということもあり、リフィル制度により患者にとって薬物治療を継続しやすい環境が生まれている。また、安定した慢性疾患の薬物治療管理を、リフィル調剤を通して薬剤師が行うことで、医師はより重症な患者に時間を割くことができ、結果として、慢性疾患と重症な疾患共に、患者の医療アクセス向上につながっている。

デメリットとしては、Kaiser以外の包括的な医療情報が薬局で手に入りにくい環境では、患者状態の把握が難しく、リフィル調剤における薬剤師の判断が難しくなることが想定される、とのことであった。また、処方医の立場からは、リフィル調剤追加リクエスト等の処理が非常に負担になっているという意見がある[82]。

また、法的規制と保険者側の償還ポリシーに関わる問題点として、「薬剤の廃棄と無駄」が指摘されている。ほとんどの場合、保険会社では1回のリフィル時に処方できる日数を最長90日分まで許可しているため、一度処方せんが発行されれば90日分、270日分という単位で大量の薬剤が患者に提供されることになる。その結果、臨床的観点から薬剤を切り替えた場合、残薬に関わる薬剤費が無駄になると同時に、薬剤が廃棄されることによる河川や水など環境面への影響も危惧される。また、PBMが調剤フィーの節減や薬剤調達時のボリュームディスカウントを目的に、1回リフィル時の多量交付を推奨する動きも問題視

---

[82] The Patient-Centered Endocrinology Practice, Managing Prescription Refills.

されている。

8）e-Refill

電子処方せん（e－プリスクリプション）は、第三者の介入がないので最も安全といえるが、医師によるものであることが大前提である。全米をカバーする Sure Scripts（通称：リレー）という民間会社が提供するシステムがあり、医師が PC から処方情報を送ると、リレーを経由して薬局へ処方情報が送られる仕組みである。個々の薬局や病院は、必ずしも同じネットワーク上でつながっている必要はなく、全米どこからでも処方情報（処方せん）を受け取ることができる。ただし、コントロールド・サブスタンスならびに麻薬類などは調剤不可で必ずオリジナル処方せんが必要である。

Kaiser などの組織では、処方せんオーダーの電子化、リフィル調剤処理の電子化・自動化（患者によるインターネットを介したリフィル調剤依頼の自動処理、リフィル調剤 DUR チェック、リフィル調剤のオートメーション化、医師へのリフィル追加申請の電子化・自動化）などが、新しい技術に則した法律改正に伴って、導入されている。

9）リフィルを巡る最近の動き

医師は、疾病の状況により、次回受診日を勘案してリフィル回数を決めている。つまり、患者の病状を定期的にモニタリングし、治療を継続させる手段としてリフィル制度を利用している。一方、リフィルを行うことにより、次回受診するまでの 6 ヵ月～1 年間は薬局の薬剤師が患者情報の収集やカウンセリングを行いながら、患者の状態をモニタリングすることになる。

現在、50 州中 44 州で、医師と薬局薬剤師の間のコラボレーティブ・プラクティスが認可されている。これは、医療行為に対して法的に医師と薬剤師がある特定の合意を締結するもので、ある状況にある特定の患者に限り（ほとんどは糖尿病，高血圧、喘息、抗凝固治療、HIV などの慢性疾患患者が該当する）、薬局薬剤師が当該患者の薬剤に対する反応などをモニタリングしてリフィルを行ったり、場合によっては薬剤の用量を変えたりすることを可能にするものである。ASHP の見解では、今のところコラボレーティブ・プラクティスはうまく機能しており、患者の受診回数が減る傾向にあるとのことであった。例えば、慢性疾患で状態が安定し薬物での管理が良好な場合は年に 2～3 回程度の受診で事足りているようである。

アメリカ用語略語集

- AAC（Actual Acquisition Cost）：医薬品実購入価格
- AMP（Average Manufacture Price）：（後述参照）
- ANDA（Abbreviated New Drug Application）：簡易新薬承認申請
- ASCP（American Society of Consultant Pharmacists）：アメリカコンサルタント薬剤師会
- ASHP（The American Society of Health-system Pharmacists）：アメリカ医療薬剤師会
- ASP（Average Sales Price）：（後述参照）
- AWP（Average Wholesale Price）：製薬会社希望小売価格
- BBA（Balanced Budget Act）：予算均衡法
- BP（Best price）：最低価格
- CAP（Competitive Acquisition Program）：（後述参照）
- CGP（Certified Geriatric Pharmacist）：高齢者専門薬剤師
- CMS（Center for Medicare and Medicaid Services）：HHS（米国保健福祉省）にあるメディケア、メディケイド担当部門
- CPI（Consumer Price Index）：消費者物価指数
- CRS（Congressional Research Service）：米国議会調査部
- CU（Compassionate Use）：コンパッショネート・ユース：未承認薬の人道的な供給
- DAW（Dispense As Written）：「処方せん通り調剤せよ」
- DEC（Drug Education Coordinator）：米国議会調査局
- DRA（Deficit Reduction Act）：財政赤字削減法
- DUR（Drug Utilization Review）：薬剤使用監査
- EAC（Estimated Acquisition Cost）：見積購入価格
- FDA（Food and Drug Administration）：米国食品医薬品局
- FDAAA（FDA Amendment Act of 2007）：FDA再生法（改革法）
- FSS（Federal Supply Schedule）：連邦政府によるプログラム
- FULs（Federal Upper Limits）：薬剤償還上限額
- GIVE（Generic Initiative for Value and Efficiency）：後発医薬品の使用促進をめざしたプログラム
- GPhA（Generic Pharmacy Association）：アメリカジェネリック医薬品協会
- HCPCS：ヒックピック Healthcare Common Procedure Coding System の略
- HDHP/SO（High Deductible Health Plans with Saving Option）：消費者主導型

- HHS（U.S. Department of Health and Human Services）：米国保健福祉省
- HMO（Health Maintenance Organization）：古典的なマネジドケア型プラン
- HSA（Health Saving Accounts）：医療貯蓄口座
- IND（Investigational New Drug）：治験薬
- MAC（Maximum Allowable Cost）：償還上限額
- MA-PD（Medicare Advantage with drug coverage）：処方薬剤給付つきメディケア・アドバンテージプラン
- MMA（Medicare Modernization Act）：メディケア近代化法
- NCPA（National Community Pharmacists Association）：アメリカ地域薬剤師会
- NDA（New Drug Application）：新薬承認申請
- NTI（Narrow Therapeutic Index）：治療域が狭い薬剤
- OBRA'90（The Omnibus Reconciliation Act of 1990）：予算調整法
- OGD（Office of Generic Drugs）：FDA内の後発医薬品審査担当部門
- OIG（Office of Inspector General）：HHSの監査部門
- PBM（Pharmacy Benefit Manager）：薬剤給付管理
- PDL（Preferred Drug List）：推奨医薬品リスト
- PDP（stand-alone Prescription Drug Plan）：外来薬剤給付単独プラン
- PED（Prescription Drug Event Data）：処方データ
- POS（Point of Service：HMOとPPOを混合させたプラン）
- PPO（Preferred Provider Organization）：保険料が安い割に医療サービスの制限が緩和されているマネジドケア型プラン
- P&T Committee（Pharmacy and Therapeutic Committee）：薬事及び治療に関する委員会
- URA（Unit Rebate Amount）：ベーシックリベートとインフレ調整分の追加的リベートを加えた額
- USP（United States Pharmacopoeia）：米国薬局方
- SSI：補足的保証所得
- VA（Veterans Affairs）：退役軍人病院
- WAC（Wholesale Acquisition Cost）：別名「list price」。メーカーの値引き前卸売り価格

用語略語の説明

AMP（Average Manufacture Price）【未公開】
　定義：卸売業者が、一般薬局への販売のために製薬企業から購入する場合（the retail

pharmacy class of trade）の価格の加重平均値。販売量に応じた値引き（ボリューム・ディスカウント ,Volume Discount）や支払い期限を遵守した場合の値引き（Prompt Payment Discount）等各種値引きは、差し引いた後の価格を使用。病院はHMOなどへの直接販売や、再販売（卸が再包装して他の販売会社へ卸す場合など）、VA（退役軍人病院）などFSS（Federal Supply Schedule）によって公定価格が定められている公営施設への販売などの取引、無料配分は算定基礎から除外。

使用目的：メディケイド強制リベートの算出基準の一つとして使用。メディケイドの強制リベートは、ブランド薬の場合、AMPとBest Priceの差額、またはAMPの15.1％のどちらか額が大きい方を基礎として計算される（ジェネリック薬はAMPの11％）。

ASP（Average Sales Price）【非公開（ただしパートBへの償還価格は公開）】

定義：全ての購買者に対する加重平均価格。例外を除き全てのディスカウント等を差し引いた後の価格を使用。メディケイド強制リベートによるディスカウントは算定基礎から除外。

使用目的：AWPに代わり、2005年からメディケアパートBの薬剤償還価格として使用されている価格基準。医師への償還価格は、①複数の類似薬が存在する医薬品はASPの106％、②類似薬が存在しない医薬品はASPの106％又はWACのどちらか低い額。2006年からはCAPと併用。メディケイドへの採用も検討中。

AWP（Average Wholesale Price）【公開】

定義：語義は卸業者から薬局へ販売する場合の平均価格。実際には、全ての割引が考慮されていない価格を指す。別名"Sticker Price（メーカー希望小売価格）。Red Book, Blue Book, Medi-Spanなど医薬品価格リスト（出版物）に掲載されてきた。

BP（Best Price）【非公開】

定義：製薬企業が医薬品を販売する場合の「最低価格」。ボリューム・ディスカウント、チャージ・バック等を差し引いた価格。退役軍人病院（VA）や国防省など特定の政府系の医療施設に対する販売価格は除外されるが、それ以外であれば、卸売業者、医療施設、小売業者、HMOなどの取引先の別は問わないとされている。

使用目的：メディケイド強制リベートの算出基準の一つとして使用。詳細はAMPの項参照。

CAP（Competitive Acquisition Program）【公開】
　定義：メディケアパートBに2006年から導入されている制度。メディケアパートBに参加する医師は、①自身で医薬品を直接購入し、ASPの106%の金額で償還を受けるか、②CMSが実施する競争入札によって選ばれた業者から医薬品を入手するか、選択することとなる。医師が②を選択した場合、CMSが医薬品の購入主体となり、医師は医薬品を現物で入手することとなる。

EAC（Estimated Acquisition Cost）【公開】
　定義：薬局がブランド薬を購入する価格の推計値で、AWP（一部の州ではWAC）から一定の割引を行った額。メディケイドにおけるブランド薬の償還価格設定のため各州制度が設定し、これに調剤料を加算してメディケイドの償還価格とする。例えば、ニューヨーク州の場合、AWP価格から12%割引した額に、調剤料（ブランド薬3.5ドル、ジェネリック薬4.5ドル）を付加した価格が償還価格となっている。
　使用目的：メディケイドにおけるブランド薬の償還価格。

FCP（Federal Ceiling Price）【非公開】
　定義：退役軍人病院（VA）、国防省（DoD）、連邦公共医療サービス（PHS）、沿岸警備隊（the Coast Guard）－通称Big4－がFSSに収載されたブランド薬を購入する場合の上限価格。連邦政府以外への（割引後）平均販売価格（Non-Federal Average Manufacture Price, Non-FAMP）の76%とされており、Big4に対して医薬品を販売する場合には、これ以下の価格で取り引きしなければならない旨が連邦法で定められている（FCP価格は非公開）。なお、GAOの調べによれば、FSS収載品のうち、約63%はFSSより定額、同14%はFSSと同額、同23%はFSSより高額となっているが、Big4は、この63%の分についてFCP価格を上限に購入することができる。

FSS（Federal Supply Schedule）【公開】
　定義：連邦政府系の医療制度（先住民医療サービス等）、施設などが医薬品を購入する場合の価格。政府外の「最優遇顧客"most-favored non-Federal customers"」に対する価格を基礎に、退役軍人病院（VA）と製薬企業との直接交渉によって決定。なお、契約内容や条件は医薬品や取り引き相手によって代わり得るため、最優遇顧客価格は必ずしも市場の最低価格となっていない場合があるという。

FULs（Federal Upper Limit）
　定義：メディケイドにおける医薬品償還価格設定のルールの一つ。ジェネリック薬が上

市されている医薬品については、Red Book, Blue Book, Medi-Span といった医薬品価格リスト（民間の出版物）の中から CMS が最低価格をリスト化し、その価格の 150％までの金額に、調剤料（州政府が設定）を付加した価格を上限として償還するというもの。医師が医学的見地から特定の医薬品の処方が必要と認めた場合には、適用されない。なお、2007 年 1 月より、現在の価格上限から「最も安い医薬品の AMP（Average Manufacture Price）の 250％」を上限とするよう改めることとしている。この AMP ルールは、現在差し止め命令により 2009 年 10 月まで実施できない状況になっている。

Non-FAMP（Non-Federal Average Manufacture Price）【非公開】
　定義：製薬企業が非政府系の医療機関・医療保険会社に販売する価格の加重平均値。ディスカウント、リベートその他割引を差し引いた額。FCP を交渉する場合の基礎として用いられる。FCP の項目参照。

VANCP（VA National Contract Price）【公開】
　定義：退役軍人病院（VA）が医薬品を購入する価格。医薬品のフォーミュラリー収載を条件とする競争入札価格の結果決定される。平均で FSS 価格の約 3 分の 2 程度（GAO 調べ GAO/HEHS-00-118）。

WAC（Wholesale Acquisition Cost）【公開】
　定義：製薬企業が卸売業者に販売する価格。ディスカウントや販売リベートなどは含まない。Red Book, Blue Book, Medi-Span など医薬品価格リスト（出版物）に掲載されている。

340B Ceiling Price【非公開】
　定義：The Public Health Service Act, Sec 340B に定められた医療施設（連邦政府の補助を受けている医療施設、低所得患者・ホームレス患者を多く受け入れている州立・公立・非営利病院など）が医薬品を購入するときの最高価格（この価格以下で販売しなければならないとする価格）。基本的には、AMP からメディケイド強制リベートの最低額（ブランド薬：15.1％、ジェネリック薬：11％）を差し引いた価格であるが、当該医療施設は製薬企業との交渉において、この価格以上のディスカウントを要求する場合もある。

第5章 オーストラリアにおける調査結果

1．医療保障制度と医療費

(1) 医療保障制度の概要

1) 概観と医療保障制度の歴史

　英連邦の一国であったオーストラリアは、1788年に英国人が入植して以来、英国の圧倒的な文化的・経済的影響下にあったが、1980年代以降は、米国の影響をより強く受け、欧州型とも米国型とも異なる独自の福祉国家類型を形作ってきた。医療保障においても、基本的な枠組みは普遍的な国民皆保障システムを確立しており、限定的な公的サービスシステムしか有しない米国よりも、原則無料の医療サービスを全国民に提供する英国型に近い。しかしながら、制度の運用面では、米国流の競争原理を幅広く採り入れている。

　オーストラリアの現在の医療保障制度は税方式による国民皆保障制度を基本とし、かかりつけ医（GP）中心のプライマリケア・システムが確立されている点は、英国連邦諸国の制度と共通の枠組みを有している。医療保障制度の中核をなすメディケア制度は、国費による医療費の一定割合の支給（メディケア給付）と、公立病院に関わる費用の全額公費負担の2本柱から成っている。

　医療保障財源は主に税で運営されており、社会保険制度は存在しない。民間医療保険の普及率が高く、負担能力のある者に対する上乗せサービスにかかる民間医療保険料を税制面で優遇支援している。公民混合・効率重視の医療を政府が設計したシステムのなかで認めている点では、英国型から離れて米国の影響を受けた競争原理重視のシステムとなっている。このシステムは2階建の年金制度における「最低保証年金」部分を、医療においても税で保証し、上乗せ部分は民間保険と自己負担に委ねるという極めて柔軟なシステムとなっている[1]。

---

[1] 2009年10月、ニッセイ基礎研究所生活研究部門丸尾美奈子「ニッセイ基礎研Report」「オーストラリアの医療保

1901年に連邦成立後、オーストラリアではミーンズ・テストを通じて、社会保障の給付を、貧困者に対し選別的・限定的に行ってきた。英国を源とするいわゆる救貧対策であり、多くを慈善事業に頼っていた。その後、医師会の協力を得て、民間医療保険制度が先に実施され、ようやく1975年に、ウィットラム労働党政権がメディバンクと称する強制加入の国民健康保険制度を導入した。ところが、メディバンク制度が導入されてわずか5ヵ月後に、担当政権が保守党に交代、新政権はメディバンクが民間保険の経営を圧迫するという理由から、メディバンクを民営化して任意加入とした。この結果、オーストラリア初の国民健康保険制度は事実上廃止された。

　1983年に労働党が政権に復帰し、皆保障制度を「メディケア」という呼称に変更して、1984年に再導入した。メディケアは医療保険方式を採用せず、給与から一定割合の税を納入させる税方式で財源を確保した。1984年のメディケア導入により、他の先進諸国からは大きく遅れはしたものの、全国民を対象とした医療保障制度が整った。

　一方、薬剤給付については、第二次大戦後に全国民が必要な薬剤にアクセスできるシステムとして、連邦政府により Pharmaceutical Benefits Scheme（PBS）が考案され、1944年に立法化された。しかし、この法律は当初から論争を呼び、医師などから違憲訴訟が提起されて、一旦は違憲無効の最高裁判決が下された。そこで、政府は憲法を改正して、1947年に新たな Pharmaceutical Benefits Act を制定し、給付される薬剤リストの作成を監督するために The Pharmaceutical Benefits Advisory Committee（PBAC：医薬剤給付諮問委員会）を設立した。このように、創設来27年の国民皆保険に比して、現在ではメディケアの一部と認識されている PBS の歴史は60年以上と古い[2]。

　全国民への安価な一定水準の医療が公的制度において担保されている一方、中高所得層はさらなる支出でより快適な医療サービスを購入できるシステムになっている「2階建構造」が資源配分の合理的な改善を通じて経済効率性を高めている。このシステムでは、医療費の支払い方式が公的給付と消費者の負担の併用を前提としている点に着目して、我が国のいわゆる「混合診療」の全面解禁と同一視し、オーストラリアを「混合診療の先進国」と評価する見方もある[3]。

　しかしながら、「混合診療」は本来公的医療保険制度の枠組みのなかで定義されている用語であり公的保険制度を有しないオーストラリアにこれをあてはめることには違和感もある。公的制度の枠内の医療と枠外の医療の併用を柔軟に認められているという点では混合診療の全面自由化ではあるが、オーストラリアでは国民の45%が加入している民間医療保険も公的支援を受けており、公民混合方式を金持ち優遇といった不公平感に結び付けると

　　障制度について」p4
[2] 2003年、Suzanne Hill ほか "The Use of Evidence in Drug Selection- The Australian Pharmaceutical Benefits Scheme"
[3] 2008年、丸山士行著「混合診療の先進国－オーストラリアの医療」医療と社会 Vol.1　18p

いう国民の意識はさして強くないからである[4]。

メディケア制度導入以降は、オーストラリアの医療保障制度の基本的な枠組みは維持され、同時に民間医療保険の加入推進などが進められている。当初は、メディケアにより加入者数減少に悩む民間保険会社の経営支援目的で、民間医療保険加入促進政策を導入したが、その後も、連邦政府は、今後の高齢化の進展に伴う国の財政負担軽減を図るため、民間保険の活用を政策的に推進している。2009年6月に政府は「医療改革に向けた最終報告書」を提出しているが、その中でも、国民が民間保険提供のサービス・メニューを選択する方式で、医療サービスを自由に選択できる余地を拡大させる「メディケア・セレクト（仮称）」の導入を提言している。

2）総医療費と内訳

オーストラリアの総医療費は、図表5-1の通り、2009会計年度の実績（2009年7月から翌年6月まで）は、1,214億ドル[5]（約9.7兆円）、1人あたり約43万円、対GDP比では9.0%となっている。2005～2006年度から2009～2010年度の年平均増加率は5.2%と、GDPの平均増加率2.8%に比して2倍近くの高い伸び率で増加している。財源別に見ると、政府公的負担が69.9%、民間負担が30.1%と、近年公的負担が増加してはいるものの、米国を除く他の先進国比では民間負担の割合が高い。

図表5-1　オーストラリアの財源別総医療費推移（2005～2009年度）

（単位：百万豪ドル）

年　度	連邦政府負担	州政府負担	個人民間負担 （同比率）	総医療費
2005－2006	37,074	21,907	27,704 (32.0%)	86,685
2006－2007	39,872	24,485	30,581 (32.2%)	94,938
2007－2008	44,773	26,379	32,411 (31.3%)	103,563
2008－2009	50,071	28,493	34,882 (30.9%)	113,455
2009－2010	52,919	31,870	36,666 (30.1%)	121,355

出典：AIHW；2011年10月、"Health expenditure Australia 2009-10" Table3.1 より筆者作成

---

[4] 2011年12月、医療経済研究機構発行、Monthly IHEP 2011年12月/2012年1月合併号「ニュー・サウス・ウェールズ大学　ジェフリー・ブライスウェイト教授との有識者インタビュー；オーストラリアの医療システムについて」p6
[5] 本章中の「ドル」表示は全てオーストラリアドル

図表 5-2　オーストラリアの連邦政府負担の使途別医療費推移（2005～2009 年度）

(単位：百万豪ドル)

年　度	MBS・PBS などのプログラム	民間保険リベート	州政府への補助金	DVA（退役軍人支援）	その他	政府負担合　計
2005－2006	21,501	2,883	9,233	3,126	331	37,074
2006－2007	23,228	3,073	9,894	3,302	375	39,872
2007－2008	26,052	3,587	11,316	3,437	361	44,773
2008－2009	29,455	3,643	12,984	3,507	482	50,071
2009－2010	31,894	4,262	12,721	3,502	540	52,919

出典：AIHW；2011 年 9 月、"Health expenditure Australia 2009-10" Table3.5 より筆者作成

連邦政府は次の 5 領域について医療・介護費用を負担している。それぞれの財政支出規模は図表 5-2 の通りである。

① 公立病院での入院治療にかかる費用全額と民間病院での入院治療にかかるドクター・フィーの一部を負担する Medicare Benefits Schedule（MBS）を公的医療保障として運営し、PBS により薬剤費の一部を負担。

② Private Health Insurance Rebates と称される制度により個人が支払った民間医療保険料の 30％を政府が負担。民間保険団体が直接政府に請求する方式と個人が税額控除として請求する方式がある。このリベート制度は、民間病院への患者誘導を図り、公立病院の負担を軽減する目的で 1997 年に導入されたものである。

③ National Healthcare Agreement に基づき、州立病院での入院費用などを賄うための資金を州政府に供与。この供与額は 5 年ごとに見直される。

④ Department of Veterans Affairs（DVA）が担当する退役軍人の医療費・介護費を負担。

⑤ Department of Health and Ageing（DoHA）が担当する障害者・高齢者ケアの介護費を負担。

上記以外の連邦政府からの補助金で賄い得ない医療費は、全て州政府が財源を負担している。主な費用は次の通りである。

① 公立病院の運営費。公立病院は特殊なものを除き、全て州立病院であり、連邦政府からの補助金を得て、州政府が運営している。

② 精神科の医療（Mental health）、在宅医療（Community health）、低所得者のための歯科治療（Dental health）、障害者への支援（Disability aids）など

③ 連邦政府と共同で運営している分野として、麻薬の取締りなどがある。

連邦と各州間の契約（Funding agreement）は、5 年ごとに見直される。資金配分の基礎となるのは、基本的には人口構成であり、1 人あたりの平均補助額に、例えば 0～4 歳

の女性については0.73、85歳以上の男性については5.72といった係数を乗じて総額が算出される。この連邦からの補助金の額と各州が実際に公的病院に投入する額とは無関係である。ただし、"Special projects funding"として、例えば公的病院と在宅医療との連携のための投資とか原住民への情報提供投資などのシステム改革に要する費用、高齢者へのサービスを改善するプログラムや精神科医療、麻薬・アルコール依存症対策に要する費用などについては、別枠で資金使途を特定した補助金が出されている。

州政府は公的病院への補助金の実際の資金使途につき、入院者数、入院を拒否した患者数、入院治療の内容、救急・救命治療の状況、入院待ちの状況など詳細な情報を連邦政府に報告しなければならない。この情報はウェブサイトwww.health.nsw.gov.auとwww.aihw.gov.auに掲載され、印刷物としても刊行されている。

個人・民間負担の財源別内訳は図表5-3の通り、民間医療保険とその他の保険で総医療費の12.8％（2009〜2010年度）をカバーしているので、受診時に現金支払いを要する個人負担（Out-of-Pocket）は17.5％に留まっている。

図表5-3　オーストラリアの個人・民間負担の財源別医療費推移（2005〜2009年度）

（単位：百万豪ドル）

年　度	民間医療保険	個人自己負担	他の民間保険など	個人・民間負担計
2005－2006	6,578（7.6％）	15,108（17.4％）	6,018（6.9％）	27,704（32.0％）
2006－2007	7,216（7.6％）	16,553（17.4％）	6,811（7.2％）	30,681（32.2％）
2007－2008	7,862（7.6％）	17,416（16.8％）	7,133（6.9％）	32,411（31.3％）
2008－2009	8,845（7.8％）	18,516（17.2％）	6,521（5.7％）	34,882（30.7％）
2009－2010	9,203（7.8％）	21,248（17.5％）	6,116（5.0％）	36,666（30.1％）

（注）他の民間保険など：自動車事故強制保険、労働災害保険などによる医療費カバー分
出典：AIHW；2011年10月、"Health expenditure Australia 2009-10" Table3.7より筆者作成

総医療費を財源別と使途別（2008〜2009年度）の相互連関を分かりやすく米ドル換算で示した図表5-4を参考に掲げる。

図表5-4　オーストラリアの総医療費とその財源別・使途別内訳（2008〜2009年度）

（単位：億米ドル）

	連邦政府	州政府	自己負担	民間保険	合　計
病院	157	183	19	64	424
医師等のサービス	167		38	28	232
薬剤費（処方せん薬のみ）	75		15		89
歯科医療	10	6	41	11	68
その他及び設備投資	79	109	82	51	322
総医療費	488	298	195	154	1,135
（分担割合）	（43.0％）	（26.3％）	（17.2％）	（13.5％）	（100％）

出典：Australian Health and Ageing System - The Concise Factbook - June 2011

日豪対比では、図表 5-5 の通り、オーストラリアでは公的負担比率が 7 割弱と日本より低く、民間保険を含む自己負担比率が 3 割強と高い。ただし、オーストラリアの Out-of-Pocket としては図表 5-3 にある 17.5％が実態であり、OECD Health Data の比率 19.2％はやや過大である。使途別の構成比は我が国の薬剤費比率が若干高いほかは、両国極めて似通っている。

図表 5-5　OECD Health Data による Health Expenditure（総医療費）の日豪比較

OECD Health Data 2011	年次	豪州	日本
Total Expenditure on health, % of gross domestic products（総医療費の対 GDP 比、2008 年）	2008	8.7%	8.5%
Total Expenditure on health, % of gross domestic products（総医療費の対 GDP 比、2008 年）	2000	8.0%	7.7%
Total health expenditure per capita, US$ PPP（1 人あたり医療費、購買力平価換算）	2008	$3,445	$2,878
Public expenditure on health, % of total expenditure on health（総医療費に占める公的医療費）	2008	69.0%	80.5%
Public expenditure on health, % of total expenditure on health（総医療費に占める公的医療費）	2000	66.3%	80.8%
Public health expenditure per capita, US$ PPP（1 人あたり公的医療費、購買力平価換算）	2008	$2,343	$2,325
Out-of-pocket exp.on health, % of total expenditure on health（総医療費に占める自己負担％）	2008	19.2%	16.0%
Out-of-pocket expenditure on health per capita, US$ PPP（1 人あたり自己負担、購買力平価換算）	2008	$627	$454
Pharmaceutical expenditure, % of total expenditure on health（総医療費に占める薬剤費％）	2008	14.6%	19.4%
Pharmaceutical expenditure per capita, US$ PPP（1 人あたり薬剤費、購買力平価換算）	2008	$503	$558

（2）メディケア（Medicare、公的医療サービス保障制度）

1）メディケアの成立経緯と財源

オーストラリアの医療保障は、1984 年 2 月に発足したメディケア（Medicare）と称する国民皆保障制度によって、連邦政府により全国一律に運営されている。その前身は 1973 年に法律が制定され、1975 年に実施された Medibank と呼ばれた公的保証制度で、この 1973 年法がメディケアの根拠法となっている。

メディケアにはオーストラリアの全国民が自動的に加入し、"Medicare Card" を保有している。ただし、歯科医療やカイロプラクティックなどの代替医療、美容整形、PT やソーシャル・ワーカーのサービスなどはメディケアではカバーされていない。

このメディケアにより、オーストラリアの国民は居住地に関わらず、どこにいても均等

に医療サービスを受けることができる。オーストラリアは日本の21倍の面積に2,280万人しか住んでいないので、全国民を居住地域に関わらず平等に遇するための施策に多額の費用を掛けている。

　その制度運用に要する連邦政府負担分の財源は、ほぼ4分の3が一般財源、残余がMedicare Levy（メディケア特別税）により賄われている。Medicare Levyの税率は発足当初は課税対象所得の1％であったが、漸次引き上げられて、現在1.5％である。1997年7月以降、定められた免責額以下の民間保険に加入していない高額所得者には、さらに1％の付加Medicare Levyが課せられている。高額所得の基準は、2011年末現在、年間所得が単身で77,000ドル（約620万円）以上、夫婦で154,000ドル（1,200万円）以上となっている。一方、年間所得18,839ドル（約150万円）以下の低所得者については免除されている。

2）メディケアの給付内容

　メディケアの給付内容は、National Healthcare Agreementに基づく①公的病院での公的患者の無料診療と②MBS：（Medicare Benefit Scheme）に包含されている医療サービスについての一部または全部の費用負担スキームから成り立っている。その詳細は複雑で分かりにくいので、図表5-6に取りまとめた。

　メディケア給付制度では、医療サービスに対する報酬・費用支払いがホスピタル・フィーとドクター・フィーに峻別されている。ドクター・フィーの対象となる医療行為については、メディケア給付表（MBS）に詳細に収載されており、患者はこのMBSに収載されている医療行為に限って給付を受けることができる。MBSは日本の診療報酬点数表に相当するが、①ドクター・フィーに限定されており、ホスピタル・フィーは含まない、②メディケアからの給付額を定めているものであって医療行為についての公定価格ではない（医師は自由に価格を設定できる）、③歯科は対象外である点などが、大きく異なっている[6]。

　図表5-6の内容をさらに詳しく見ると、ドクター・フィーについては、医師が自由に価格を設定できる。メディケアが定めたMBSは、メディケアによる償還額を規定しているだけで、医師からの請求額自体はこの規定に縛られず、上限を定める規制も存在しない。このため患者の自己負担がいくらになるかは、どの医師を選ぶかによって異なる。MBSとは別に、それよりも若干高い水準で医師会が推奨している価格表が存在するが、それも目途に過ぎず、現実には医師サービスの対価はメディケアの規定価格、医師会推奨価格、自由価格の三本立てとなっている。

　メディケアでは、かかりつけ医（GP）の外来医療サービス、公立病院での公的患者への外来医療サービスは原則として無料で提供される。専門医及び民間病院外来での医師サービスにかかる支払いについては、MBS規定料率の85％が償還される。

---

[6] 2011年12月、健康保険組合連合会「健保連海外医療保障No.92」田極春美「オーストラリアの医療保障制度」p28

図表5-6　メディケアのカバー範囲（2011年末現在）

病院・診療所種別			メディケアによる償還、患者負担（民間保険でのカバーを含む）
診療所	一般医＝GP	外来	一括請求方式：無料（薬剤を除く） それ以外　　：診療報酬表規定額の100%、請求額との差額は自己負担
	専門医	外来	一括請求方式：無料（薬剤を除く） それ以外　　：診療報酬表規定額の85%、請求額との差額は自己負担
公立病院	公的患者	外来	無料（薬剤を除く） 専門医については診療報酬表規定額の85%を償還
		入院	全て無料
	プライベート患者	外来	民間病院に準ずる
		入院	民間病院に準ずる
民間病院		外来	医師サービスの対価の85%を償還 請求額との差額は自己負担
		入院	医師サービスの対価の75%を償還 （請求額との差額、入院料等は患者負担）

（注）①入院には日帰り手術も含む、②医師サービスに対する民間医療保険適用は民間病院入院時を除き原則禁止、③薬剤についてはPBS適用
出典：メディケアのHPより筆者作成

　入院サービスについての支払い方式は民間病院と公立病院で大きく異なる。公立病院で受診する場合、診察、処置、看護、病室など全て所得に関わらず無料である。ただし、公的病院において無料での入院治療は、臨床上の必要に応じた適切な期間の治療に限られる。メディケアによる無料治療の対象は、急性期・亜急性期の疾病に限られており、入院期間は原則35日間まで、特に延長が認められた場合でも最長65日までである。それ以上は長期療養介護の扱いとなって、一部自己負担が必要となる。また、メディケアが適用される緊急ではない手術については、長期の待ち時間が常態化している。

　公立病院で医療サービスを受ける際には、原則として患者が医師を選ぶことは認められていないが、民間病院で受診した場合と同じ扱いという条件で、医師を指定してサービスを受けることも認められている。この患者をprivate patientと称し、個室などの追加サービスを利用することもできる。これに対し、通常の公立病院の無料患者をpublic patientと称する。

　民間病院で受診する場合及び、公立病院にプライベート患者として入院する場合には、医師サービスにかかるドクター・フィーついては、MBSの75%がメディケアから給付される。残る25%分及び、それを上回る額については、自己負担あるいは民間医療保険による支払いとなる。民間病院の入院料金についてはメディケアからの支給はなく、自己負担による支払いとなる。ただし、ドクター・フィーに対する民間医療保険の適用は、民間病院入院時を除き原則として認められていない。

　医師は価格設定をせずにメディケアへの請求額をもって全請求とすることを選択できる

「一括請求方式（Bulk billing）」を選択することもできる。この方式を選択する医師には患者に追加料金を請求することが認められない代わりに、患者を介さずメディケアから直接支払われ、医師にとって価格は抑制されるものの、請求・支払いが簡便であり、未払いのリスクがないという利点がある。

　オーストラリアの公的医療保障の特徴は、公立病院での治療を全国民に無料で提供することを原則とする一方で、「公立病院におけるプライベート患者」という一見矛盾した概念を導入して、差額ベッドなどのアメニティー部分だけではなく、医療の中核である医師への技術料支払いについても公的保障であるメディケアと自己負担ないしは民間保険でのカバーの併用を認めている点である。この措置により、公立病院の医師も患者からの指名があれば公定のMBS診療報酬に上乗せしたドクター・フィーを自由に設定することができる。

3）メディケア・セーフティーネット

　一括請求方式を採用する医師は、医療のセーフティーネットの要として重要な役割を担っているが、患者の近隣で一括請求方式を採用する医師を選択できるとは必ずしも限らない。これは支払い率が低く抑えられている専門医や医師が不足している遠隔地・へき地で顕著であり、患者の負担が大きくなる要因となっている。これを踏まえメディケアでは外来・診療所サービスについて１年あたりの自己負担額が過度にならないように２つのセーフティーネット制度を設けている。

　１つは、メディケア創設時からあるOriginal Medicare Safety Netで、患者が自己負担した病院料金以外の支払い額の累計が毎年更新される一定額（2011年１月現在、399.60ドル）を超えたところから、メディケアからの支払い額が規定の85％から診療報酬額の100％に引き上げられる仕組みである。

　もう１つは、2004年に導入されたExtended Medicare Safety Net（EMSN）で、医療機関からの請求額とメディケアから償還される額との差額の累計（自己負担総額）が１年間に毎年更新される一定額（2011年現在、1,157.50ドル、ただし年金受給者などの優遇被保険者については578.60ドル）を超えた場合に、それ以降の自己負担額の80％がメディケアから支給される仕組みである。

　メディケアネットによる償還分についても、医療機関が認めた場合には一括請求方式（Bulk billing）を選択でき、患者は立替払いをしなくて済むようになっている。一括請求方式を選択すれば、自己負担を抑えたいという患者数が増えることから、結果的に病院の収入が増えるメリットがあり、一括請求方式は民間の医療サービス件数の72％（2006年）を占めている。

（3）民間医療保険

1）民間医療保険の普及度と規制

　オーストラリアの総医療費財源に占める民間医療保険への依存度は8.1%（OECD Health Data、2008）と、主要先進国の中では米国（33.7%）、フランス（13.3%）、カナダ（12.7%）、ドイツ（9.4%）に次いで高い（日本は2.4%）。

　民間医療保険会社からの医療費支払い先は、図表5-7の通り、過半が病院（うち9割が民間病院）で、GP診療所、歯科診療所へもそれぞれ10%程度ずつ支払われている。一方、民間保険から支払われた額の30%強はプレミアム・リベートとして連邦政府から被保険者へ補填されている。

図表5-7　民間医療保険からの医療費支払い先別の金額推移（2007〜2009年度）

（単位：百万豪ドル）

年　度	病　院	GP診療所	歯科診療所	その他	支払い総額
2007－2008	6,255	1,183	1,350	2,661	11,449
2008－2009	6,921	1,298	1,459	2,810	12,488
2009－2010	7,512	1,396	1,550	2,889	13,347
(Rebates)	(2,404)	(447)	(495)	(916)	(4,262)

（注）①その他の支払い先には、リハビリ施設、医療器具、運送費などに加え、10%弱の保険管理費用が含まれている。②（Rebates）は2009-10年度のプレミアム・リベート30%強を支払い先別に按分したもの。
出典：AIHW；2011年10月、"Health expenditure Australia 2009-10" Table3.10より筆者作成

　オーストラリアにおける民間医療保険の対人口比加入率の推移は図表5-8の通り、1984年にメディケアが実現するまで、オーストラリアの医療財源は全面的に民間保険に依存しており、加入率も70%と高かった。国民皆保障実現後には、民間保険加入率が30%程度にまで低下したが、1999年に税制上の優遇措置が導入されて以降は45%内外で推移している。

　このように民間医療保険加入率が高い理由としてまず挙げられるのが、公立病院における非救命手術の待機時間の長さである。次に、公立病院では認められていない入院時の医師の選択指名が挙げられる。また付帯的なカバレッジを持つ医療保険も多く、個室料・差額ベッド代や、歯科、眼科、カイロプラクティック、美容整形、運動施設などの周辺医療についても給付がある保険プランもある。

　1984年にメディケアが実現した後も、民間医療保険はかなり広範な人口をカバーする重要な柱として存在しているのは、民間の入院保険は民間病院での入院費用と公立病院で私的治療を受ける場合の治療費をカバーしているからである。民間保険はメディケアよりも広い治療の選択肢と高度医療へのアクセスを可能にし、さらにメディケアではカバーされ

図表5-8 オーストラリアにおける民間入院医療保険の対人口比加入率の推移（1971～2011年）

Hospital Treatment Coverage (insured persons as a percentage of the population)

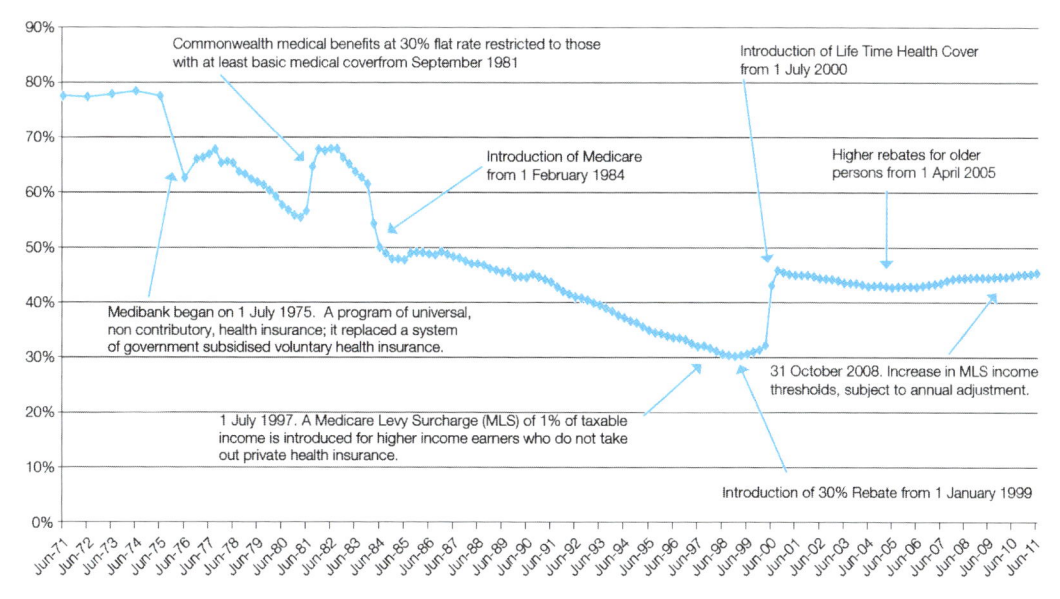

出典：Private Health Insurance Administration Council ANNUAL REPORT 2010－2011, Chaper4 p18

ない副次的な治療についてもカバーしている。

しかしながら、すでにメディケアでカバーされた個人負担の費用を民間保険からも受けとることはできない。このような二重受給は皆保険の原則を崩しかねないからである。この原則の結果、民間医療保険は診療所と外来での治療（GP、専門医、その他の外来全て）への適用を禁止されてきたが、2003年5月以降、年間1,000ドルを超える自己負担部分の民間保険によるカバーが認められるようになった。

連邦政府はメディケア導入以前から民間医療保険の運用について厳しく規制を行ってきた。課せられている民間医療保険への規制の1つは、リスクの地域格差を保険料率に反映させないこと、もう1つは被保険者を差別することなく申込者全員を受け入れることである。この規制は、民間医療保険組織がとった異なった種類のリスクのプールを求めるものであるが、政府は広範な規制を課すだけではなく、財源面での支援も行っている。

2）オーストラリアにおける民間医療保険の育成政策[7]

オーストラリアは民間医療保険の普及が患者の選択肢を増やし、医療の水準を高めることに役立つという考えに基づき、政府が民間病院システムと関連の深い民間医療保険を育成することにより、医療費の財源を公的財源から民間保険に転嫁する政策を採ってきた。

---

[7] 2005年5月、医療経済研究機構発行「Monthly IHEP」「オーストラリアの医療・介護システム（上）～わが国への示唆を求めて」p22

このオーストラリアの医療政策は、先進国の中でも特異である。

他の OECD 諸国とは異なって、オーストラリアでは民間医療保険を雇用主企業が提供する例はまれで、個人が直接加入する保険市場となっている。これには、歴史的な事情や文化的な背景もあるが、政府が企業に医療保険提供のインセンティブを全く与えていないことが大きく影響している。

民間保険加入率が 1984 年のメディケア導入後に減少し始め、1999 年には 30％にまで下落したのは、国民がメディケアに信頼を持ったのが主因であるが、政府が民間医療保険の保険料にリスクを反映した格差設定を禁止していることから、健康な若者層が割に合わない保険料支払いを嫌ったのも一因であった。これが病気の被保険者への支払いを困難にし、保険料の上昇に繋がった。民間医療保険への補助金の撤廃もこれに拍車を掛けた。1990 年代の半ばには民間医療保険業界は経常損失がかさみ、保険料、費用ともに急上昇した結果、加入者の減少も相俟って、民間保険は危機的状況に陥った。1990 年初頭には、この影響でメディケア財政が圧迫される事態を政府も憂慮し始めた。

そこで、1997 年に付加メディケア税（Medicare Levy Surcharge）が導入された。これは、従来のメディケア税に加え、年収が一定額（単身世帯の場合 50,000 ドル、それ以外は 100,000 ドル）を超える家計が一定水準の民間医療保険に加入していない場合、所得の 1％の追加税負担を求める制度である。その一方で、所得が 35,000 ドル（もしくは世帯あたり 70,000 ドル）以下の家計には民間医療保険の保険料補助も導入された。1999 年には、この保険料補助が所得に関わらず保険料の 30％を払い戻す制度に変更された。続く 2000 年には 30 歳以降に民間医療保険に新規加入する場合、加入年齢に応じて保険料に加算金が課される仕組みが導入された。

これらの民間医療保険優遇措置導入の結果、民間医療保険の加入率は 1998 年の 30％から上昇に転じ、2005 年には 43％に達した。近年、加入者の平均年齢が上昇してきたことを受け、2005 年には、高齢者への保険料補助が 65〜69 歳は 35％、70 歳以上は 40％に引き上げられた。こうして、加入率は当初の意図通り上昇しているものの、民間医療保険の保険料高騰を反映して保険料補助の財政負担は 2010 年度には年間 47 億ドルに達し、財政負担が問題化している。

3）民間医療保険のカバーする範囲

民間医療保険のカバーには大別して 2 つのタイプがある。1 つは入院保険で、自費診療患者の入院治療費（手術費用、室料など）をカバーする。この保険は公的病院で医師を指定した患者の MBS 入院治療費の 25％についてもカバーする。さらに 2000 年以降は政府が設定した医療費と実際に支払った額との差額（Medical Gap）についてもカバーしている。患者個人は Medical Gap の残余額と民間医療保険約款で定められた一部の費用を自己負担する。

もう1つのタイプは副次医療をカバーする民間保険であり、この保険はメディケアではカバーされていない歯科治療、理学療法、眼鏡などについて約款に定められた比率で保険償還がなされる。民間保険のカバーする医療サービス内容は個々の保険約款によって異なるが、おおよその概要は図表5-9の通りである。OECDによる2003年時点での調査ながら、その後も基本的には変わっていない。

図表5-9　民間医療保険による医療サービス保障範囲の概略

民間病院及び公的病院での私的治療にかかる入院医療費	・入院費用を約款に基づきカバー（免責最低額などあり） ・民間病院での治療については契約条項に基づき償還額を協議 ・公的病院での私的治療についてはMBSが規定する日額をカバー
同上入院中の医師医療費（ドクター・フィー）	・MBSレートの25％をカバー ・MBSレートと実際の支払い額との差額についても医師の同意なしにカバーすることができる。 ・患者は医師を選択できドクター・フィーは規制されていないが、保険団体との合意による設定は可能
診療所と外来での医療費	・民間医療保険が診療所・外来医療費をカバーすることは原則として認められていない。
長期療養費	・民間保険も認められているが、普及はしていない。
処方薬・その他の薬剤費	・処方薬について一部自己負担分を民間保険でカバーすることは認められていない。 ・その他の薬剤費についてカバーする民間医療保険もある。
副次医療の費用	・メディケアではカバーされない代替医療、眼鏡、歯科治療、理学療法などの副次医療をカバーする民間保険は認められている。

出典：2003年10月30日付"Private Health Insurance in Australia－A Case Study" p13掲出のOECDによる調査

　民間入院保険は公的保険メディケアがカバーする室料などについて一部で重複もしているが、公立病院で私的医療を受ける患者のMedical Gapを負担するなど補完関係にもある。一方、副次的医療をカバーする民間医療保険はメディケアにより公的には保障されていない医療サービスを追加的にカバーしている。

　OECDの分析によると、このような公私併用の医療保険制度は、次の3点で他の先進国における補完的民間保険とは異なった特異なシステムとなっている。1つ目は、メディケアが私的医療を受ける入院患者についても費用の一部を負担しているので、実質的にはメディケアから民間保険への大きな補助金が出されている点である。2つ目は、民間医療保険が政府設定のMBSレート基準を超える入院時のドクター・フィーについてもカバーし、同一の診療行為についてメディケアで償還される規定の費用に上乗せしてドクター・フィーが支払われる点である。3つ目は、診療所・外来治療への民間保険適用が禁止されていることが、医師に対し患者を入院治療へ誘導するように仕向ける効果がある点である[8]。

---

[8] 2003年10月30日付"Private Health Insurance in Australia－A Case Study" p13

4）民間医療保険を運営している保険者組織

　民間医療保険の多くは Mutual Association として法人化した医療保険組織によって提供されているが、株式会社組織のものもある。1953 年に制定された National Health Act によって、医療保険組織は政府に登録され、他の業務を手掛けることは許されていない。2011 年 6 月末現在、オーストラリアには 37 社の医療保険組織が営業しており、そのうちの 7 社は営利法人である。市場での営業活動面では、営利法人と非営利法人の間に差はない。両者の差異は、営利法人は利益が出れば利益配当を行い、所得税を支払わなければならないという点だけである。

　医療保険組織には、加入者の制限をしないオープン型 28 社と制約を課している限定型 9 社がある。限定型は労働組合か雇用主が設立するケースで、教員、軍人、医療従事者などの職業別に設立されているが、市場シェアは約 6％に過ぎない。両者ともに自己資本比率やソルベンシー比率など同一の規制が課せられている。

　医療保険組織の総数は多いが、市場は図表 5-10 に掲げた 5 社による寡占状態にある。政府が所有している Medibank Private Limited が市場シェア 30％弱で最大、上位 5 社でマーケット・シェアが 80％に達している。

　保険の内容は自己負担額の条件（ことに免責額）、特定の治療方法の除外や制限などの点で異なっている。加入者が特定の治療方法の除外・制限や一部の費用を自己負担する条件を受入れる場合には、保険料は安くなる。全ての保険団体は公的病院で私的治療を受ける患者の入院費用のみをカバーする保険を少なくとも一種類提供しなければならない。

　2000 年からは全ての保険組織に入院時の Medical Gap（公的保険で規定の医療費と実際に請求された額の差額）を 100％カバーする保険を少なくとも一種類は提供する義務が課せられ、加入者の過半がこの保険を購入している。さらに、保険組織は Medical Gap の上限をあらかじめ固定して患者に知らせる "known gap" 保険という型の保険を提供することもできる。副次的医療をカバーする保険は単独商品として購入することもできるが、通例は入院保険と一体で提供されている。

図表 5-10　主要民間医療保険組織の市場シェア、収入、利益（2010〜2011 年）

民間医療保険組織名	市場シェア	総収入(億ドル)	利益(億豪ドル)
Medibank Private Ltd	29.7%	51.8	3.8
BUPA Asia Pty Ltd	25.8%	43.8	2.1
Hospital Contribution Fund of Australia	9.1%	17.7	0.9
HBF Health Ltd	7.8%	10.1	1.0
NIB Holdings Ltd	7.4%	10.5	0.8
その他 32 社	20.2%	40.1	0.3
合　　計	100%	174.0	8.9

出典：2012 年 2 月付け IBIS World Industry Report K7421 "Health Insurance in Australia" より筆者作成

（4）医療サービス提供体制

1）医療施設の区分

　医療施設には、急性期中心の病院のほかに、かかりつけ医として機能しているGP診療所、専門医、歯科診療所、慢性期の患者ケアを行うナーシング・ホーム、リハビリ施設、ホステル、ホスピスなどの専門療施設がある。GPと専門医との間には診療行為の制限規定はないが、診療報酬のうえで住み分けができるような工夫がなされている。病院は総合病院と専門病院に分けられる。

　医療費ベースでの主要施設の規模は、図表5-11の通り、病院に総医療費の4割、GP診療所及び専門医の医師サービス施設に2割弱が支払われている。最近6年間の伸び率も病院がもっとも高い。

図表5-11　医療施設別の医療費と総医療費に占めるシェア推移（2005～2009年度）

（単位：百万豪ドル）

年　度	公立病院	民間病院	医師サービス施　設	歯科サービス施　設	他の施療施設
2005-2006	25,429（31.0%）	7,155（6.7%）	15,495（18.9%）	5,375（6.6%）	3,038（3.7%）
2006-2007	28,016（31.3%）	7,740（6.7%）	16,766（18.7%）	5,749（6.4%）	3,273（3.7%）
2007-2008	30,817（31.4%）	8,982（9.2%）	16,338（18.7%）	6,106（6.2%）	3,373（3.4%）
2008-2009	33,474（31.1%）	8,982（8.3%）	19,820（18.4%）	6,790（6.3%）	3,426（3.2%）
2009 2010	36,283（31.2%）	10,050（8.6%）	21,242（18.3%）	7,690（6.6%）	3,742（3.2%）
2003-10年増率	5.6%	5.4%	4.2%	3.7%	2.1%

（注）　カッコ内シェアは、設備投資を除く総医療費（ほかに薬剤費、公衆衛生にかかる費用などが含まれる）に占めるシェア
出典：AIHW；2011年10月、"Health expenditure Australia 2009-10" Table 4.1 及び Table4.2 より筆者作成

2）病院の種類と病床数、入院患者数

　病院には公立病院と民間病院がある。それぞれの病院数、病床数、総支出、患者数、平均在院日数などの諸計数は図表5-12、主要指標の日本との対比は図表5-13の通りとなっている。

　国土面積は我が国の21倍と広大であるにも関わらず、病院の総数は日本の7分の1と少なく、人口1,000人あたりの病床数も日本の3分の1以下である（オーストラリアでは、10床程度の小規模施設も病院に含まれている一方、日本には病院に含まれない20床以下の有床診療所が約1.6万軒存在するので、実体的な格差はさらに大きい）。

　精神病院以外の一般病院は原則として急性期医療のための入院・外来施設であり、日帰

り手術を除いた平均在院日数は 5.9 日（2008 年、2009 年とも）と米国並みに短く、日本の 3 分の 1 程度である。精神病院については 63 日で、我が国の 6 分の 1 と短い。診療所を含む 1 人あたりの年間受診回数も 6.4 回と、日本の 2 分の 1 に留まっている。

図表 5-12　病院数、病床数、総支出、入院患者数、在院日数などの諸統計（2009～2010 年度）

	公立病院 （内精神病院）	民間病院 （内日帰り施設）	合計
病院数	753 病院 （17 病院）	573 病院 （293 病院）	1,326 病院
病床数	56,900 床 （2,088 床）	28,038 床 （2.260 床）	84,938 床
年間診療件数	5,073 千件 （11 千件）	3,462 千件 （783 千人）	8,535 千件
従業員数（フルタイム換算）	251 千人	52 千人	303 千人
年間総支出（百万豪ドル）	33,706	8,137	41,843
年間延べ入院患者数	5,073 千人 （11 千人）	3,462 千人 （783 千人）	8,535 千人
年間入院日数	18,139 千日 （663 千日）	8,262 千日 （783 千人）	26,401 千日
平均在院日数	3.6 日 （59.1 日）	2.4 日 （1.0 日）	3.1 日
同上、日帰り手術を除く	6.2 日 （63.0 日）	5.3 日 （1.0 日）	5.9 日

（注）　①年間総支出は医療費支出の総額、②延べ入院患者数には日帰り手術数を含む
出典：2011 年 4 月、AIHW、Australian Hospital Statistics 2009-10
　　　Table2.1、Table2.2、Table2.3、Table2.4、Table2.6、Table2.12 より筆者作成

図表 5-13　OECD Health Data による医療資源関連指標の日豪比較（2008 年度）

OECD Health Data 2011	オーストラリア	日　本
Doctors consultations, Number per capita （1 人あたり年間受診回数）	6.4 回	13.2 回
Average length of stay: acute care, Days （急性期病院の平均在院日数）	5.9 日	18.8 日
Hospital beds, density per 1,000 population （人口千人あたりの病床数）	3.8 床	13.7 床
Physicians, density per 1,000 population （人口千人あたりの医師数）	3.0 人	2.2 人
Nurses, density per 1,000 population （人口千人あたりの看護師数）	10.2 人	9.5 人
MRI units per million population （人口千人あたりの MRI 台数）	5.8 台	43.1 台
CT Scanners per million population （人口千人あたりの CT スキャナー台数）	29.6 台	97.3 台

急性期以外のケアについては、主にナーシング・ホームが担当しており、ナーシング・ホームは我が国の療養型病床群、老人病院、老人保健施設、特別養護老人施設などを包含した機能を果たしている。

なお、オーストラリアは多民族国家を志向しており、全ての病院に移民者数の多い14ヵ国語での対応が義務づけられている。英語が話せない患者の通訳サービスは病院の負担で行わなければならない。日本人の移民は少ないので、この14ヵ国語の中には入っていない。

3）公立病院（Public Hospital）と民間病院（Private Hospital）の区分

オーストラリアでは、病院数で全病院の57％、病床数で67％、従業員数では83％を公立病院が占めており、近年民間病院が漸増傾向にはあるものの、依然として公立病院が中心的役割を果たしている。救命救急の機能はほとんど全て公立病院が担っている。

公立病院の設立形態や起源には様々なものがあり、州政府によって設立されたものと、宗教団体などが設立し運営を州政府に任せている病院とがある。運営は理事会によって行われているが、州政府からの独立性確保の程度は州によってまちまちである。また、公立の地域基幹病院は大学医学部などの教育機能も担当している。

公立病院は運営のための財源は、ほとんどをHealth Care Agreementを通じて連邦政府からの補助金と州政府からの拠出金に依存している。私的患者からの医療費収入は1割以下である。政府は公立病院の病床を減らして患者を民間病院へシフトすべく注力しているが、公立病院への入院患者数は過去数年間漸増傾向にあり、公立病院と民間病院の7対3の比率はほとんど動いていない。

一方、民間病院の6割は宗教団体や慈善団体によって運営される非営利組織であり、残りの4割は営利を目的とした株式会社病院である。民間病院もかつては連邦政府などからの補助金を受けていたが、1987年に廃止され、現在は一切受けていない。非営利・公益法人は、国税庁から非営利免税団体としての免税資格承認を受ければ、収益事業を含む全ての事業からの収益が無税扱いとなる。

民間病院の半数近くは日帰り手術に特化した専門病院であって規模も小さいが、近年ICUを備え、高度先進医療を手掛ける総合病院が増えてきており、病床数では全病院の半分近くを総合病院が占めるに至っている。営利病院は複数の病院をチェーン展開したり、傘下に介護施設などを保有したりする複合化により、効率経営を目指すところが増えている。営利病院の利益水準は平均して10％〜15％である。

民間病院には非救急手術（Elective Surgery）の待ち時間が短いことや医師や療養環境の選択が自由にできることなどのメリットがあり、民間医療保険料30％還付のインセンティブとも相俟って、民間病院は今後シェアを徐々に拡大するものと予測されている。

4）病院評価のための主要指標（Key Performance Indicators）

連邦政府が病院などの成果を評価するにあたって、病院からの報告に基づいて分析し、公表している主な指標には、次のようなものがある[9]。

❶ 病院の認証（Hospital Accreditation）

2008年現在、公立病院の84％（病床数では93％）、民間病院の56％（病床数では84％）が4社の病院評価機構いずれかの認証を受けている。ISO9000の評価を取得している病院も多い。

❷ 安全性の評価（Adverse Events treated in hospitals）

院内感染などの有害事象を管理するために全病院に安全性指標の報告を義務づけている。全診療行為に占める重大な有害事象の発生率（2009年）は、公立病院で5.8％、民間病院で3.7％と報告されているが、公立と民間では計上基準が異なるので、単純に比較することはできない。

❸ 長期待ち時間（Waiting Times for Elective Surgery）

待ち時間の課題には、救命救急時の処置までに要する時間の短縮と急を要さない非救急手術（Elective Surgery）についての長期のWaiting Listへの対応がある。前者についても要改善点が多く指摘されているが、後者の方が深刻である。

2009年現在、公立病院での手術待機者数は609,000人、待機日数の中央値は36日、90％のパーセンタイル値は247日と長い。365日を超える待機者も3.6％存在する。これでも以前よりはかなり改善されてきたものの、待機患者の存在が公立病院の効率経営に役立っている面、民間病院への患者シフトに寄与している面もあり、早急には解消されない。

❹ ケースミックス（Case-mix adjusted separation）方式の診療報酬への導入

各州政府の公立病院に対する支払い方式は州ごとに異なっているが、従来の年間予算方式や患者1日あたりの出来高支払い方式に代えて、1990年代から診断群分類を用いた1診療行為ごとのケースミックス方式が広範に採用されている。ケースミックス方式の前提として、医療サービスの標準化が必要となり、そのためにオーストラリア版のRDRG（Australian Refined DRG）が開発された。現状では入院診療が中心であるが、外来についても開発が進んでいる。2009年度のケースミックス方式による1診療あたりの診療報酬の平均額は4,706ドル（うち医師コスト；1,041ドル、看護などの労働コスト；2,357ドル、その他

---

[9] 2011年4月、AIHW "Australian Hospital Statistics 2009-10" p27〜39

1,507 ドル）となっている。

5）GP 診療所と専門医

オーストラリアでは一般医（GP）をゲートキーパーとするプライマリケア・システムが確立している。ただし、英国のような登録制ではなく、患者は自己負担の多寡や評判などを踏まえて GP を自由に選ぶことができる。一方、病院や専門医へのアクセスには、救急の場合を除き、GP の紹介状が必要となる。保健省の統計によると、人口の約 8 割が 1 年に少なくとも 1 回は GP の診察を受けている。

かつて GP は専門医の資格を持たない開業医の総称であったが、現在では学会による GP の認定医制度が確立している。医師は一般医（GP）、専門医、その他に大別されるが、GP がもっとも多く、医師全体の 40％弱を占める。GP の数が専門医よりも多いというのは、世界的に見ても珍しく、オーストラリアにおけるプライマリケアの充実を反映している[10]。

GP のほとんどは民間セクターに属する個人開業医であるが、オーストラリアでは開業医のグループ化が進んでいる。Primary Health Care Research & Information Service の統計によれば、2010 年 6 月末現在、GP 診療所の総数は 7,151 軒、うち GP1 人での単独開業は 2,593 軒と GP 診療所全体の 3 割強に過ぎない。GP 2～5 人の診療所が 3,064 軒、6 人以上が 1,494 軒存在する。診療所の数は 2001 年の 8,309 軒から毎年減少し、ようやく 2009 年に底を打った。一方、GP の数は 2001 年の 21,604 人から 2010 年 6 月には 24,211 人へと大幅に増えていることからも、GP 診療所の大型化・集約化が見てとれる。なお、GP の 39％は女性医師である。

GP に対するメディケアからの診療報酬支払いの基本となる「診察料」は、初診・再診の区別なく、患者 1 人あたりの単価として設定され、症状の複雑さ及び診療に要する時間に応じて複数の価格が設定されている。加えて、時間外診療や在宅患者・介護施設などへの往診についての追加支払いが定められている。診察量と価格の変動による診療料単価を把握するために、保健省は図表 5-14 に掲げた "Basket of Medical Services" という指標を策定し、診療報酬 1 件あたりの加重平均額を公表している。これによれば、診察 1 件あたりの平均診療報酬額は 108.72 ドル（約 8,800 円）で、毎年 3～4％程度増加している。

GP 診療所と専門医施設の総収入、施設数、従業員数を図表 5-15 に取りまとめた。この統計によると、総収入では専門医の方が若干多い。専門医は診療所の形態をとっているところもあるが、契約している病院の中にオフィスを借りているケースなどもある。

---

[10] 2008 年、丸山士行著「混合診療の先進国―オーストラリアの医療」医療と社会 Vol.1 18 No.1 p63

図表 5-14　メディケアで提供される GP の "Basket of Medical Services" の推移（2005～2009 年度）

（単位：豪ドル）

年　度	Medicare からの支払い額	患者の個人負担額	1件あたり合計額
2005-06	69.45	23.46	92.91
2006-07	71.76	25.51	97.27
2007-08	74.75	26.59	101.33
2008-09	78.21	27.25	105.46
2009-10	81.27	27.45	108.72
2004-10 の年増率	4.0%	4.2%	4.1%

出典：AIHW；2011 年 10 月、"Health expenditure Australia 2009-10" Table 4.11 より筆者作成

図表 5-15　GP 診療所と専門医施設の総収入、施設数、従業員数（2010～2011 年）

施設の種別	総収入（億豪ドル）	施設数（ヵ所）	従業員（人）
GP 診療所	89.5	9,440	67,109
専門医の施設	102.9	9,850	39,376

（注）　上記 Primary Health Care Research & Information Service の統計による GP 診療所数 7,151 軒とは計上基準が異なる模様

出典：IBIS World Industry Report O8621 "General Practice Medical Services in Australia" 及び O8622 "Specialist Medical Services in Australia" より筆者作成

6）医師・看護師

　オーストラリアの臨床医師数は、図表 5-16 の通り過去 5 年間に年率平均約 5％増加して、2009 年末には 73,000 人弱に達し、医師過剰と言われている。フル・タイム（FTEs）換算での人口 10 万人あたり医師数は 329 人で日本の 1.5 倍と多い。これは、医師の平均就労時間数が週 42.2 時間と短いことによる[11]。図表 5-16 の医師数は臨床医の人数であり、医師免許保有者の総数は 89,525 人（2009 年末）と多い。この差 16,786 人のうち 3,030 人は国外で働いている。

　専門医については、それぞれの学会における認定医制度があり、州ごとに専門医の登録制度もある。公立病院のごく一部の医師（主に研修医）は、勤務医として州政府や民間病院と雇用契約を結んでいるが、専門医は原則として病院と個別契約を締結している契約医であって雇用関係はない。1 人の医師が公立病院と民間病院と同時に契約している例も多く、病院と医師の関係は対等でドライである。医師の収入には大きな格差があり、GP の年収は 5 万ドル（540 万円）程度であるのに対し、内科専門医は 15 万ドル、外科専門医は 30～40 万ドル程度となっている。

　人口 10 万人あたり看護師数 1,509 人も日本の 1.5 倍と多いが、これをフル・タイム換算で

---

[11] 2009 年 8 月　AUHW "Medical labour force 2009"

見ると 1,105 人と少なく、看護師は常時不足している。これも看護師の 51％が週に 35 時間以下しか働かないパートタイム勤務であるため、週平均の労働時間が 33.3 時間と短いことに因る。また、50 歳以上の看護師が全体の 36％を占めており、平均年齢も 44.3 歳と高齢化している[12]。

図表 5-16　医師数、看護師数の日豪比較（オーストラリア：2009 年末、日本：2008 年末）

	オーストラリア	日　本
臨床医師数(女性比率)	72,739 (35.0％)	286,699 (18.1％)
うち病院との契約医・勤務医	36,779	174,311
うち開業医	25,707	97,691
人口 10 万人あたり医師数(FTEs 換算)	329	225
看護師数	334,028	1,320,871
人口 10 万人あたり看護師数	1,509	1,031

出典：オーストラリア；Medical Labour Force 2009 & Nursing Labour Force 2009(AIHW)、
　　　日本；厚生労働省 平成 22 年度「医師・歯科医師・薬剤師調査」及び「就業医療関係者調査」

　医師・看護師をはじめ医療サービス供給関連産業の従事者数は 60 万人を超えており、全労働者の 7％強（女性労働者については 13％）を占める。この比率も我が国の 2 倍強と高い。この「医療サービス業の雇用が全雇用に占める比率（7％）」を「医療費が DGP に占める比率（9.0％）」で除したオーストラリアの「医療サービス業の労働装備比率」は 78％となり、労働装備率が極端に低い我が国の 50％はもとより、ドイツの 63％、英国の 60％、米国の 57％に比しても、飛びぬけて高い[13]。

2．医薬品の価格決定システム

（1）先発医薬品の価格決定

　オーストラリアの医薬品は、まず保健省（DoHA：Department of Health and Ageing）の下部組織である TGA の承認を受け、ARTG（Australian Register of Therapeutic Goods）に登録されることで使用が可能になる。
　その後、公的医療制度である PBS への収載を申請する。この際 PBS への収載、すなわち保険償還の可否を判断するのが PBAC、PBAC の償還決定の後、PBS での償還価格を決定するのが PBPA である。ただし PBAC も実質的には償還価格に一定の影響力を持つ。
　先発医薬品の価格決定方法は、"cost plus methods" と "reference pricing methods" に

---

[12] 2009 年 8 月　AUHW "Nursing and midwifery labour force 2009"
[13] 2004 年 11 月　Australian Government Productivity Commission "Economic Implication of an Aging Australia"

大別される。前者が日本の原価計算方式、後者が類似薬効比較方式に対応する。

　新医薬品のうち、比較対照薬がない場合は"cost plus methods"が適用される。この場合は、製品のコストに輸入・流通などの"landed cost（上限30％）"を上乗せしたのち、卸及び薬局の取り分を加味して価格が決定される。価格に含まれる項目の詳細は後述する。

　価格の算定の際には、5年間分の予測売り上げ規模が参考とされ、それに応じて企業のマージンが決定される。最初の1〜2年間で使用量が予測を大きく上回った場合は、マージンを再設定することもある。

　比較対象薬がある場合は、薬価を対照薬（何を対照薬とするかは製薬企業が設定する）と同等に設定する"reference pricing methods"が適用される。

"reference pricing method"では、臨床試験で用いられた用量をベースに同効薬の薬価が決定される。しかし一部の薬効分類の医薬品については、薬効分類が同じ複数の医薬品に関して、PBSでの償還が開始された後のデータを一年ごとに集計して実際の1日用量を計算し、それに基づいて薬価が再計算される。再計算された薬価をWeighted Average Monthly Treatment Cost（WAMTC）と呼ぶ。WAMTCは償還開始後のデータを使って設定されるもので、償還決定時からWAMTCが適用されることはない。対象となる医薬品は、H2ブロッカー・カルシウム拮抗薬・アンジオテンシン転換酵素（ACE）阻害薬・アンジオテンシン受容体拮抗薬（ARB）・HMG-CoA阻害薬・プロトンポンプ阻害薬（PPI）の6種である。

　どちらのシステムによって価格が決定されても、海外の価格が参照されることはない。

（2）医薬品価格の内訳

　医薬品の価格は、メーカー出荷価格、卸マークアップ、薬局マークアップ、調剤料で構成される。メーカー出荷価格に卸マークアップをプラスしたものが薬局取得価格、薬局取得価格に薬局マークアップ、調剤料を加えたものが医薬品価格（Commonwealth Price）となる。この他、医薬品価格が自己負担上限に達していない場合は、Allowable extra fee、PBS Safety Net recording feeをそれぞれ4.04ドル、1.07ドルまで患者に請求することができる。Brand Premium、Therapeutic Group Premium等のPremiumが設定されている医薬品はPremiumを含んだものが医薬品価格となる。Premiumは自己負担上限に関わらず患者の自己負担となる。また、Premium分はメーカー出荷価格に上乗せされて流通されているが、卸、薬局マークアップの算定数値には反映されず独立しており、患者が負担するPremiumはメーカーに還元されるとされている。

　Section 100医薬品（一部の入院治療の提供に必要な医薬品）は卸を介さずメーカーから直接病院へ販売されるため、卸マークアップは設定されていない。また、公立病院は薬局マークアップ、技術料は価格に含まれないが、私立病院では価格に含まれる（図表5-17）。

図表 5-17　PBS 償還医薬品価格の構成（Community pharmacy）

患者自己負担の限度額は＄35.40
限度額を超えた部分は政府負担。Premium は限度額に関係なく支払う。

Concession cardholder（年金受給者等）は＄5.80

メーカー出荷価格	卸マークアップ 7.52% or $69.94 ($930.06 以上)	薬局マークアップ 4%〜15% or $4.5〜$70	調剤料 (Dispensing fee、Dangerous drug fee)	Allowable extra fee	PBS Safety Net recording fee	Premium*

Ex-manufacturer　　Price to　　Dispensed Price for Max Qty
　　　　　　　　　　　　　　　　（いわゆる薬価：Commonwealth）

＊ Premium は流通上はメーカー出荷価格に上乗せされる。卸マークアップ、薬局マークアップの算定数値には含まない。Premium は患者負担。

薬局マークアップ算定方法

薬剤購入価 (理論)	〜$30	$30.01 〜$45.00	$45.01 〜$180.00	$180.01 〜$450.00	$450.01 〜$1,750.00	$1,750.00 〜
Mark-up	15%	$4.50	10%	$18.00	4%	$70.00

（3）後発医薬品の価格決定

　これまでオーストラリアの薬価は、先発医薬品については他国と比べて価格が安かったのに対し、後発医薬品の価格は高止まりしていた。そのため 2007 年 1 月から、PBS の償還リストを Formulary One（F1：新薬のみが上市されている医薬品）と Formulary Two（F2：ジェネリックが存在する医薬品）とに分割して、F2 医薬品について様々な価格抑制策が導入された。

　F1 に収載されている新薬については、特許期間中は価格改定がなく、後発医薬品が上市された際に 16％価格が引き下げられ、F2 に移される。

　F2 に移された後は、先発医薬品も後発医薬品も PBS での取扱い上の差はなくなり、償還価格は特許切れ先発医薬品でも後発医薬品でも同一となる。製薬会社の判断で、独自に価格を上乗せすることも可能だが（brand premium）、この brand premium 分は 100％患者負担となり、また自己負担の累積年間上限額の積算対象にはならない。なお brand premium は先発医薬品メーカーだけでなく、後発医薬品メーカーでも付加することはできる。

　このシステムの導入以降、特許切れ先発医薬品と後発医薬品の償還価格が同一であることも手伝って、後発医薬品メーカーにとっては PBS 償還価格を大きく下回る卸値での提供が可能となり、薬価差益が大きくなりすぎることが問題になっていた。

　これを受けて、F2 医薬品に絞って F2 初回移行時（すなわち、特許切れ時）の薬価引き下げ割合を大きくするとともに、特許切れから一定期間経過した後に製薬企業の卸への実

際の出荷価格を開示させ、その加重平均値を新たな「メーカー出荷額」と設定する price disclosure 制度が導入された。この制度は特許切れ先発医薬品であるか後発医薬品であるかに関わらず適用される。price disclosure は、最初の調査が 2010 年に行われ、2012 年 4 月に価格改定がなされる予定である。

今後、後発医薬品が登場する医薬品の価格設定は、以下のようなシステムとなる。

① 特許切れ時に薬価を 16%引き下げ。後発医薬品も同じ価格で上市。
　　Brand premium の加算は任意
② 特許切れから 18 ヵ月経過後、薬価を改定。新しい薬価は、全てのメーカーから卸への納入価格を開示させ、その加重平均値をベースに計算される。
③ 同様の調査を 1 年ごとに実施し、価格改定。

特許が切れた後は先発医薬品と後発医薬品の PBS での取扱いに差がなくなるため、日本と同じ意味での「先発医薬品」「後発医薬品」の比率の算出は困難で、データが存在しない。

F2 医薬品を「後発医薬品」と定義した場合（この場合は特許切れ先発医薬品も「後発医薬品」に含まれる）、2010 年度の使用割合は数量ベースで 61%、金額ベースで 33%である。

図表 5-18 先発医薬品メーカー・後発医薬品メーカーそれぞれの PBS に占める割合

（2005～2008　四半期別）

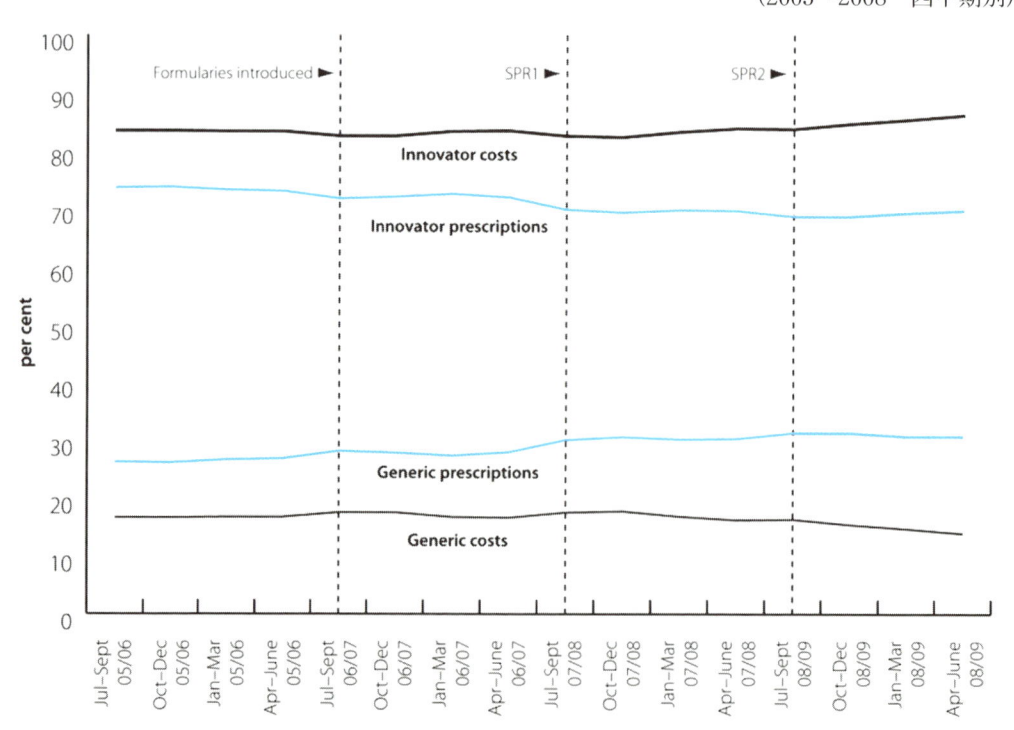

*SPR = Statutory price reduction

The Impact of PBS Reform（DoHA, 2010）には、先発医薬品メーカー（Innovator）と後発医薬品メーカー（generic）に分けて、それぞれのPBSでの使用割合を数量・金額ベースで表示している（この場合は、先発医薬品メーカーが生産している後発医薬品は計上されない）。2009年4～6月で、後発医薬品メーカーのシェアは数量ベースで約32％、金額ベースで約15％である（図表5-18）。

グラフから読み取れる2007年度の後発医薬品メーカーのシェアは数量・金額ベースで約30％・約20％であるが、"Medicines Australia Factbook（2009）"によれば、同時期のF2医薬品のシェアはそれぞれ63％・35％で、数値に開きがある。

（4）配合剤の価格決定

配合剤の価格は、それぞれの製剤のPBS償還額の合計ではなく、「メーカー出荷価格を合計し、その価格に卸及び薬局のマージンを付加して」決まる。

配合剤について新たに特許が認められるか否かは、現在のところ判断が分かれている。オーストラリアでの特許期間は20年だが、医薬品の上市後の特許残存期間は10年程度である。

半量の製剤は2/3から70％程度の価格が、倍量の製剤には1.6倍程度の薬価がつく。フラットプライスの対象になる医薬品もあるが、その数は非常に少ない。

3．医薬品の保険償還[14]

（1）公的医療保険制度での償還システム（PBSシステム）

1）PBSシステムの概要

オーストラリアにおいて処方せん医薬品の給付を行うのが、PBSである。PBSの管理や運営はMedicare Australiaが担当しているが、その歴史はMedicareよりも古く、1948年に創設された。一般名で約750種、商品名で約3,000品目の薬剤がカバーされる。なおPBSの財源は税金なので、この項では「保険」でなく「公的医療制度」の文言を用いている。

PBSの給付対象者は、メディケアの対象者と同一である。カバーされる薬剤は、医師・薬剤師により処方されたリスト登載の薬剤のみが対象となる。給付は処方時に自動的に適

---

[14]（1）医療保障制度の概要で述べた通り、オーストラリアの公的医療制度は税金のみを財源とし、保険料を徴収しないため、本来は「公的医療制度での償還」とすべきである。ここでは他の章との表現を揃えるため、「保険償還」というタイトルを使用した。

用され、患者は自己負担分を支払うだけでよい。処方者には薬剤単価に数量を乗じた額から患者自己負担分を差し引いた額が償還される。

自己負担は 2012 年 1 月現在、1 処方あたり上限 35.40 ドル（約 2,900 円）、年金生活者や低所得者層など約 5,800 万人の優遇被給付者（Concessional Beneficiary）の自己負担額は 1 処方あたり上限 5.80 ドル（約 470 円）となっている。セーフティーネット規定（Safety Net Provisions）があり、家計全体での PBS の自己負担が年に 1,363.30 豪ドル（約 11 万円）を超えた場合、以降の超過分については自己負担が割引になる。優遇被給付者については、セーフティーネット規定の設定額も 348.00 豪ドル（28,000 円）に抑えられ、この額に達するとそれ以降の年内は無料となる。図表 5-19 の下欄に見られる通り、優遇被給付者への給付が、全体の 7 割強を占めている。

PBS による薬剤給付額は、図表 5-19 の通り、2010 年度で 87 億ドル（約 7,000 億円）、うち政府負担額は 73 億ドル（約 5,900 億円）となっている。

図表 5-19　PBS の薬剤処方量、政府負担・患者負担額、1 処方あたり平均額の推移（2008〜2010 年）

（section85 医薬品のみ　単位：百万豪ドル）

会計年度		処方量 (百万処方)	政府負担額	患者負担額	合計額	1 処方あたり平均価格
2008－2009		181	6,563	1,309	7,872	43.38
2009－2010		183	7,019	1,384	8,403	45.77
2010－2011		187	7,323	1,424	8,747	46.57
内訳	Total Concessional	161	5,698	689	6,387	39.47
	Total General	26	1,625	735	2,360	90.83

出典：PBS; Data and Modeling Section Pharmaceutical Policy and Analysis Branch
"Expenditure and prescriptions twelve month to 30 June 2011, and to 2010"
(http://www.health.gov.au/internet/main/publishing.nsf/Content/pbs-stats-pbexp-jun11)

オーストラリアの薬剤費支出は、総医療費の増大とほぼ同じ傾向で増大している。2009 年の総医療費支出 1,160 億ドルに対し、薬剤費は 14.0％の 163.0 億ドルであった。総医療費に占める薬剤費の割合は、ほぼ 14％のまま推移している。図表 5-20 に、10 年間の薬剤費支出と総医療費に占める薬剤費の割合を示した。

163.0 億ドルの薬剤費支出のうち、95.9 億ドル（58.8％）が PBS などの公的医療制度関連の支出である。95.9 億ドルの内訳は、連邦政府の PBS 及び RPBS（退役軍人向けの薬剤給付システム）への支出が 74.8 億ドル（78％）、患者の自己負担分が 15.3 億ドル（16％）、B 型肝炎や HIV など、特殊な入院に対する給付（Section 100）分が 3.5 億ドル（4％）、その他が 2.2 億ドルである。

残りの 67.2 億ドルのうち 69％は OTC が占め、PBS 収載の医薬品を全額患者負担で使用する "copayment prescription" が 16％、"private prescription" が 9％、傷害保険その

他で負担される部分が7％となっている。

PBSで償還される医薬品のうち、金額ベースの上位10品目を図表5-21に示す。なお、この金額には、入院治療で用いられる薬剤の金額は含まれていない。

図表5-20　総医療費に占める薬剤費の推移（1999～2009年）

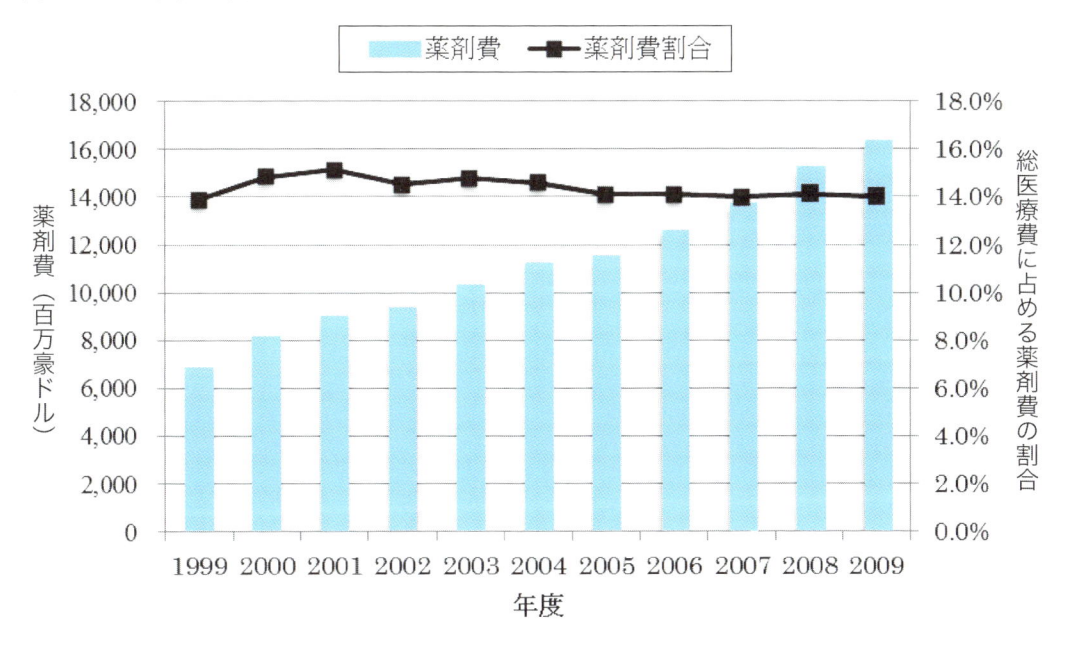

(注)　医療費は設備投資費を含まない。薬剤費はOTC医薬品を含む。
出典：Health expenditure Australia 2009-10. Table 4.4 より作成
　　　（http://www.aihw.gov.au/publication-detail/?id＝10737420435＆tab＝2）

図表5-21　PBS償還医薬品の上位10品目

（単位：百万豪ドル）

	一般名	主な適応症	金　額
1	アトルバスタチン	高脂血症	597.8
2	ロスバスタチン	高脂血症	312.6
3	ラニビズマブ	緑内障	247.6
4	エソメプラゾールマグネシウム水和物	胃潰瘍	168.9
5	アダリムマブ	関節リウマチ	166.9
6	サルメテロール・フルチカゾン	COPD・喘息	163.2
7	クロピドグレル	血栓症	156.7
8	オランザピン	統合失調症	156.0
9	シンバスタチン	高脂血症	129.8
10	エタネルセプト	関節リウマチ	116.8

(注)　金額は政府負担額
出典：Expenditure and prescriptions twelve months to 30 June 2011 より一部抜粋
　　　（http://www.health.gov.au/internet/main/publishing.nsf/Content/pbs-stats-pbexp-jun11）

2）PBS リストと収載医薬品

PBS リストの主な項目は以下の通りである。
- Emergency drug supplies：緊急時に無料で使用する少数の医薬品
- Section 85（National Health ACT section 85 に対応）：PBS のメインの部分。医師が処方可能な医薬品のリスト
- Pharmaceutical Benefits for Dental Use：歯科医が処方可能な医薬品のリスト
- Pharmaceutical Benefits for Optometrical Use：検眼医（optometrist, 日本には該当する資格なし）が処方可能な医薬品のリスト（主に点眼薬。緑内障などの眼科疾患の治療用のものも含む）
- Section 100（National Health ACT section 100 に対応）：一部の入院治療において必要な医薬品のリスト

オーストラリアでは入院治療時の薬剤給付は原則 MBS に基づき、州政府の管轄で給付される。Section 100 は、HIV や B 型肝炎など特殊な病気について、連邦政府が管轄する PBS に基づいた給付を実施するためのリストである。

なお PBS で償還される医薬品は、以下の 3 つに細分される。

Unrestricted benefit ：特に制限なく処方が可能
Restricted benefit ：定められた適応条件に該当する場合のみ処方可能
Authority required ：restricted benefit のうち、Medicare Australia または、Department of Veterans Affaires の事前承認がなければ処方できない医薬品

3）PBS での償還決定プロセスと PBAC の役割（図表 5-22）

PBS の償還価格については、まず PBAC で「費用対効果」の観点から適切な価格水準が推奨された後、PBPA（Pharmaceutical Benefits Pricing Authority）で製造原価ベース（cost plus method）もしくは reference pricing によって正式な償還価格が決定される。ごく一部の例外を除き、PBPA の決定する償還価格は、PBAC が推奨した価格に等しいか、もしくはそれより安くなる。

4）PBAC での償還決定と薬剤経済評価の使用

オーストラリアは世界に先駆けて 1993 年から、薬剤経済評価を PBS での償還の決定に用いている。製薬企業が提出した経済評価を PBAC がレビューする形を取るため、企業が実施する際のガイドラインが発行されている。

PBAC の薬剤経済評価ガイドラインでは、優越性が示された新薬については費用効果分析（CEA）もしくは費用効用分析（CUA）を、そうでない場合には費用最小化分析（CMA）

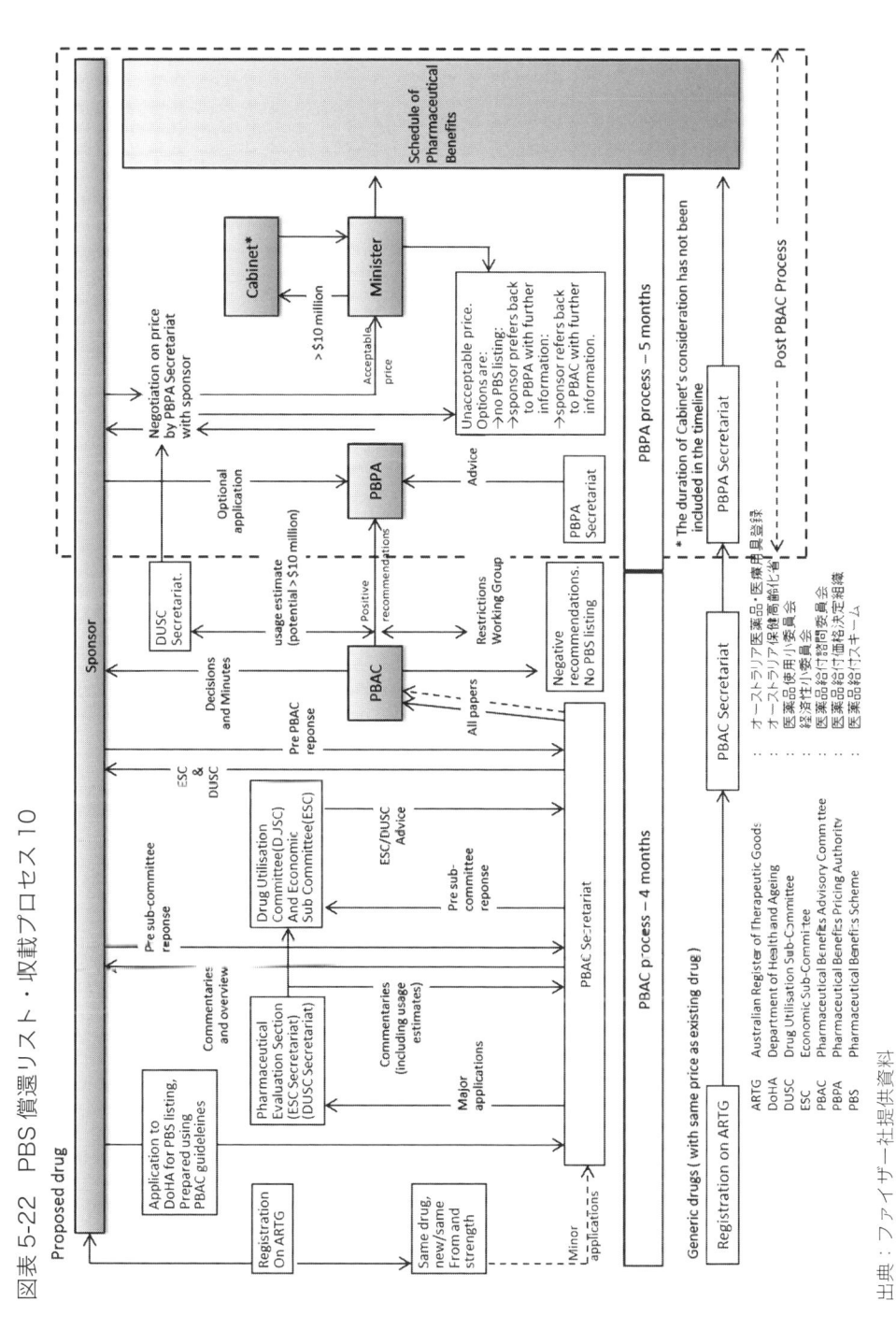

図表 5-22 PBS償還リスト・収載プロセス 10

Proposed drug

[Flowchart showing the PBS reimbursement listing process in Australia, including the following key elements:]

- Registration on ARTG
- Application to DoHA for PBS listing, Prepared using PBAC guidelines
- Pharmaceutical Evaluation Section (ESC Secretariat) (DUSC Secretariat)
- Drug Utilisation Committee (DUSC) And Economic Sub Committee (ESC)
- PBAC Secretariat
- PBAC
- Restrictions Working Group
- PBPA Secretariat
- PBPA
- Negotiation on price by PBPA Secretariat with sponsor
- Minister
- Cabinet*
- Schedule of Pharmaceutical Benefits

Sponsor interactions include:
- Pre sub-committee response
- Commentaries and overview
- Commentaries (including usage estimates)
- Major applications
- Minor applications
- ESC & DUSC Advice
- Pre PBAC response
- Decisions and Minutes
- Optional application

Process phases:
- PBAC process – 4 months
- PBPA process – 5 months
- Post PBAC Process

Unacceptable price. Options are:
- no PBS listing;
- sponsor prefers back to PBPA with further information;
- sponsor refers back to PBAC with further information.

Generic drugs (with same price as existing drug): Registration on ARTG → PBAC Secretariat → PBPA Secretariat

\> $10 million → Cabinet
Acceptable price → Schedule of Pharmaceutical Benefits

usage estimate (potential > $10 million)

* The duration of Cabinet's consideration has not been included in the timeline

ARTG	Australian Register of Therapeutic Goods	： オーストラリア医薬品・医療用品登録
DoHA	Department of Health and Ageing	： オーストラリア保健高齢化省
DUSC	Drug Utilisation Sub-Committee	： 医薬品使用小委員会
ESC	Economic Sub-Committee	： 経済性小委員会
PBAC	Pharmaceutical Benefits Advisory Committee	： 医薬品給付諮問委員会
PBPA	Pharmaceutical Benefits Pricing Authority	： 医薬品給付価格決定組織
PBS	Pharmaceutical Benefits Scheme	： 医薬品給付スキーム

出典：ファイザー社提供資料
PHARMACEUTICAL BENEFITS PRICING AUTHORITY POLICIES, PROCEDURES AND METHODS USED IN THE RECOMMENDATIONS FOR PRICING OF PHARMACEUTICAL PRODUCTS ATTACHMENT D 参照
(http://www.health.gov.au/internet/main/publishing.nsf/Content/E266568F1E1E7F02CA2572B20001F4E3/$File/PBPA-Manual-May)

を推奨している。QALYをアウトカム指標とする費用効用分析は、必須ではない。PBSの立場からの分析（すなわち、医療費のみをコストに算入する分析）が基本で、生産性損失などを組み込んだ社会の立場からの分析を実施する場合にも、医療費のみを算入して分析した結果とともに提示することを推奨している。

図表5-23にメーカーから提出された経済評価の手法の年次推移を示す。経済評価の導入当初は、部分的な評価（partial evaluation. コストと効果の双方を比較していない分析や、対照群との比較がなされていない分析がpartial evaluationに分類される）も多かったが、次第に減少している。また、経済評価の約半数が費用最小化分析（介入の効果に差が認められない場合に、費用が安い介入がより優れるとする分析）である。

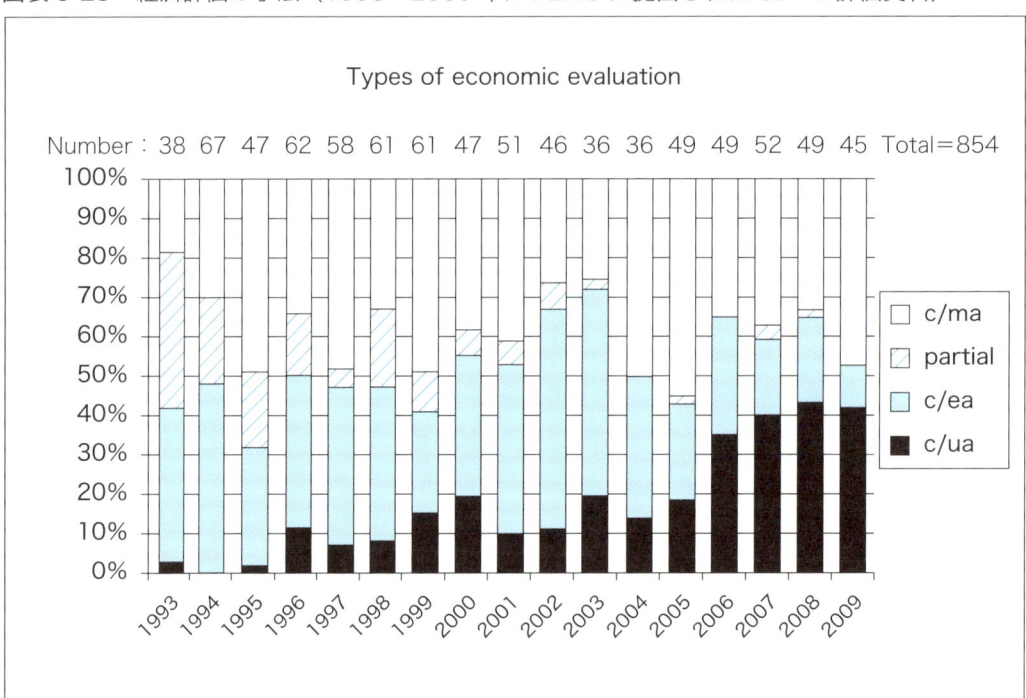

図表5-23　経済評価の手法（1993～2009年にPBACに提出された854の評価資料）

（注）　c/ma＝費用最小化分析、partial＝部分的な評価、c/ea＝費用効果分析、c/ua＝費用効用分析
出典：DoHA提供資料

PBACは英国NICEとは異なり、明示的な閾値（償還可能とされるICERの上限値）は設定していない。償還に関する意思決定に際して、ICER以外にも「臨床効果」「PBSで償還されなかった場合の入手可能性」「PBSの予算への影響」「政府の保険予算への影響」など、様々な要素を総合的に組み込むためである。ただし過去の実績などから、4万ドル/QALY（1QALY獲得あたり4万ドル）付近が閾値と推定されている。Harris et al.（2008）によれば、1QALY獲得あたりのICERが1万ドル増えると、PBSで償還される確率は6％減少する。

なお PBAC の評価結果はウェブ上で公表されるものの、具体的な ICER の数値は示されず、"50,000〜75,000 ドル"のように範囲で提示される。

　PBAC の決定は「推奨（recommend）」「非推奨（reject）」のほか、十分に有効性や効率性が示されていない際に、それらのデータが整備されるまで償還を先送りにする「延期（defer）」がある。いったん PBAC で非推奨や延期となった薬剤が、その後に得られた臨床試験データ（長期の有効性データや、実薬対照の臨床試験データ）などを再提出、あるいは価格を引き下げることで、最終的に推奨となる例もある。図表 5-24 では、スニチニブ（商品名スーテント）の例を示した。GIST・腎がんともに、最初は defer、続いて非推奨とされたのち、データを整備して再申請を行い、結果的に使用が推奨されている。膵内分泌がんについては、2011 年 7 月の最初の申請で非推奨となって以来、現時点では再評価はなされていない。

　医薬品の製造・輸入承認の窓口となる TGA（Therapeutic Goods Administration）が絶対的な有効性・安全性（例えば、プラセボ対照とした有効性）を重視するのに対し、公的医療制度での償還の可否を決定する PBAC は、既存の技術と比較した際の有効性及び安全性（comparative effectiveness/safety）を重視する。

　PBAC の推奨する「対照」は、その医薬品の導入によって最も影響を受ける（すなわち、その医薬品に取って代わられる）医療技術である。直接比較の臨床試験がない場合には、間接比較による評価が求められる。TGA が認めた適応よりも、PBAC が償還を認めた適応がより狭くなる場合もある。もっとも、間接比較を実施すれば、結果の不確実性は必然的に増大する。"comparative effectiveness/safety"の追求により、不確実性の大きな経済評価の提出を強いられ、結果的に償還価格が安くなる、あるいは償還を拒否されるという「ジレンマ」も存在する。

　企業にとっては、TGA の承認のみではビジネスとしての価値は小さく、PBS での償還が認められて初めて「意味のある」製品となる。多くの民間保険が入院に対する給付をメインとし、PBS で償還されない薬剤の保険給付は活発には行っていないことも一因である。

　なおオーストラリアの民間保険は、健康状態やその他の理由で保険料を事前に変動させてはならず、一律に科することが義務づけられている。ただしこのような状況下では、健康リスクの低い人は相対的に高い保険料を支払うことになるため、保険に入ることを躊躇することとなる。実際、この制度の導入後、民間保険への加入率は特に若年層で減少した。そのため早期加入のインセンティブとして、一定年齢までに民間保険に加入しなかった場合に一律に保険料を上乗せする制度と、支払った保険料のうち 30％を政府が被保険者に還付する制度とが導入されている。後者の還付制度は財政上の制約から、上位所得者については廃止される動きもある。

図表 5-24　PBAC の評価の一例（スニチニブ）

適応	年月	結果	対照薬	ICER	備考（最申請時の変更点とPBACの評価概要）
GIST	2007年3月	defer（決定延期）	イマニチブ	費用最少化分析でイマニチブより安価	費用対効果分析の結果が提示されるまで償還決定延期
GIST	2008年3月	reject（非収載）	BSC*/プラセボ	AUD75,000-AUD105,000 per LYG AUD105,000-AUD200,000 per QALY gained	経済評価モデルを新規に構築して再申請 ICER の値が大きく、また増悪後のスニチニブの効果に不確実性が大きいため、PBS 償還を拒否
GIST	2009年7月	recom-mend（推奨）	BSC*/プラセボ	AUD15,000-AUD45,000 per PFS year gained AUD15,000-AUD45,000 per LYG AUD45,000-AUD75,000 per QALY gained	過去の申請では中間解析（1年未満）にとどまった臨床試験の最終結果（4年フォローアップ）を追加して再申請 "Authority required（処方前に PBS の許可必要）"の条件付で PBS 償還を推奨
腎がん	2007年3月	defer（決定延期）	インターフェロンα	AUD75,000-AUD105,000 per PFS year gained AUD105,000-AUD200,000 per Life-Year gained (LYG)	ステントが費用対効果に優れるという経済評価のデータが提示されるまで、償還決定を延期
腎がん	2008年3月	reject（非収載）	BSC*/プラセボ	AUD45,000-AUD75,000 per PFS year gained AUD45,000-AUD75,000 per LYG AUD75,000-AUD105,000 per QALY gained	2007年提出済の臨床試験（60週）のフォローアップ（110週）データと、BSC/プラセボ対照の臨床試験結果を追加して再申請 ICER の値が大きく、また長期の有効性が不明瞭なため、PBS 償還を拒否
腎がん	2008年7月	recom-mend（推奨）	BSC*/プラセボ	AUD45,000-AUD75,000 per QALY gained	価格及び死亡率のデータを改定した再解析結果を提示 ECOG スケール 0/1 の患者にのみ、"Authority required（処方前に PBS の許可必要）"の条件付で PBS 償還を推奨
膵内分泌がん	2011年7月	reject（非収載）	BSC*/プラセボ	AUD45,000-AUD75,000 per LYG AUD45,000-AUD75,000 per QALY gained	ICER の値が大きく、不確実性も大きいとしてPBS 償還を拒否

* BSC（Best supportive Care）

5）薬剤経済評価を巡る最近の話題

　PBAC の決定はあくまで「推奨」であり、推奨しても政府が PBS 償還を認めない場合もある。逆のパターン、すなわち「PBAC が推奨しなかったが政府が PBS 償還を認めた」例

は存在しない。

　PBACが推奨したものの政府が償還を認めなかった過去の実例としては、バイアグラ及びニコチン置換療法製剤（NRT）がある。NRTの場合は、もともと州政府管轄の禁煙プログラムに予算が認められていたため、改めて連邦政府管轄のPBSで償還する必要はないとの理由で、1994年に償還を拒否された。しかしその後2010年になって、PBS償還が認められている。なお禁煙補助薬バレニクリンは、NRTに先んじてPBS償還が認められている。

　これらの「推奨されたものの償還を政府が拒否した」医薬品とは異なるが、2011年2月、保健大臣はPBACがPBS償還を推奨した7種の医薬品及び1種のワクチンについて、償還を延期（defer）すると表明した。延期の対象となったのは、パリペリドン（非定型抗統合失調症薬）・オキシコドン/ナロキソン合剤（麻薬）・ブテゾニド/ホルメテロール合剤（喘息治療薬）・A型ボツリヌス毒素（筋弛緩薬）・ダルテパリン（抗凝固薬）・ナファレリン（子宮内膜症治療薬）・デュタステライド（前立腺肥大症治療薬）及び肺炎球菌ワクチンである。

　PBACが推奨した医薬品の償還を政府が「延期」することは、過去には一例もなかった。製薬企業や患者団体・医療従事者など多方面からの批判を受けて、2011年9月保健省は方針を転換し、デュタステライドと肺炎球菌ワクチンは2011年9月から、その他の6医薬品は2011年の12月からPBSでの償還を開始すると発表した。また1年間の期限は定めたものの、年間売上高が1,000万ドル未満の医薬品に関し、このような「償還延期」は行わないことも発表した。

　複数の製薬企業が、政府の「延期」によってPBSでの償還が妨げられるならば、PBSへの収載申請自体を先送りすると表明しており、予算削減を目指す政府の行動が、医薬品アクセスを困難にする可能性も指摘されている。

6）リスク共有スキーム

　ここでのリスク共有スキームとは、公的医療制度での償還決定の際、本来ならば費用対効果が悪く償還不可能な医薬品について、費用面（多くはリベートなどの価格引き下げ）もしくはアウトカム面（無効の場合には企業が負担するなど）について保険者と企業の間で何らかの取り決めを行い、そのもとで償還を認めることをさす。

　オーストラリアでは、主に費用面からのアプローチでこのリスク共有スキームが導入されている。導入された医薬品は、PBSのリスト上に"special pricing agreement"が存在することが明記される。しかし、英国のNICEのように具体的な割引内容が公表されることはない。

　多発性骨髄腫のボルテゾミブに関するNICEと製薬会社の合意（効かない患者については、製薬会社がNHSに対して費用を負担する）のようなアウトカム面での取り決めを行う"performance-based agreement"は、現段階では導入されている例はない。ただし現在導

入が検討されている"managed entry"システムは、保険償還開始前に登録を要求し、その後新たなエビデンスが明らかになれば価格を改定するという意味で、一種の performance-based agreement とみなせる。

（2）コンパッショネート・ユース（CU）及び適応外使用について

1）コンパッショネート・ユースと適応外使用の保険適応

　オーストラリアにおいては、Therapeutic Goods Act 1989 により製造・輸入販売される医薬品・医療材料は、保健省内の TGA で承認を受け ARTG に登録されなければならないとされている[15]。ARTG に登録された後、PBAC の審査で PBS へのリスティングの推奨を受け、PBPA での価格交渉を経て、最終的には保健大臣（売り上げ規模が大きいと予想される薬剤は内閣）が Schedule of Pharmaceutical Benefits への収載を決定する。

　未承認薬とは ARTG に登録されていない医薬品であり、PBS にも収載されていない医薬品であるため保険償還されない。ARTG に登録されているが PBS に収載されていない医薬品は、処方可能であるが PBS では償還はされず全額自己負担となる[16]。保険外併用療法は認められており、その際保険適応とならないのは未承認薬だけであり、他の医療行為、薬剤は保険償還対象となる。

　未承認医薬品へのアクセスは関連する法律により、①スペシャルアクセススキーム（SAS）、② Authorized Prescriber、③臨床試験、④個人輸入、の４つの手法が規定されているが[17]、一般的には SAS を指す。SAS では、患者が致死的な状態である場合（Category A）は TGA への事前申請を必要とせず、直接医薬品メーカーに"Category A Form"を送り未承認薬を入手し、４週間以内に TGA に Category A Form を送ればいいこととなっている。上記以外の患者（Category B）では、事前に Category B Form を TGA に送り承認を得る必要がある。未承認医薬品の流通については卸売業を介さずに、メーカーから直接医療機関へ流通することが一般的である。

　適応外使用は、遠隔地の医療機関や小児科領域では頻繁に発生している。特に小児科領域については適応外使用の実態を調べ、迅速な承認・適応拡大をめざすために、Pediatric Sub Group もデータの提出を奨励している。適応外薬使用においては、TGA の許可は必要としないが、患者へのインフォームド・コンセントは必要である。適応外使用についても PBS に収載された適応、用法用量等でないため、PBS では保険償還されない。

---

[15] TGA ウェブサイト：Australian regulation of prescription medical products（http://www.tga.gov.au/industry/pm-basics-regulation.htm）国外への輸出目的のバルク等も ARTG へ登録される必要がある。
[16] 一部の民間保険会社では保険償還の対象としている。
[17] TGA ウェブサイト：Accessing unapproved products（http://www.tga.gov.au/hp/access.htm）

2)有害事象が発生した場合の報告方法、公的機関の責任

　未承認医薬品の使用で有害事象が発生した場合は、どの様な有害事象に関してもドクターはTGAに対して既定のフォーマットにて15日以内に報告することとされている。また、重篤で予期できない有害事象については、メーカーが情報を得た日から7日以内に第一報をTGAに報告し、その後8日以内に正規の報告書を作成しTGAに提出しなければならない。

4．医療費適正化における取り組み

　オーストラリアの医療費に占める薬剤費の割合は、OECD諸国平均より低く推移している。このことはNational Medicines PolicyにおいてQuality Use of Medicines（QUM）という考え方のもと、薬剤価格の設定に早くから費用対効果の手法を導入していること、Reference Pricingを導入し同一成分医薬品、同種同効医薬品の最低価格までしかPBSで償還しないことや、薬剤の合理的な使用を徹底していることに起因している。

　薬剤費の抑制において諸外国では後発医薬品の使用促進が一定の成果を出しているが、オーストラリアでは後発医薬品の使用は進んでいない。このことは長期収載品を含む後発医薬品の価格設定方法と関係しており、先発医薬品と後発医薬品には、Brand Premiumといった患者自己負担が数ドル変わる程度の価格差しかなく、後発医薬品を使用することによる薬剤費抑制効果はほとんどなかったためである。

　近年、慢性疾患の増加にみられるような疾病構造の変化、高齢化の進展から、従来の手法では伸び続ける薬剤費を抑えることができないと考え、後発医薬品（長期収載医薬品を含む）の価格抑制、後発医薬品の使用促進策を柱としたPBS Reformを実施している。

　以下に、過去から実施されている後発医薬品使用促進策、薬剤費抑制策と近年実施されたPBS Reformについて述べる。

（1）Brand Premium Policy

　1990年12月に導入された医薬品の価格政策である。特許期間が終了し市場に生物学的同等性が認められた後発医薬品が参入するとき、後発医薬品の価格を許容できる範囲で自由に設定できるようになる。その際に先発医薬品についてはその設定された後発医薬品の価格までしかPBSで償還されなくなる。複数の後発医薬品が存在する場合は、償還価格はその最低価格となる。先発医薬品メーカーがその価格に同意できない場合は、Brand Premiumを設定し価格を高くすることが可能であるが、Brand Premiumは患者自己負担とな

りさらに患者のSafety Netに記録されない。患者が自己負担を抑えるためにPremiumのない処方を望むことで、薬剤費の抑制を期待するものである。しかし後発医薬品の価格を決定するのは医薬品メーカーであるため、価格を不必要に低く設定することはなく、ベンチマークとなる価格は高止まりしており、先発医薬品メーカーにとってPremiumを高く設定する必要がないため、先発医薬品と後発医薬品の価格差はほとんどない。また、Brand Premiumは先発医薬品についてだけ認められるのではなく、複数の後発医薬品が存在する場合、後発医薬品であっても設定は可能であり、Brand Premiumを設定している後発医薬品は多数存在する。

政府にとっては先発医薬品であろうが後発医薬品であろうがPBSでの償還価格（政府が負担する金額）は同じであるので、政府統計資料では後発医薬品使用比率という資料は存在せず、定期的に公表している数値はPremiumの有無の処方比率である。

2010年のPBPAのAnnual Report（図表5-25）では、2009年度のBrand Premiumは0.08ドルから75.30ドルと広範囲にわたっているが、一処方平均で3.18ドルであり、患者に対する経済的なインセンティブとしては低い。Premiumを含まない医薬品の処方率は75%となっており、後述のPremium-free dispensing incentiveの影響もありPremium Freeの処方は浸透してきている。

図表5-25　Brand Premium設定医薬品の処方状況

	2006-07	2007-08	2008-09	2009-10
Number of products** with a premium	360	353	337	303
Average brand premium	$2.88	$3.03	$3.29	$3.18
Weighted average brand premium***	$1.83	$2.17	$2.10	$2.33
Brand premium range	$0.09 to $76.86	$0.08 to $76.86	$0.08 to $76.86	$0.08 to $75.30
Prescriptions dispensed with a brand premium during the year (million)	27.9	25.2	19.9	16.7
Prescriptions dispensed at the benchmark level during the year (million)	52.7	53.0	56.7	51.2
Percentage at the benchmark level	65%	68%	74%	75%
Products** at the benchmark price	1089	1183	1292	1271

* Figures only include those scripts processed by Medicare Australia, so general scripts that fall under the co-payment are not included.
** Product is defined as a unique combination of 'brand name' and 'form and strength'.
*** Weighted average brand premium is calculated by:
　　scripts x premium = total premium value,
　　total premium value/total scripts = weighted average brand premium

出典：http://www.health.gov.au/internet/main/publishing.nsf/Content/74C7CDABFFEFC8A0CA256F180046E152/$File/PBPA%20Annual%20Report%20final.pdf

（2）Therapeutic Group Premium Policy

　1998年に導入された価格政策である。同様の安全性と治療効果が期待できる医薬品をグループ化し、同一グループ内の医薬品の最低価格までしかPBSでは償還されず、それ以上の価格部分はTherapeutic Group Premium（TGP）として患者の自己負担となり、Brand Premiumと同様にSafety Netに記録されない。最低価格は、Weighted Average Monthly Treatment Cost（WAMTC）methodologyを用いて、患者あたりの加重平均処方用量のコストを計算しベンチマークとする。ただし、患者の治療上の理由（副作用の発生等）でPremiumの設定された医薬品しか使用できない場合は、Premiumは免除される。

　2010年6月の時点で、アンジオテンシンⅡ受容体拮抗薬、カルシウム拮抗剤、H2ブロッカーの3つのグループが存在し、117ブランドの製品がある。この中で6ブランドがTGPを設定しており、TGPは2.00ドルから4.35ドルである。

（3）代替調剤（Brand Substitution）

　オーストラリアでは1994年から薬剤師による代替調剤が認められている。代替調剤可能な薬剤は、生物学的同等性をTGAが承認した医薬品であり、PBSスケジュールで"a"マークが付されており、代替調剤をするにあたり処方者に対する確認は不要である。ただし、処方せんの「代替調剤不可」欄にチェックマークがない場合に限る（図表5-26⑪のチェック欄）。代替調剤に対するインセンティブとしては、後述のPBS Reformの一環としてPremium-free dispensing incentiveがある。Brand Premium、TGP、その他のPremiumを含まない処方に対して1処方あたり1.53ドル（2008年は1.50ドル）支払われるもので、2008年度で7,500万枚の処方せんに対してインセンティブが支払われた[18]。

（4）12.5% Price Reduction Policy

　2004年8月に新たに複数ブランド医薬品（長期収載医薬品と後発医薬品）になる医薬品の価格が12.5％引き下げられることが義務づけられ、2005年8月から価格引き下げが実施された。先発医薬品の特許期間が終了し最初の後発医薬品が上市される際、先発医薬品の12.5％引き下げの価格が後発医薬品に適応されるもので、この際先発医薬品の価格も同様に12.5％引き下げられる。National Health Actの改正に伴い、正式に法律として施行されたのは2007年からであるが、医薬品産業との合意のもと2005年からの2年間で67ブランドが価格引き下げの対象となった。

---

[18] 前述のPBPA Annual ReportとPremium-free（Prescriptions dispensed at the benchmark level）の処方せん数量が異なるのは、PBPAの資料は患者自己負担上限以下の処方せん数量をカウントしていないため。

図表5-26　PBSの処方せん様式

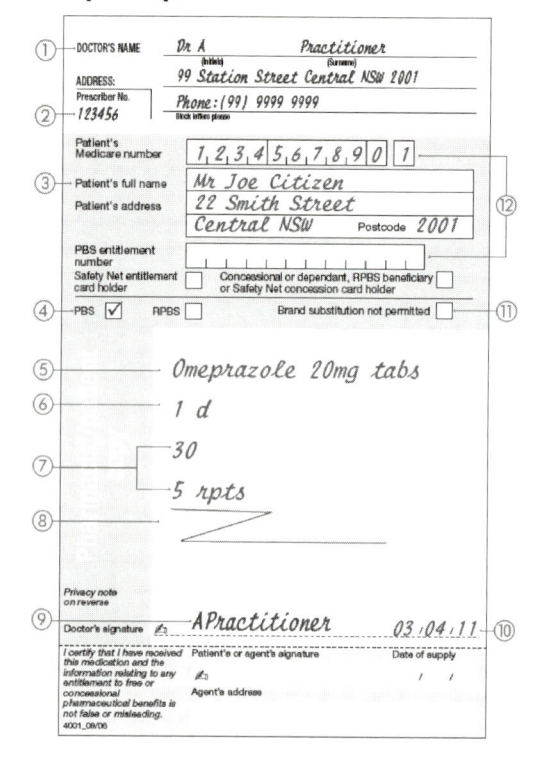

出典：Writing Pharmaceutical Benefits Scheme (PBS) and Repatriation Pharmaceutical Benefits Scheme (RPBS) Prescription
(http://www.medicareaustralia.gov.au/provider/pbs/education/files/doctors_guide_to_writing_prescriptions.pdf)

（5）PBS Reform 2007

　PBS Reform 2007は、市場の競争原理の中で、より価値に見合った価格を達成することを目標としてパッケージが構成されている。背景としては、後発医薬品等が販売価格競争の結果、過度な値引きで薬局に販売され、値引き分は薬局の利益となっていた。そこで税財源の薬剤給付システムにおいては、このような市場での競争結果は納税者（国民）に還元されるべきである、すなわち償還価格に反映し価格を引き下げるべきであると考えられたこと、さらに後発医薬品の価格が諸外国の価格よりも高く、価値に見合った価格ではないという考えにも基づいている。

　PBS Reformは、フォーミュラリーを単一ブランド医薬品と複数ブランド医薬品に二分割して、競争環境の激しい複数ブランド医薬品は競争結果が償還価格に反映されることを目指している。単一ブランド医薬品とは特許切れ前の新医薬品をさし、複数ブランドとは特許が切れた長期収載医薬品とその後発医薬品をさす。このようにオーストラリアでは先

発医薬品と後発医薬品という区分より、単一ブランド、複数ブランドという区分の方がなじみある。

単一ブランド医薬品を Formulary One（F1）、複数ブランド医薬品を Formulary Two（F2）とし、F2 をさらに薬局に対する値引きの大小により、値引きが少なかったものを F2A、値引きが大きかったものを F2T に分類している。値引きの大きかった F2T の医薬品は 2008 年 8 月に一括 25％の価格引き下げを受け、値引きの少なかった F2A の医薬品は 2008 年、2009 年、2010 年の 8 月に 2％ずつ価格引き下げを受け、さらに F2A の医薬品は Price disclosure の適用を受ける。

Price disclosure とは、医薬品メーカーが卸（直販の場合は薬局）への 1 年間の販売価格を政府に報告し、その 1 年間の加重平均値が公定価格より 10％以上下回る場合、その加重平均値まで価格が引き下げられる制度である。対象となった医薬品は、ドキソルビシン、メロキシカム、ミトザントロン、オンダンセトロン、フルコナゾール、バンコマイシン、カルベディロールであり、計算上は 14.57％から 71.80％の価格引き下げを受けることになった。価格引き下げのもととなるメーカー価格報告の手法については、メーカー間でもお互いの報告価格に疑念を抱いており、価格報告の適正化の検討が続いている。また、F2A、F2T は 2011 年 1 月に統合された。

薬剤価格引き下げに並行して、価格下落の影響を受ける薬局等については薬局マークアップ率、卸マークアップ率の引き上げと技術料の引き上げを行った。また、薬局から Medicare へのオンライン請求フィーや Premium-free、dispensing fee を設定し、薬局の収益が急激に悪化しないよう配慮すると共に、医療の効率化、後発医薬品使用促進を図っている。医薬品メーカーへの配慮としては、医薬品メーカーと政府との間で Access to Medicines Working Group（AMWG）を設立し、新医薬品へのアクセスについて官民対話を行っている。

この他、一般人衆向けにテレビコマーシャルやインターネットで Generic medicines awareness campaign を実施し、後発医薬品の普及啓発活動を行っている。

（6）Memorandum of Understanding（PBS Reform 2010）

2007 年からの PBS Reform では、政府は一定の薬剤費抑制を果たしたが、当初予定していた抑制額を下回っていたため、政府と Medicines Australia は 2010 年から 5 年間にわたって、少なくとも 18 億ドルの薬剤費抑制を目的とした、Memorandum of Understanding（MOU）を合意した。

MOU では、初回後発医薬品参入時の価格引き下げを 12.5％から 16％へ拡大、2010 年 10 月に F2A 医薬品価格の 2％追加引き下げ、F2T 医薬品価格の 5％追加引き下げ、2010 年 12 月からの Price disclosure の強化による薬剤費抑制策を行った。一方 Therapeutic Group

をこれ以上増やさないこと、TGA と PBAC の並行評価と、許容される ICER の範囲の柔軟化といったメーカーからの要望事項も合意されている。

Price disclosure は 2011 年 1 月より F2A, F2T が統合されることを踏まえて、2010 年 12 月から全ての F2 医薬品に適応され、データ収集に 10 ヵ月、分析に 3 ヵ月という通常のサイクルより短い guarantee round が実施された。

5．薬剤師の業務範囲に関する動向

オーストラリアでは、1928 年に設立された薬局経営者（開設者）の職能団体である PGA（The Pharmacy Guild of Australia）が組織されており、連邦政府との間で、1990 年から 5 年ごとに Community pharmacy agreement という薬剤師の報酬体系や業務内容、PBS 収載医薬品を扱う際の薬局のマージンその他の事項、薬局の開設地域等に関する規定を締結し、これに基づいて薬局運営・薬局薬剤師業務を行っている。2012 年 2 月のヒアリング調査時点では 2010 年に締結された The fifth Community Pharmacy Agreement（5CPA）が適用されている。

薬局の数と開設場所については、独立した権限を有する連邦のコミュニティー薬局委員会（Australian Community Pharmacy Authority）により管理されており、薬剤師に支払われる報酬も薬剤給付報酬委員会（Pharmaceutical Benefits Remuneration Tribunal）によって管理されている。

（1）薬局

オーストラリアでは 2011 年 6 月末現在、5,218 軒の薬局（Community Pharmacy）が営業している。薬局で働く薬剤師は約 12,000 人の大学を卒業した資格を持つ薬剤師と、約 30,000 人の薬局アシスタントが働いている。

薬局の開設者は原則として薬剤師のみが認められており、1 薬剤師が開設できる薬局数も 3〜5 店舗（州によって若干異なる）となっている。この規制には批判も強いが、PBS の定めた公定価格や調剤手数料規制の厳格な運用を担保するために、薬局を医薬品卸やスーパーなどの一般小売業者の支配下に置くのは好ましくないという考え方に基づき継続されている。なお、病院やクリニックは医師以外の者の開設も可能で、株式会社が病院を経営することもできる。ただし、医療法人について税制上の優遇措置はない。

オーストラリアでは PBS 収載医薬品を全ての国民が平等にアクセスできるという観点から、へき地等への薬局開設の支援プログラムを設けている。これらの薬局は Rural Pharmacy と呼ばれ、保健省（DoHA）が An Initiative of the Rural Pharmacy Workforce Programという、地方での開設に係る情報や薬剤師支援・教育など、地方薬局支援策を打ち出している[19]。

　薬局の経営形態についてはチェーン薬局と個人経営薬局があり、シェアはそれぞれ約50％ずつを占めている。ただし、前述のようにオーストラリアでは開設者の制限がある為、チェーン薬局のほとんどは banner group と呼ばれる、いわゆるフランチャイズ形態で運営されている。banner group は共通の広告やプロモーション、店舗運営（店舗レイアウトや経営管理等）のアドバイスを行っている[20]。チェーン薬局約50％の内訳は約45％がオーストラリアの大手卸3社の Australian Pharmaceutical Industries（API）、Sigma Company、Symbian Health の banner group が占めており、残り約5％が中小チェーンとなっている[21]（図表5-27）。

図表5-27　Pharmacy banner groups

Wholesaler	Affiliated Pharmacies	Banner Groups
API	153	Chemworld
	290	Independent Pharmacies Australia
	60	Pharmacist Advice
	208	Soul Pattinson
Symbion Health	220	Chemmart
	110	Terry White
Sigma	371	Amcal
	235	Guardian
Independent	56	National Pharmacies
	47	MyChemist
	50	Chemplus

出典：The Pharmaceutical Industry in Australia, Working Paper No.34, Kim Sweeny, Pharmaceutical Industry Project Working Paper Series, September 2007

　薬局の収益構造は、PGA の「Guild Digest 2011」に詳細が記載されている。データを提供している280薬局の平均では、平均売上高は2,972,997ドル、内訳は PBS 医薬品2,015,075ドル（67.78％）、OTC等957,922ドル（32.22％）であり、粗利率は33.21％、純利益率で7.92％となる（図表5-28参照）。

　薬局のマージンについては5CPA の決定では、卸のマージンが7.52％（上限69.94ドル）で、薬局のマージン割合は薬局への卸価格が高くなるほど小さくなる。30ドル以下の医薬品への15％が最大で、以下漸減し、450ドルから1,750ドルの医薬品では4％となる。1,750ドル以上の医薬品については、定額70ドルが薬局マージンとなる。卸マージン・薬局マー

---

[19] 詳細は WEB 参照 http://www.ruralpharmacy.com.au/
[20,21] 2007年9月、Kim Sweeny "The Pharmaceutical Industry in Australia, Working Paper No.34"

図表 5-28 調剤薬局の収益構造

SALES, EXPENSES & PROFITABILITY	2009 AVERAGES $	%	2010 AVERAGES $	%	AMOUNT AND PERCENT OF CHANGE $	%
SALES	2,901,620		2,972,997		71,376	2.46
COST OF GOODS SOLD	1,920,750	66.20	1,985,574	66.79	64,825	3.37
GROSS MARGIN	980,871	33.80	987,422	33.21	6,552	0.67
Other Income	34,024		38,758		4,734	13.91
GROSS MARGIN PLUS OTHER INCOME	1,014,895		1,026,181		11,286	1.11
TOTAL REVENUE	2,935,645	100.00	3,011,755	100.00	76,110	2.59
EXPENSES						
Salaries and Wages	341,052	11.62	345,136	11.46	4,083	1.20
Rent Paid	115,547	3.94	121,236	4.03	5,688	4.92
Outgoings - Rental & Rates	4,331	0.15	6,006	0.20	1,674	38.66
Accounting	11,051	0.38	10,550	0.35	-501	-4.53
Advertising	27,211	0.93	37,484	1.24	10,274	37.76
Bank Charges	8,072	0.27	9,369	0.31	1,297	16.07
Computer Expenses	7,422	0.25	9,805	0.33	2,383	32.11
Depreciation	24,863	0.85	31,302	1.04	6,439	25.90
Electricity, Water, Heating	8,220	0.28	9,499	0.32	1,279	15,56
Insurance	8,563	0.29	8,685	0.29	122	1.43
Interest Paid	58,557	1.99	52,229	1.73	-6,328	-10.81
Leasing Expenses	8,513	0.29	10,223	0.34	1,711	20.10
Motor Vehicle Expenses	4,236	0.14	4,963	0.16	728	17.18
Postage, Freight, Printing	9,868	0.34	11,496	0.38	1,628	16.50
Repairs, Maintenance, Service	4,450	0.15	4,737	0.16	287	6.46
Subs and Registrations	10,130	0.35	9,315	0.31	-816	-8.05
Superannuation	30,998	1.06	31,784	1.06	786	2.54
Telephone	5,954	0.20	6,270	0.21	316	5.30
Training	3,722	0.13	3,773	0.13	51	1.36
Abnormal Expenses	4,492	0.15	6,118	0.20	1,626	36.19
Payroll Tax	4,562	0.16	5,914	0.20	1,352	29.65
Workers' Compensation	2,530	0.09	2,909	0.10	379	14.97
Other Expenses	50,995	1.74	48,816	1.62	-2,179	-4.27
TOTAL EXPENSES	755,339	25.73	787,619	26.15	32,280	4.27
TOTAL INCOME	259,556	8.84	238,562	7.92	-20,994	-8.09
Less Proprietors' Salary (1)	148,186	5.50	134,992	4.48	-13,194	-8.90
[Full-Time-Equivalents]	1.21		1.10			
NET PROFIT / LOSS	111,370	3.34	103,570	3.44	-7,800	-7.00
SALES ANALYSIS						
Prescriptions	1,988,832	68.54	2,015,075	67.78	26,243	1.32
Other Sales	912,788	31.46	957,922	32.22	45,134	4.94
INVENTORY ANALYSIS						
Prescription	87,629	2.99	80,462	2.67	-7,167	-8.18
Other	159,313	5.43	200,405	6.65	41,092	25.79
STOCK CARRIED (Total)	246,943	8.41	280,867	9.33	33,925	13.74
STOCK TURN (On Total Inventory)	7.78		7.07		-0.71	-9.11
SALES PER INVENTORY DOLLAR						
Prescription	22.70		25.04		2.35	10.34
Other	5.73		4.78		-0.95	-16.57
STATISTICS						
PHARMACY SIZE (square metres)	158		165		7	4.35
PRESCRIPTIONS DISPENSED (Total)	54,213		54,038		-174	-0.32
PRESCRIPTIONS DISPENSED WEEKLY	1,040		1,036		-3	-0.32
TOTAL HOURS OPEN per WEEK	58.8		59.4		0.6	0.95
AV HRS WORKED BY PROPRIETORS/WEEK	46.1		42.0		-4.1	-8.90
FUNDS RETAINED IN BUSINESS (2)	128,847	4.39	84,991	2.82	-43,857	-34.04

(1) Notional Proprietors Salary is based on actual manager's wages and includes on-costs such as a provision for annual leave, long service leave etc.
(2) Funds Retained in Business is calculated as the difference between Total Income and Drawings by Proprietors.

出典：Guild Digest 2011, AUSTRALIAN PHARMACIES-COMPARISON BETWEEN 2009 AND 2010

ジンの他、PBS に収載されている「薬価」には、日本での調剤料部分も含まれている。調剤料（Dispensing fee）は、箱出しのみの医薬品では 6.42 ドル、シロップ剤などでは 8.46 ドルとなる。さらに危険な医薬品については、2.71 ドルが加算される。さらにここまでの合計金額が、患者自己負担の上限額 35.4 ドルを超えない場合には、薬局で独自に上乗せ料金（Allowable fee）を課すことができる。

薬剤師の賃金は、最低賃金ベースで新卒薬剤師が週給 846 ドル , ベテラン薬剤師で 1,057 ドルとなり、看護師とほぼ同等である（図表 5-29 参照）。

図表 5-29　薬局薬剤師と看護師の給与比較

Pharmacy Industry Award classification	Weekly wage	Nurses classification	Weekly wage
Pharmacist – entry level on completion of internship	$ 846.80	Registered Nurse level 1 (pp3) – entry level with 4 year degree	$ 780.70
Experienced Pharmacist – automatic progression after 4 years' experience	$ 927.50	Registered Nurse level 1 (pp7) – automatic progression after 4 years' experience	$ 875.80
Pharmacist in Charge – responsible for day to day supervision of pharmacy	$ 949.20	Registered Nurse level 3 (pp1) – e.g. Nurse Manager (staff selection, rostering, policy implementation, budget control)	$ 999.90
Pharmacist Manager – responsible for all aspects of pharmacy	$ 1,057.80	Registered Nurse level 5 (pp1) – e.g. Director of Nursing (strategic planning, policy development, budget management)	$ 1,151.90

出典：The Pharmacy Guild of Australia 提供資料より

（2）薬局薬剤師の業務

オーストラリアの薬局薬剤師の業務は健康に関する情報提供や minor ailments（風邪や咳、にきび、湿疹、花粉症、アレルギー等）の治療をするための処方や情報を提供、慢性疾患の管理、症状により GP・専門医への紹介等を行っている。

また、従来は、血圧測定や採血・予防接種等の医療類似行為は認められていなかったが、5CPA での合意以降、徐々に薬剤師の役割は増えつつあり、公的医療制度では償還されないものの、患者の自己負担によって様々なサービスが提供されている。サービスを提供している薬局の割合は、血圧測定 49％、予防接種 10％、血糖値測定 26％等となる。禁煙治療や喘息・糖尿病の管理については、一部は償還対象となる。

オーストラリアでの処方は箱出し調剤が一般的である。日本のように箱から出して処方されることはない。また、処方せんの電子化（処方せんにバーコードを記載し、薬局で読み取って処方情報を取り込む）が段階的に導入されている。現段階では紙の補助的な役割だが、将来的にはペーパーレス化も視野に入れている。政府から薬局へ 1 枚あたり 1.50 ド

ルのインセンティブがあるが、薬局から業者に電子化の手数料が 1.50 ドル支払われるため差引ゼロになるとのことである。

　さらに在宅医療の支援も 5CPA の合意事項に盛り込まれ、米国や英国で実施され、最近日本でもいくつかの地域で導入されているブラウンバッグ運動（薬局薬剤師が患者の服用薬を包括的にチェックするサービス）を在宅医療に拡張した Home Medication Review（HMR）が薬剤師の業務として認められている。具体的には GP の依頼によって The Australian Association of Consultant Pharmacy（AACP）や The Society of Hospital Pharmacist Australia（SHPA）の教育プログラムや試験を受けた認定薬剤師が患者の自宅を訪問して服用薬のチェックを行うものである。その結果を GP にフィードバックしている。HMR の報酬は政府から 197.04 ドルが支払われる（2012 年 2 月調査時時点）。HMR の主な対象者は以下のようになっている。なお、入院患者や療養施設などを利用している患者は対象とならない。

HMR 対象患者
・1 回に 5 種類以上の常用薬を服用している患者
・1 日に 12 種類以上の医薬品を服用している患者
・直近 3 ヵ月で処方薬に著しい変更があった患者（病院からの退院を含む）
・服用モニタリングが必要な薬物治療が行われている患者
・副作用の発現があった患者
・視覚障害や識字能力等があり薬剤管理が困難な患者
・複数の開業医や専門医を受診している患者

（3）リフィル調剤制度

　オーストラリアでは 1 枚の処方せんで、最大 6 ヵ月（月 1 回来局）までは対応可能である。同じ処方せんの有効期間中、薬局を変更することもできる。ただし患者が処方せんを紛失することがあるため、薬局で預かる場合もある。

オーストラリア用語略語集

- AMA（Australian Medical Association）：オーストラリア医師会
- AMWG（Access to Medicines Working Group）
- ARTG（Australian Register of Therapeutic Goods）：オーストラリア医薬品・医療用具登録
- DoHA（Department of Health and Ageing）：オーストラリア保健高齢化省（保健省）
- EMSN（Extended Medicare Safety Net）
- ESC（Evaluations SubCommittee）：経済性小委員会
- MBS（Medicare Benefits Schedule）
- MESP（MSAC Expart Standing Panel）
- MOU（Memorandum of Understanding）
- MSAC（Medical Schedule Advisory Committee）
- NHA（National Healthcare Agreement）
- PASC（Protocol Advisory SubCommitee）
- PBA（Pharmaceutical Benefits Act）
- PBAC（Pharmaceutical Benefits Advisory Committee）：医薬品給付諮問委員会
- PBPA（Pharmaceutical Benefits Pricing Authority）：医薬品給付価格決定組織
- PBS（Pharmaceutical Benefits Scheme）：医薬品給付スキーム
- TGA（Therapeutic Goods Administration）：医療用物品管理局
- TGP（Therapeutic Group Premium）
- WAMTC（Weighted Average Monthly Treatment Cost）
- PGA（The Pharmacy Guild of Australia）：オーストラリア薬局経営者協会

第6章 各国における調査結果の総括

1．各国比較

　今年度は、従来の英、仏、独、米、の4ヵ国にオーストラリアを調査の対象に加えた。調査項目は、以下の通りであるが、いずれも我が国が国民皆保険制度を維持するために直面している様々な問題に関連したものであり、その解決策のヒントを各国での状況やそれへの取り組みの中から得たいというねらいがある。そこで、調査結果の中から特に注目すべき事項を抽出し、昨年度までに得られている情報も適宜追加して別表【5ヵ国比較表】に整理した。

①　医療保障制度及び薬剤給付の状況に関する調査
②　医薬品の価格決定システム及び保険償還に関する調査
③　後発医薬品使用促進のための業務
④　薬事法上の適応外使用等に関する保険上の取扱いについて
⑤　薬剤師の職務等に関する調査
⑥　その他

　さらに、次項では我が国の保険制度への導入の検討が本格化した医療技術評価、特に費用対効果に関する評価について、今年度新たに得られた知見を中心に各国の動向を概説する。

＜5ヵ国　比較表＞

1　医療保険制度

項目	イギリス	フランス	ドイツ	アメリカ	オーストラリア
医療保険制度	国民保健サービス方式による国民皆保険（国民保健サービス法）	公的疾病保険と民間保険（補完保険）の混合（社会保障法典）	法定疾病保険と民間保険（社会法典第5編）	公的保険と民間保険の混合（社会保障法）＊皆保険ではない	税方式による国民皆保障と営利、非営利の民間医療保険の混合
（公的保険）保険者・制度名	・国民保健サービス（NHS）	疾病金庫 ・一般制度 ・特別制度 ・自営業者社会制度 ・農業社会制度	疾病金庫 独立した法人 ・企業疾病金庫 ・同業者疾病金庫 ・地区疾病金庫 ・代替金庫連盟 など	連邦政府 ・メディケア　高齢者、障害者の医療保険 ・メディケイド　低所得者への医療扶助 ・SCHIP　貧困家庭の子ども	連邦政府 ・メディケア　医療保障制度 ・Pharmaceutical Benefits Scheme (PBS)　薬剤給付制度
医療費審査支払い	・NHSはイングランド、スコットランド、ウェールズ、北アイルランドの4地域ごとに分類 ・地域ごとに独立して設定・運営 ・Primary Care Trust（PCT）が、地域における保健医療事業の計画立案と事業委託を担い、医療費支払い ・プライマリケア（GP）では、登録人口を基に定められる包括報酬に加え成果（Quality and Outcomes Framework）に応じて支払われる成果報酬 ・セカンダリケアでは、Payment by Results（PbR）が導入されている。	・公的保険、民間保険それぞれの保険者である疾病金庫が審査支払 ・公的病院は総予算制で賄われてきたが、入院医療費について包括払（GHS）が導入された。	・保険医の診療報酬に関しては、保険医協会と疾病金庫の州レベルの連合及び疾病金庫中央連合会とが共同で、審査機関を設立し、その中の審査委員会において審査するが、各州での対応となっている。 ・審査方法は一部統一されている ・病院に関しては疾病金庫とMDK	・公的保険はCMSが審査実施。ただし、実際に審査を行うのは委託を受けた民間業者 ・2010年からのヘルスケア改革を機に関心を集めているヘルスケア提供モデルであるACOでは、特定地域において、医師グループ、病院、診療所等のヘルスケア提供者が連携して包括的にヘルスケアサービスを提供する。その結果、連邦政府のCMS内に設置されたイノベーションセンターが設定した品質基準をクリアし費用を節減できた場合報酬（Shared Savings）を受け取ることができる。	・審査支払については、医療、PBSともにメディケアが担当 ・開業医、私立病院の医療費は、患者が医療機関にて全額支払いをした後、患者が各州、テリトリーのメディケアに保険償還可能額の請求を行う。 ・医療機関がバルクビリングを選択している場合は、医療機関がメディケアに医療費を請求するため、患者の支払いは発生しない。薬剤給付はCopayment上限（$35.4）までは患者が支払い、それ以上の部分は、薬局がメディケアに請求する。 ・請求内容の審査もメディケアで行っている。

2-(1) 価格設定ルール

項目	イギリス	フランス	ドイツ	アメリカ	オーストラリア
価格 先発医薬品	PPRS（医薬品価格規制制度）製薬企業の利益率を規制することで、製薬企業のその規制された利益範囲内で自由な価格設定	・AFSSAPSが販売承認 ・CTによるSMR評価よりUNCAMが償還率を決定 ・ASMR評価よりCEPSが価格を決定 ・保険償還医薬品リストに登録・収載される。	販売価格は、先発品、後発品ともに、製造業者が設定する自由価格	画期性・有効性・安全性・マーケットシェアなどを考慮して製薬企業が設定。この際、外国価格を参照することはない。	・比較対象薬がある場合は、Reference Pricingにより最低価格のものにあわせる。ARB、PPI等の特定の6つの薬効群はWAMTCによりベンチマーク価格を設定する。 ・対象薬が無い場合は原価計算方式
後発医薬品	スキームM 初めて市場に参入する後発医薬品の場合は、先発医薬品よりも低価格であれば自由に価格を設定することができ、その価格が償還価格となる。その後、四半期ごとに見直される。	後発医薬品価格 先発医薬品特許期間終了時は先発医薬品価格の▲60％さらに18ヶ月後その価格から7％下げ（'08年9月）。尚、後発医薬品価格は、先発医薬品価格の▲30％から01年には▲40％、06年▲50％、08年▲55％、12年▲60％と変化		対象薬（上市されている先発医薬品）の価格に基づいて決定	・初めての後発品が参入する際、先発医薬品の16.0％引きの価格となる。この際、先発医薬品も同率の価格引き下げを受けるため、先発医薬品と後発医薬品の価格は同じとなる。 ・Brand Premiumを設定し他の後発医薬品よりも高い価格を設定することは可能。また、Brand Premiumは先発品だけでなく、後発医薬品でも設定可能
配合剤	配合剤を対象とした独自のルールはなく、単剤同士を足し合わせた価格と同程度（高くなることはない）	・降圧剤＋利尿薬→降圧剤の価格を薬価とする。すなわち、利尿薬の価格は加算されない。 ・先発医薬品＋後発医薬品群→先発医薬品価格＋後発医薬品価格を薬価とする（価格は構成成分の合計を上回ることはない）が、CEPSとメーカーの個別交渉により価格が決められる。	自由価格又は参照価格	2つの単剤合計よりも高くなることはないが、ほぼ同様の価格になっている。ただし、配合剤にすることにより新たな価値が付加される場合（たとえば異なる治療領域において有効性が認められるなど）といった場合には、2つの単剤合計よりも高い価格が設定されることもある。	・規格が既収載医薬品の配合剤であれば、メーカー出荷価格を単純に足し算し、その金額に見合った卸マークアップ、薬局マークアップ、技術料がプラスされる。 ・未収載の規格（半量、倍量）の場合は、それぞれ半量、倍量の計算式に基づいて価格を算定し足し算（半量は2/3、倍量は5/3）

項目	イギリス	フランス	ドイツ	アメリカ	オーストラリア
バイオ後続品	PPRSの下で、他のブランド医薬品と同様の価格設定ルールが適用される。	価格決定に関する規定はなく、CEPSがメーカーとの個別交渉を行う。現在承認されている医薬品は全て先発バイオ医薬品の▲20%		対象薬(上市されている先発医薬品)の価格に基づいて決定	後発医薬品としての価格設定ルールは適応していない。

2-(2) リストプライス・価格の構成

項目	イギリス	フランス	ドイツ	アメリカ	オーストラリア
リストプライス	Drug Tariff	保険償還医薬品リスト Liste des spécialités pharmaceutiques remboursables aux assurés sociaux (官報) 価格は公示、償還率は非収載 (VIDAL)	Rote List	WAC (Wholesale Acquisition Cost)	Schedule of Pharmaceutical Benefits
リストプライスの性格	・プライマリケアの外来で処方できる薬剤に対して、NHSから薬局に償還される価格 ・包装単位毎に収載 ・書籍として出版社(TSO社)から刊行 ・NHSのホームページからも利用できる。 ・類書：MIMS、BNF	・赤色冊子の紙媒体が主で、電子媒体も販売。内容は、官報の情報を基に処方や企業・研究用データ作成の便宜を考慮して再編集している。 ・薬価及び償還率が掲載 ただし、医薬品により薬価が収載されない場合もある。(インターネットで公開のデーターベース) ・BdM_IT (Base des médicaments et informations tarifaires) ・GET (Guide des equivalents thérapeutiques)	・赤リストサービス有限会社から刊行されるドイツの医薬品価格情報誌 ・掲載情報は、IFAから提供される情報に基づき作成 ・IFAは個々の製品(包装単位)ごとに、中央整理番号を付与し、この医薬中央情報番号は、医薬品の流通、保険償還等でキーとなる。 Lauer-Taxe 薬局で利用されている電子価格リスト	・WACは米国内において製薬会社が卸に販売する価格で、ディスカウントやリベートは含まないとされている。 AWP (Average Wholesale Price) ・Red Book、Medi-Spanなどに掲載されている価格は、WACにマークアップ率(約20～25%)を乗じたAWPであり、保険者が薬剤給付にかかる償還のために参照している。 上記以外で民間セクターによる価格として以下のものがある。 ・AMP：製薬会社が小売薬局に販売する価格の加重平均値。メディケイドリベート、FULsの算定基準になっている。 ・U&C：小売薬局、おもに現金支払の患者に対して適用する販売価格 ・ASP：一部を除くすべての流通チャネルにおける取引価格の加重平	① Emergency Drug Supplies ②Section85 ③Pharmaceutical Benefits for Dental Use ④Pharmaceutical Benefits for Optometrical Use ⑤Section100 の5つに分類される。①は緊急用医薬品、②は通常の医療用医薬品、③、④は歯科医、眼科医用医薬品、⑤は病院で処方されるべき(管理が必要な患者に使用される)医療用医薬品 ②、⑤はNational Health ActのSection85, 100に規定されている。 また、それぞれの医薬品は後発医薬品の有無により、F1、F2、配合剤に分けられ、価格改定の要件が異なる。 Repatriation Schedule of Pharmaceutical Benefitsは「the Department of Veterans' Affairs」が費用を負担する、退役軍人向けの償還医薬品リスト。 PBSでは償還されない医薬品が

項目	イギリス	フランス	ドイツ	アメリカ	オーストラリア
リストプライスの性格				均値（保険償還）メディケアパートBの薬剤償還に使用 ・BP：民間セクターにおけるすべての取引先に対して、メーカーが医薬品を販売する際の最低価格	含まれ、RPBSの対象者（DVA cardを持つ人）のみ保険償還される。（バンデージや、ED治療薬の一部などPBSに含めれていない医薬品を含む）。
価格の内訳（税、リベート、薬局マージンなど価格の構成）	価格の構成：薬局マージン、卸マージン ＊薬局マージンに対してはクローバックが適応される。	価格の構成： ①税別生産者価格（PFHT） ②卸マージン ③薬局マージン ④付加価値税（①＋②＋③の2.1%） ⑤薬価（販売価格：PPTTC）＝①＋②＋③＋④	製造業者出荷価格、薬局マージン、卸マージン、税	価格の構成：生産者価格、卸マージン、薬局マージン、値引き（リベート）、PBMと保険者のリベートシェア、税	・価格の構成は、薬局調達コスト＋薬局マークアップ＋技術料 ・調達コストはメーカー出荷価格（公定）＋卸マークアップ（公定）。ただし、メーカー、卸ディスカウントは認めている。 ・薬局マークアップは、調達コスト、薬剤の種類により、細かく規定されている。 ・消費税率（GST: Goods and Services Tax）は10％。ただし医薬品はゼロ税率
医薬品の保険償還・患者自己負担	（保険償還）薬剤費については自己負担（£7.40, 2012年4月から£7.65）があるが、実際には、ほとんどの患者自己負担は免除となる（2010年は処方せんの94.4％が免除）。	（保険償還） 【公的疾病保険】 薬剤償還率100、65、30、15、0％の5段階（2011年5月2日から従来の35％は30％に引き下げられた） 【補完医療保険】 公的疾病保険の自己負担分をカバーただし、償還率15％以下の医薬品は対象外	（保険償還） 【医薬品】 患者負担は給付額の10％だが、負担額は5～10ユーロの範囲に限定	・基本的に外来薬剤給付における患者負担は一定ではなく、患者個人が加入している保険プランで償還される額と購入する薬剤費の差額を自己負担として支払う。 ・メディケアパートDにおいても運営は民間の医療保険会社が保険プランを提供しているため上記に準じる。 ・メディケイドにおける薬剤給付は各州政府が定めるところに従う。	・一般患者は$35.4までは患者の自己負担となる。Safety Netは$1363.30、Safety Net到達後の自己負担は$5.80が上限 ・年金受給者、障害者等のConcessionalの患者は、自己負担上限は$5.80、Safety Netは$348.0、Safety Net到達後の自己負担は無い。

2-(3) 価格改定

項目	イギリス	フランス	ドイツ	アメリカ	オーストラリア
価格の改定 先発医薬品	先発医薬品 原則5年毎 09年1月からのPPRSでは 09年2月 ▲3.9%、 10年1月 ▲1.9%	先発医薬品 原則5年毎に薬価改定。 ただし、価格設定時の条件と比較して、発売後の1日薬価変化（1日投薬量増加）や、販売実績変化により価格改定有 また、特許期間終了時には価格は、▲20%、18ヶ月後更にその価格より▲12.5%（2012年1月）	参照価格以外の価格の改定は随時	自由に変更可能 ・各社は、年に1～2回の頻度でWACを改定している。 ・各社はCMSに対して、四半期ごとにASPを、毎月AMPを報告している。	特許期間中の先発医薬品は、価格改定は無い。 ただし、Therapeutic Groupに含まれる医薬品はWAMTCを計算し、年に一回価格の見直しがある。 後発医薬品が参入した際は16.0%の薬価ダウン
後発医薬品	後発医薬品 後発医薬品企業及び卸売企業が販売に関するデータを保健省に、提出、それらに基づいて、四半期ごとにカテゴリーMの医薬品価格が見直される。	後発医薬品 先発医薬品特許期間終了時は先発医薬品価格の▲60%すなわち価格は40%に決定、さらに18ヶ月後その価格から7%下げる（2012年1月）。 ただし、2008年9月以前に販売されたものは前の規則が適用され、販売開始の24ヶ月後に4%が引き下げられる（2011年3月）。	参照価格の改定は1年に1回		F2（formulary2）に収載されている医薬品（長期収載医薬品と後発医薬品）は、price disclosure制度の対象品目となる。メーカー出荷価格を政府に報告し、1年間の加重平均値が公定価格よりも10%以上安かったら、加重平均値まで価格が引き下げられる。 改定の実施時期は、特許切れから18ヶ月経過後。また、同様の調査を1年ごとに実施し、価格を改定する。 CPAで薬局の技術料、卸マージン、薬局マージンの変更があり、Dispensed Priceは変更となる。
配合剤		・構成成分の価格が下げられた時点でそれに連動して価格の改定が行われる。ただし、価格交渉を経るので時期は若干遅れる。	参照価格以外の薬剤の改定は随時		配合剤の成分がF2に含まれる場合は、その成分だけF2で改定のあった金額と同額の価格改定を受ける。

2-（4） 新薬開発インセンティブ・薬剤経済学

項目	イギリス	フランス	ドイツ	アメリカ	オーストラリア
価格政策における新薬開発のインセンティブ	2009PPRSによるペイシェントアクセススキームやフレキシブルプライシング	・開発費用を考慮して、薬剤費削減効果を先発医薬品価格に反映 ・小児用医薬品についてはCTで非常に革新的であると評価された場合、メーカーから疾病金庫への売上高の還元が1年分免除される（2012）。	画期的新薬については参照価格外とする。	画期的・有効性・安全性に優れた新薬には高い価格設定が可	MOUで、これ以上のTherapeutic Groupを作らないこと、TGAとPBACの並行評価、薬剤経済評価の緩和が、政府とMedicines Australia間で合意された。
薬剤経済学的評価の機関・手法	NICE シングルテクノロジーアプレイザル（STA）とマルチテクノロジーアプレイザル（MTA）	HAS （Haute Autorité de Santé） 有用性評価 経済性評価	IQWiG 有用性評価 経済性評価	・公的機関：AHRQ、NIH、IOM、VHA、DDDなど ・民間機関：BCBS TEC、DERP、民間保険会社、製薬会社など ・AHRQ：トランスレーショナル・デタミネーション・エフェクティブネス・アウトカム・リサーチ（情報の収集・統合・分析）が中心 ・NIH：大規模治験、RCTによる比較試験（コンパラティブ・トライアル）が中心	・評価機関：PBAC ・評価の手法：費用最小化分析 費用－効果分析 費用－効用分析 ・評価の立場：支払者の立場 ・経済評価データの提出についてのガイドラインが整備されている。
評価機関の人員・予算	予算、人員は年々増加しており、2010/11の職員数は451名（FTE）、予算は7,400万ポンド（支出は6,400万ポンド）。診療ガイドラインの大部分は他機関（NCGC）で作成される。	HAS（Haute Autorité de Santé）は、保健衛生領域で豊富な経験をもつ8名の科学者より構成される。議長を除く7名のメンバーは各委員会の議長を務め任期は6年間、1回のみ更新が可能。 2009年～2011年の3ヵ年計画で学術的役割と経済性評価の役割の両方を担い、年間予算は6,200万ユーロ、410名（2010年実績）の	2012年薬剤調査時点では128名で、内74名が技術系職員。AM-NOG施行による業務増で、近々16名職員を増やす予定。予算額は年間約1,500万ユーロとなっている。	AHRQ：CER担当部署は「Center For Outcomes & Evidence」で約40名のスタッフで構成。3億ドルの概ね50～60％が薬剤関連のリサーチに充てられている。	PBACは18名、PBACの小委員会であるESCは13名、DUSCは15名のメンバーからなる。この他、実際に提出されたデータのレビューは4つの大学に委託している。 年間予算は約1,400万ドル

項目	イギリス	フランス	ドイツ	アメリカ	オーストラリア
評価機関の人員・予算		正規職員と外部の約3,000名の有識者・専門家により運営される。			
薬剤経済学的評価と保険償還の関係	NICEにおいて費用に見合った効果が認められないと評価された治療は、NHSの下での使用は実質できなくなる（保健省として法的に当該サービスや薬剤を提供しないよう命令する権利はないが、地域の管轄組織であるPCTはGPに対して提供しないように指示することはできる）。また、製薬企業がPASを申請し、費用対効果が改善されればPASの下で使用することが可能となる。	まだ実際の経済性評価を行うための政令が規定されておらず、評価の手法は定められていない。CEPSが薬価の決定をする際に医療経済的評価の結果が考慮される。従って、付加価値が高くASMRが高い医薬品の価格差決定の判断基準に医療経済的評価が有用となると考えられる。	AMNOG施行後、現在IQWiGでは「追加的有用性」があるかないかの評価をしている。今後、個別医薬品に関する費用対有用性評価が行われるのは、AMNOGに基づく早期有用性の評価が出され、その後企業や疾病金庫から申し出があった場合に限られるので、早くても2013年以降になる。方法論としては、efficiency-frontierの考え方を維持する方針である。	CERの中には薬剤経済学的な評価を含むテーマもあるが、CERの目的は科学的なエビデンスの構築が目的であり、政策的な判断材料を提供することを目的としていない。また、PPACAの成立過程においても、保健福祉省やPCORIは、メディケアの償還範囲を決める基準等に質調整生存年（QALY）やこれに類似した手法の使用を禁じている。	PBACでの評価を経ないと、PBSのフォーミュラリーには収載されないため、経済学的評価なしではPBSの償還対象とならない。

3　後発医薬品

項目	イギリス	フランス	ドイツ	アメリカ	オーストラリア
後発医薬品企業の現状	後発医薬品企業数は多く、規模は様々である。カテゴリーMに新規参入する後発医薬品企業もあるが、撤退する企業もある。BGMA加入企業は20社。	一部を除き、ほとんどが製造品目の少ない小規模企業である。先発品メーカーの子会社や事業部門である場合が多く、先発品メーカー自身が後発医薬品を製造することは少ない。従って、製造技術や品質管理が先発品メーカーと同水準にあると考えられる。2010年に先発品メーカーが日本の後発品メーカーに資本提携した例がある。	後発品企業数は、外資系や小規模企業を含めると約80社。小規模企業の多くは、大手後発品企業の子会社やOEM関係にあったり、外資系企業の傘下にあったりする。バイオ後続品を含め高度な製造技術を要する後発品を比較的高価で供給する後発品企業と、必須医薬品的な後発品を廉価で販売する後発品企業などが共存共栄している。	全処方に占める後発品の割合は、2010年11月時点で77.4％である。医薬品メーカートップ10（Teva, Mylan, Sandoz (Novartis), Watson Pharma, Lupin Pharma, Qualitest Products, Greenstone (Pfizer), Amneal Inc., Covidien, Actavis US）で後発品処方の70.5％を占め、対前年成長率は8.9％	GMiA（Generic Medicines Industry Association）加入メーカーは、Alphapharm, Aspen(Sigm), Apotex, Hoapita, Ascent (Genepharm), Spritの6社である。6社でPBSのシェアの数量ベースで30％、金額ベースで14％を占めている。バルクの輸出も盛んである。
先発医薬品の特許・データ保護期間等	データ保護期間8年、市場販売保護期間2年であり、合計10年間のデータ保護期間がある。	成分特許の場合通常20年、実際8年〜10年	データ保護期間は、通常10年間	Hatch-Waxman Actによると、・先発医薬品に対して5年間のデータ保護期間を認める。・治験を要する	成分特許は20年 製品が発売されてからの特許期間は、概ね8〜10年

項目	イギリス	フランス	ドイツ	アメリカ	オーストラリア
先発医薬品の特許・データ保護期間等				・一部変更申請に対する3年間のデータ保護期間を認める。 ・試験及び審査期間に消失した特許期間の部分的回復（最大3年間）を認める。 ・ANDA申請に対する特許侵害訴訟時の30ヶ月独占販売権を認める。	
後発医薬品使用促進に係る施策 (一般名処方、代替調剤、参照価格制度、その他インセンティブ等)	保険償還の仕組み(スキームMにより薬局への利益誘導)と医師の処方への介入が大きく貢献している。医師に対する介入には、一般名処方の徹底だけでなく、NICEガイドラインなどを用いて適正な治療薬を推奨すること、PCTの処方アドバイザーによる指導等が行われる。	①後発医薬品価格の引き下げ：先発医薬品の▲60% ②後発医薬品に対する薬局マージンの保証：後発医薬品に対するマージンを対応する先発医薬品のマージンと同額にする。 ③TFR(責任包括価格)制度：後発医薬品の割合が1年で55%、18ヶ月で60%、2年で65%、3年で80%に満たない場合、その医薬品はTFRに移行 ④薬局の利益保護のための最大値引率の引き上げ：後発医薬品は17% ⑤先発医薬品希望患者に対する薬局の償還手続上の便宜供与拒否の容認	①参照価格制度を導入し参照価格グループの医薬品価格を抑制 ②参照価格の70%以下の価格の医薬品の自己負担免除 ③代替調剤ルールにより安価な医薬品を選択し販売しなければいけない。 ④薬局マージンを定額化し、薬局が安価な薬剤を販売しても、薬局の収益が安定するように配慮	・米国においては州法で代替調剤法が整備されている。 ・米国の処方せん様式は多種多様であるが、一般名処方の場合、後発医薬品が調剤され、ブランド名処方の場合は州により異なる。 ・Hatch-Waxman Actによる後発品開発への支援 ・FDAによる後発品の品質管理とグレーディング ・医師、薬剤師、患者への継続的な教育を通した啓発 ・保険者によるフォーミュラリーのコントロールと償還におけるインセンティブの付与 ・コンピュータシステムによる調剤支援 ・FDAによる品質情報の収集とその公表	・代替調剤を促進する目的で、Premium-free dispensing incentiveがある。Premiumの無い処方箋1枚につき$1.59が薬局に支払われる。 ・後発品との価格差としてBrand Premiumを設定し、Brand Premium部分は患者の自己負担となるため、Premiumの無い処方を患者が求めるように誘導している。

4 適応外使用等

項目	イギリス	フランス	ドイツ	アメリカ	オーストラリア
保険償還に関する規定及び申請手続き（適応外薬の使用）	PCTまたは病院が認めた場合には使用可能である（患者負担は無料）	＜56条による例外的償還＞ 次の場合、医師はAMMを得た医薬品を承認外の適応で処方できる：慢性疾患、希少疾患あるいはALDの場合、患者の治療に不可欠で代替薬がない場合、償還薬の通常の適応症以外で使用する場合。Afssapsに償還申請を行ない、適応症と同じ償還率が適用される。一つの症例に3年間認められ、更新も可能。非償還薬の場合は償還の年間上限額が決められる。 ＜PTTによる償還＞ 病院の特別リストに記載の医薬品のみが対象。Afssapsとメーカーが治療プロトコールを作成し、AtssapsとHAS（抗ガン剤の場合はこれにINCaも加わる）により4年間を限度として承認される。償還率は100%である。	以下の条件に合致する場合は保険償還される。 イ：生命に危険がある又は致死的経過をたどることが多い疾患であること ロ：当該疾患に対して、一般的に認められ医学的基準に適合する治療法が適用できないこと ハ：当該適応外使用に関して、「状況証拠に基づき」治癒の見込みが全くないわけではないか、あるいは少なくとも病状の経過に望ましい効果がある。	オーバードーズを含む適応外使用のメディケアにおける保険上の扱いについては、適応外使用のケースがDrugDex、AHFS-DI（American Hospital Formulary Services-Drug Information)、抗がん治療の場合、NCCN（National Comprehensive Cancer Network)、Clinical Pharmacologyなどに収載されているなどその根拠が担保されている限りにおいて償還可能。その他、アピールプロセス（医師や患者側が特定の薬剤の医療ニーズを文書化して申し立てること）や事前認可プロセス（FDAで認可された用量や適応を超えた薬剤使用について、医師が事前許可を得ること）を通して適応外使用が保険償還の対象になることがある。具体的なコンペンディアリストは、Medicare benefit policy chap.15に記載されている。 メディケイドについても、基本的にはメディケア同様のスタンスである。ただ、メディケイドの場合、医薬品を保険対象にするためには、製薬会社と州政府間でリベート合意が必要。 民間の保険は、	・未承認医薬品へのアクセスは関連する法律により、 1. スペシャルアクセススキーム（SAS） 2. Authorized Prescriber 3. 臨床試験 4. 個人輸入 の4つの手法が規定されているが、一般的にはSASを指す。SASでは、患者が致死的な状態である場合（Category A）はTGAへの事前申請を必要とせず、直接医薬品メーカーに"Category A Form"を送り、未承認薬を入手し、4週間以内にTGAにCategory A Formを送ればいいこととなっている。上記以外の患者（Category B）では、事前にCategory B FormをTGAに送り承認を得る必要がある。保険適法はされない。 ・適応外使用は、遠隔地の医療機関や小児科領域では頻繁に発生している。特に小児科領域については適応外使用の実態を調べ、迅速な承認・適応拡大をめざすために、Pediatric Sub Groupもデータの提出を奨励している。

項目	イギリス	フランス	ドイツ	アメリカ	オーストラリア
保険償還に関する規定及び申請手続き（適応外薬の使用）				会社により取扱いは様々	未承認医薬品の使用においては、TGAの許可は必要としないが、患者へのインフォームド・コンセントは必要である。適応外使用についてもPBSに収載された適応、用法用量等でないため、PBSでは保険償還されない。
有害事象が発生した場合の報告方法、公的機関の責任（適応外薬の使用）	通常の有害事象報告に用いるYellow Cards SchemeによってMHRAに報告する。	2002年3月にONIAMが創設され、無過失であり且つ損害が甚大であるとされる場合に補償が行なわれる（無過失責任補償）。この制度はATUや未承認薬の使用により有害事象が発生した場合にも適用される。通常はこの制度が利用され、メーカーや医療機関が患者に対して直接補償を行うことはない。		医薬品の安全性情報の収集義務はFDAにあり、副作用情報に関してはNational Institute of Healthが管轄するサイトで言及されている。製薬会社には有害事象を含む安全性情報を当局へ報告する義務が課せられているが、公開義務はない。また、先発医薬品に関しては、副作用報告を含む、過去15～20年間の使用経験に基づく安全性情報が、FDAにより公開されている「Medwatch」。また、FDAは「Black Box Warning」を通して、一般に薬局に知られていなかった副作用情報などを提供している。	未承認医薬品の使用で有害事象が発生した場合は、どの様な有害事象に関してもドクターはTGAに対して既定のフォーマットにて15日以内に報告することとされている。また、重篤で予期できない有害事象については、メーカーが情報を得た日から7日以内に第一報をTGAに報告し、その後8日以内に正規の報告書を作成しTGAに提出しなければならない。

5　薬剤師の職務等

項目	イギリス	フランス	ドイツ	アメリカ	オーストラリア
薬剤師による医療行為の類似行為に関する法令上の規定・実態	補助的処方者（Supplementary Prescriber）及び独立処方者（Independent Prescriber）として薬剤師の処方権が法的に認められている。PGDが適用された場合、処方権を持たなくてもPOM（要処方せん薬）が投薬、予防接種ができる。	薬剤師は血液の検査を行うことができるが、在宅医療では滅菌操作、治療薬、点滴、経管栄養剤、化学療法剤などの調製において専門性が活かされる。2009年のHPST法36条には薬剤師に対して次の任務が明記された： ①応急処置 ②医療専門職間の協力 ③治療の恒久性 ④疾病の予防 ⑤治療の指導 ⑥介護老人福祉施設での活動 ⑦治療グループ内での活動 （⑧健康状態の改善のための助言及び処置…適用指令は出ていない） 注目されている行為として「応急処置」（特に医療過疎の地域で、薬剤師が病気の予防、発見に努め、症状に適応した医師の紹介や助言をする）と「担当薬剤師制度」（医師と患者の双方が任命した薬剤師に対し「処方箋の更新」や「薬の服用量の調整」の権限を委託する）がある。	ドイツの病院では大病院以外は、薬局が設置されていない施設も多い。ただ、薬局は無くても薬剤師は勤務しており、院内の医薬品供給は、薬剤師の責任下で行われる。医師数や病床数に対する薬剤師の勤務者数は極めて少なく、入院患者への配薬や服薬指導を薬剤師が行う事は稀であり、検温や脈拍測定などの医療行為を行うことはない。	薬剤師業務は州法で規制され、実施可能な医療行為の範囲は州により異なる。病院では、医師と共に薬物治療の方針を決め、薬剤の投与、副作用のモニタリングなどを実施。薬局でも、スクリーニングサービス（血圧・血糖値・コレステロール値などを測定し医師に報告）、予防接種サービス、薬物治療管理（血液凝固阻止薬の用量コントロール等）、疾病管理（糖尿病、喘息、心疾患等）を実施。医師との間に「コラボレーティブ・プラクティス」の合意がある場合、薬剤師の裁量で薬剤の処方や用量変更も可能	政府とPGAで5th Community Pharmacy Agreementを締結し、医療類似行為にはあたらないが、在宅での服用状況の確認を行った場合は$197が政府より支払われる。また、医療類似行為については公的医療制度では償還されないが、患者自己負担によって様々なサービスが提供されている。サービスを提供している薬局の割合は、血圧測定で49%、予防接種が10%、血糖値測定が26%。禁煙治療や残即・糖尿病の管理は一部は償還対象
薬局マージンの設定方法	卸売企業のマージン率はPPRSの対象医薬品（ブランド医薬品）では12.5%を上限とする協定が結ばれているが、カテゴリーMの対象医薬品については上限が規定されていない。薬局はブランド医薬品からはほとんど購買益を得ることができない。	薬局のマージンは、現時点では医薬品の価格に組み込まれているが、今後は病気の予防、早期発見、患者の指導など薬剤師の活動に対して報酬が与えられる可能性がある。 ①1箱の販売につき0.53€ ②先発医薬品及びTFR指定医薬品は	ドイツにおける薬局のマージンは、薬局購入価格の3%＋8.10ユーロと一律で定められている。ただ、8.10ユーロの内、2.05ユーロは、疾病金庫に返還する事が義務付けられている。実質的にこれが、薬局マージンであり、これに付加価値税19%を乗せた価格が薬局	保険者が契約しているPBMが、医薬品の価格交渉や薬局への償還業務を代行している。償還価格の基準にはAWPが採用されていることが多く、平均的な相場はAWPに対して16%ディスカウントされた薬剤コストに調剤フィー（1.5～2ドル／処方	政府とPGAでCommunity Pharmacy Agreementで薬局マージンを設定する。薬局での理論購入価格によりMark-upが異なる。 $30までは15% $30.01～$45は$4.5 $45.01～$180は10% $180.01～$450は

項目	イギリス	フランス	ドイツ	アメリカ	オーストラリア
薬局マージンの設定方法		PFHT価格に応じたマージン率の適用（最低26.1%）③後発医薬品には対応する先発医薬品のマージン（価格）を適用：後発医薬品のマージン率は②より高くなる。ただし、TFR指定になるとマージンは②で計算されるため激減する。④医薬品購入時の割引：先発医薬品は2.5%、メーカーから直接購入する場合は6.68%、後発医薬品及びTFR指定医薬品は17%	販売価格となる。ドイツでは薬局販売価格が保険償還額となる。	せん）を加えた料金である。償還価格と薬局の医薬品購入コスト（AAC）との乖離があるとの前提で調剤料がかなり抑えられているが、実際の乖離率は薬局によって異なり把握は困難である。	$18 $450.01〜$1750は4% $1750.01〜は$70（Mark-up率は理論購入価格に対する）

2．新薬の費用対効果に関する評価の実際

　医療費の抑制は世界共通の課題であり、薬剤費の適正化はそれを実現するための最も取り組みやすいターゲットの一つである。後発医薬品の使用促進や参照価格制度の導入など長期間使用されてきた薬に対する対応に加えて、新薬の価格を抑えようとする動きが広がっている。我が国でも中央社会保険医療協議会において、費用対効果に関する評価を医療技術に適用する検討が本格化した。この検討の主要なターゲットが新薬の価格適正化にあることは明らかである。この費用対効果に関する評価は、調査対象国においても関心は高く、既に採用している国もある。しかし、一方で患者の新薬へのアクセスを制限するとの指摘もある。そこで、今回の調査結果の中から、新薬の費用対効果に関する評価について取り上げてみることにする。

(1) イギリス

1) 新薬の価格設定

　英国では、新薬の価格は、PPRSの下で企業が規定の利益率の中で自由に価格設定することができたが、現在、2014年1月以降に実施されるPPRSの協議が開始されており、政府

からは新薬の価値に基づいて（VBP：Value based pricing）、政府と企業との協議で価格を決めることが提案されている。具体的なことは未定であるが、費用対効果、疾病の負荷、革新性のレベル、社会的なベネフィットなどの要素が価値の視点に含まれると考えられている。

　NICE（National Institute for Health and Clinical Excellence：国立臨床評価研究所）の資料によれば、VBPのポイントは以下の通りである。
・2014年1月以降に上市される新薬に適用される。
・費用対効果の分析には、QALYs（質調整生存年）を使用する。
・政府は、医薬品が提供する様々な価値を反映した閾値（threshold）または最大価格を設定する。
・最大価格の閾値を示唆する価値への重み付けを適用する。
・高いアンメットニーズや重症疾病の医薬品、治療効果が大きい画期的な医薬品、広い範囲で社会的な便益を得ることができる医薬品に対しては高価格の閾値が設定される。
・領域とその重み付けは、専門家の助言に基づいて、大臣が決定する。

2）NICEについて

　NICEは、健康促進と疾病の治療や予防に関する国のガイダンスを提供する独立機関として1999年4月に設立された。NHS（ただし、英国全土ではなくイングランドとウェールズのみ）の下で行われる治療（薬）などの医療技術の評価、臨床ガイドラインの作成、公衆衛生増進のためのガイドライン作成を行うもので、これまでの12年間に作成されたガイドライン・ガイダンスの総数は791件に達している。なお、NICEは現在、NHSの組織の一つという位置づけであるが、組織再編が行われ2014年からはNHSから独立した機関となる予定である。NICEの予算、人員は年々増加しており、2010年の実際の支出額は6,400万ポンドで、職員数は451人であった。

3）NICEにおける評価

　NICEで行われる経済評価であるTA（Technology Assessment）の対象は主に高額な新薬であり、NHSの下で費用対効果に見合っているかが検討され、NHSでの使用を推奨するか否かが評価される。NICEのTAには、もともと行っていたMTAと、2005年頃に導入されたSTAの2種類がある。全体の4割はSTAによる評価である。STAの評価期間は約6ヵ月、MTAは約14ヵ月である。

　NICEの評価結果が出されるまでの間は、実質NHSで使用することができないことから、新薬の承認申請に合わせて評価を開始し、コメントや勧告を新薬の市販承認がおりる直前のタイミングで行えるように準備が進められている。なお、NICEの医薬品や医療機器のTAについては、分析の一部が外部機関に委託されている。

NICEでは、VBPに向けてTAでNHSでの使用を推奨する基準とされていた閾値（現在は1QALY当たり概ね16,000〜20,000ポンド）について見直しを行っている。新しい閾値についてはYork大学に委託して研究が行われており、1〜2年以内に公表される予定である。

4）PAS（Patient Access Scheme）

　たとえNICEガイドラインで費用対効果が低いと評価されても、保健省として法的に当該サービスや薬剤を提供しないよう命令する権利はない。したがって、GPが処方すればNHS Prescription Servicesから保険償還は行われる。一方、地域の管轄組織であるPCTでは、予算の管理上医師に対して当該サービスを提供しないよう指示することはできる。

　NHSにおいて推奨される薬剤であるためには、NICEにおいてVFM（value for money）であると判断される必要がある。VFMに該当しないと判断された場合の製薬企業の対応として、PASがある。PASは、製品を、NHSの費用対効果に見合うような条件で製薬企業と当局とがリスクをシェアすることで、NHSでの使用を可能とするスキームであり、現在のところ20の治療（うち、12はがん治療）にこのスキームが適用され、今後も増える予定である。PASの適用方法は様々であるが、使用量に上限を設ける、ある期間までは無料、生存率が一定期間以上になったらその後は会社が負担する、NHSで入手可能な同じ効用の薬剤の費用を超えたら、超えた分はメーカーの負担とするなどの方法が採用されている。これらは、リベートまたはフリーストック（在庫を余分に）のような形で割り引きが行われるファイナンシャル・スキームと患者の薬に対する反応がどうであったかによって、価格の調整や一部払い戻しが行われるアウトカム・スキームの2つのカテゴリーに分けられるが、現在行われているスキームの大部分はファイナンシャル・スキームである。

（2）フランス

1）新薬の価格設定

　製薬企業は、医薬品を保険償還医薬品リスト（Liste des spécialités pharmaceutiques remboursables aux assurés sociaux）に収載するためには、AFSSAPS（Agence Française de Sécurité Sanitaire des produits de santé：医療製品保健衛生安全庁）よりAMM（Autorisation de mise sur le marché：販売承認）を取得後、HAS（Haute Autorité de Santé：高等保健機構）内部のCT（La Commission de la transparence：透明性委員会）に申請しなければならない。CTでは申請医薬品のSMR（Service MédicalRendu：医療上の有用性）及び既存医薬品と比較した場合のASMR（Amélioration Service MédicalRendu：医療上の有用性の改善度）を評価する。UNCAM（Union Nationale des Caissesd'Assurance

Maladie：全国疾病保険金庫連合）はCTのSMR評価をもとに申請医薬品の償還率を決定し、CEPS（Comité économique des produits de santé：医療用品経済委員会）はCTのASMR評価に基づきメーカーと交渉して価格を決定する。償還薬リストへの収載が決定した当該医薬品は官報で価格と償還率が公開され、少なくとも5年に1回はCTでの再評価を受ける。

　これまで医薬品の償還率は100%、65%及び35%の3段階になっていたが、2010年4月17日以降は15%を含む4段階の償還率となった。また、35%償還は2012年1月1日から30%に引き下げられた。従来、HASの評価に関しては全般的な治療戦略の効率性の評価に留まっていたが、2011年12月の社会保障予算の決定の際に、医療経済的評価の機能が強化される方針が明文化された。これにより、CEPSが薬価の決定をする際に医療経済的評価の結果が提示されている場合には、それを考慮しなければならなくなった。その結果、付加価値が高くASMRが高い場合に、どれくらいまで価格を上げられるかという判断に医療経済的評価が有用となると考えられる。

2）HASについて

　2005年1月1日に創設されたHASは2008年に改組され、2009年から2011年の3ヵ年計画で学術的役割と経済性評価の役割の両方を担うことになった。年間予算は6,200万ユーロ、410名（2010年実績）の正規職員と外部の約3,000名の有識者・専門家により運営されている。現在、HASには8つの委員会があり、この中には評価に関する3つの重要な委員会、医療行為及び医療機器の評価を行う委員会（Commission nationale d'évaluation des dispositifs médicaux, des actes et des technologies de santé）、CT、そして経済性及び公衆衛生の評価を行う委員会（CEESP（医療経済学委員会）：Commission d'évaluation économique et de santé publique）からなる。

　今後、NICE、IQWiGなど他国の類似行政機関との協力も高めていき、欧州医療技術評価ネットワークを活発化させることを計画している。HASは2011年の10月に経済的評価に関する解説書を発行している。しかし、これは経済性評価の科学的手法をまとめたものであり実際の経済性評価を行うための政令はまだ規定されておらず、評価の手法は定められていない。

（3）ドイツ

1）新薬の価格設定

　2011年1月に、ドイツ医療保障制度における薬剤関連支出の持続的な伸びの抑制を趣旨とする医薬品市場再編法（AMNOG）が施行された。本法律に基づく「医薬品の早期有用

性評価制度」の導入により、従来、原則として製造販売企業の判断に基づき設定される価格で販売され保険償還されてきた新薬について、上市後の早期の段階から、企業と疾病金庫中央連合会（Spik：Spitzenverbände der Krankenkassen）との交渉において合意された価格がその実質的な保険償還価格となるという制度に改められた。本制度は、2011年1月以後にドイツ国内において販売が開始される全ての新薬に対して適用される。また、これらの新薬（製品）については、その後、当該製品に追加効能が承認された場合や小児用量等が追加承認された場合にも、その都度この早期有用性評価制度が適用される。

２）早期有用性評価制度

　早期有用性評価制度の下では、企業は、遅くとも新薬を上市するまでのタイミングで、連邦共同委員会（G-BA）に対して早期評価のための資料を提出する。そして、G-BA自身あるいはG-BAからの委託に基づきIQWiG（医療における質と効率性に関する研究所）において当該新薬の有用性評価が行われ、これを踏まえて、G-BAにおいて当該新薬の有用性に関する最終的な評価判断が行われる。実施されるのは費用対有用性評価ではなく、あくまで当該新薬に従来の療法（比較対照療法）と比べた「追加的な有用性」があるか否かの評価である。

　追加的な有用性がないと判断された医薬品であって適用できる参照価格グループが既にあるものについては、当該参照価格が償還価格となる。有用性がないと判断された医薬品であって適用できる参照価格グループがないものについては、比較し得る従来の治療法の価格をベースに償還価格が決定される。一方、追加的な有用性があると判断された医薬品については、この後、当該企業とSpikとの間で価格交渉が行われ、ここで合意に至れば、当該価格が実質的な償還価格とされる。合意に至らなかった場合は、仲裁委員会が設置され調整が行われることになるが、最終的には他の欧州諸国での販売価格をベースとして価格が決定される。

　仲裁委員会での決定後、企業、Spikともに、G-BAに対して費用対有用性評価を要求することができることとされている。費用対有用性評価が必要との判断になれば、企業は、G-BAと協議の上で最長3年の医療供給研究（当該薬剤の実地医療での使われ方と患者のQOL等との関係を調査するような疫学的研究）の実施を計画・実施し、その後の費用対有用性評価の材料とする。

　追加的な有用性がないと判断され、既存の参照価格グループに組み入れられるケースでは、早ければ上市6ヵ月後にはこれが適用されることになる。追加的有用性があると判断された医薬品については、企業は、Spikとの交渉によって価格が定められるまでの間、最長1年間程度は、従来通り自らの判断で設定する価格で販売し、保険償還を受けることができる。しかし、仲裁手続きに入った後は、仲裁期間中の販売価格と仲裁の結果決定された価格とに差があれば、遡って疾病金庫に返還するというルールとなっている。

なお、早期有用性評価のために企業からG-BAに提出される資料には、以下の情報が含まれていなければならないとされている。
・承認された適応症
・医療上の有用性
・適切な比較対照治療に比べた医療上の追加的な有用性
・治療上の意義のある追加的な有用性が示される患者数及び患者群
・公的医療保険における治療コスト
・資料の質

2011年1月の制度開始から2012年2月初めまでに、28の医薬品について評価申請が行われた。このうち、IQWiGにおける有用性評価が終了した医薬品は11品目である。

3）早期有用性評価制度に関する論点

早期有用性評価制度は、施行からまだ日が浅いこともあり、実際にどのように運用されるのか不明確な部分も多く、製薬企業側の不安も大きい。

ア）比較対照治療の選定

早期有用性評価制度においては、追加的な有用性は、あくまで「比較対照治療に対する」追加的な有用性として判断されることから比較対照治療の選定が重要なポイントになる。規則では、比較対照治療は「EBMの国際的な基準に基づき選定される」、「複数の候補の中で最も経済的なもの、望むらくは参照価格の対象となっているもの」とされている。比較対照治療は、企業が評価用資料を提出する前にG-BAが指定することとされている。

イ）追加的な有用性あり／なしの判断基準

追加的な有用性あり／なしの判断について、その分類（ランク）と定性的な定義は示されているが、具体的な指標、運用方針については明らかになっていない。どのようなあるいはどの程度の有用性が示されれば追加的な有用性ありと判断されるかについては未知の部分が多く、関係者による認識も異なる。

ウ）企業とSpikの価格交渉プロセス

G-BAによる最終判断が示された後に、企業とSpikの間でどのように価格交渉が進められるのかについても事前情報は少ない。初めての品目の交渉が2012年1月下旬から開始されたところであり、結果が出るのは2012年夏と想定される。追加的な有用性評価結果のランクがその後の価格交渉にどのように反映されるのか、また、何をベースに価格交渉が行われるのか（すなわち企業側が上市時に設定した当初の価格がベースになるのか、追加的な有用性の評価時に比較対照とされた医薬品（治療）の価格がベースになるのか）に注

目が集まっている。さらに、仲裁委員会では、最終的には他の欧州諸国での販売価格をベースとして価格が決定されることになっているが、その詳細（参照国の範囲、用いる価格、計算法など）も明らかになっていない。

エ）企業側の負荷

　政府は、早期有用性評価のための資料作成のために、企業には1件当たり1,250ユーロ程度のコストが必要になるとの見積もりを示しているのに対し、製薬業界関係者は、1件当たり10万〜25万ユーロあるいはそれ以上のコストが必要との見解を示した。評価用の資料については、原則としてドイツ語での記載が求められるとのことであり、企業側の負担感は大きい。G-BAは、本制度の実施に関して企業からの任意の相談に応じるスキームを設けており、内容に応じて2,000〜10,000ユーロの手数料を徴収することとしている。さらに、将来的には、臨床試験の企画段階から、早期有用性評価での比較対照治療を意識した試験プロトコルの作成をしなければならなくなることも考えられ、影響は大きい。いずれにしても、開始されたばかりの制度であり、具体的な医薬品に対する評価を行いながら運用の詳細が引き続き検討されていくものと考えられる。

4）IQWiGの概要

　2004年に設立されたIQWiGは、ドイツにおける医療サービスの利点・欠点を客観的に評価することによってヘルスケアシステムの性能を維持することをその責務と目的として設立された機関（一種の財団）であり、連邦共同委員会（G-BA）または連邦保健省（BMG）の委託を受けて、医薬品及びそれ以外の介入（外科手術法など）、診断法、ならびに治療ガイドライン等に関して、中立でかつエビデンスに基づく報告書を作成する。

　現在、IQWiGは8つの部から成り、職員数は128人となっており、このうち74人が技術系職員である。予算額は年間約1,500万ユーロであるが、中立的な機関である必要性から、連邦政府あるいは疾病金庫等からの出資はなく、医療機関を受診する患者から1人当たり60セントを徴収してその活動資金としている。

　IQWiGは、自身で収集した国内外の臨床試験等の情報及び製薬企業から提出される資料等に基づいて評価対象とする医療に係る評価分析を行い、報告書を作成する。これに基づきG-BAが政策決定を行う。設立以来2011年9月までに、G-BAから165件の業務委託がなされ、うち101件について業務が終了している。IQWiGにおける医療の評価は、大きく、有用性の評価と、経済性（コスト・ベネフィット）の評価に分けられる。

5）経済性評価

　IQWiGの経済性の評価は、2007年4月より開始されたが、実際にG-BAから経済性評価に関する最初の業務委託が行われたのは2009年10月になってからである。この評価に

おいては、効率的フロンティア（efficiency frontier）という考え方が用いられることとされており、その方法論を記載したペーパーが2009年10月に公表されている。それによると、評価対象となる新薬がターゲットとする領域の様々な治療法について、横軸にコスト（医薬品の価格のみならず当該医薬品を用いることによる治療全般のコスト）、縦軸に有用性（QOLなど）をプロットし、既存治療法と比べた際の新薬における追加のコストが有用性の増加分に見合ったものであるか否かという評価が行われる。そして、コストが有用性の増加分を上回る場合には、適切な範囲まで医薬品の価格が引き下げられるべきという考え方である（図参照）。

今後、個別医薬品に関する費用対有用性評価が行われるのは、AMNOGに基づく早期有用性評価の結論が出された後に、製薬企業またはSpikから費用対有用性評価の申し出がなされたときに限られ、早くても2013年になる。その際にも、方法論としてefficiency-frontierの考え方が取られるものと思われる。

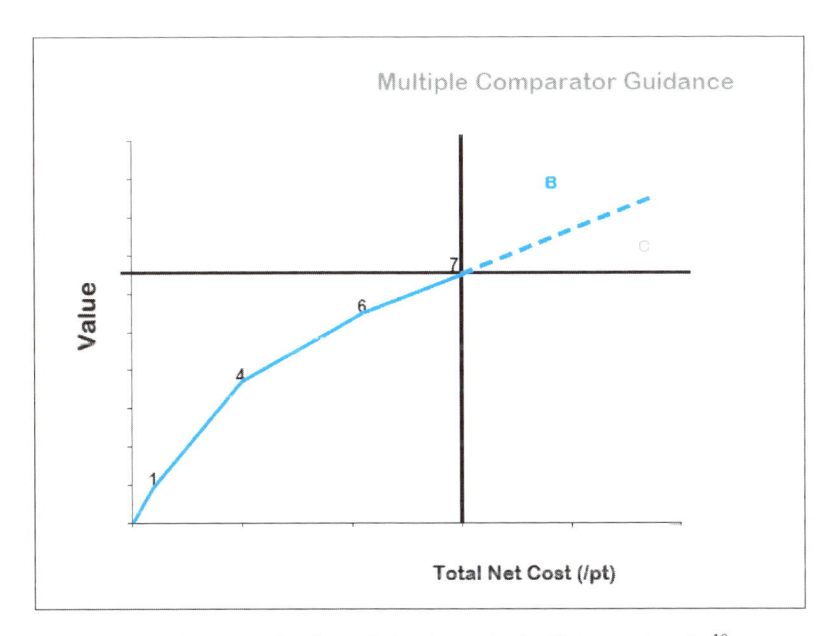

Figure 2-18 Simple projection of the theoretical efficiency frontier[10] to provide guidance for assessment of reasonableness of new health technologies that are both more costly and beneficial in a therapeutic area with multiple existing health technologies. The dashed extension of the theoretical efficiency frontier divides the decision zone into an incrementally more efficient area (B) and a less efficient one (C).

（4）アメリカ

1）新薬の価格設定

製薬企業から卸への販売価格については、製薬企業の希望小売価格（WAC）を基準にして種々の条件が付随する。たとえば、30～34日以内の早期支払いに対する2％ディスカウントの適用、あるいは卸が製薬企業に提供する付加価値サービスに応じて対価を支払う（ディスカウントを付与する）「fee-for service」と呼ばれる仕組みなどがある。

PBM（Pharmacy Benefit Manager）は、保険者の償還業務代行、フォーミュラリーの作成、薬剤使用評価等を主業務としているため、外来処方薬の使用動向や流通価格に強い影響力を持っている。したがって、製薬会社は、保険償還の範囲を定めたフォーミュラリーに自社製品を掲載することを主眼として、PBMと取引価格・リベートについて交渉し契約を結ぶ。

2）費用対効果に関する評価

いくつかのメディケイドプログラムではPDLs（Preferred Drug List）の開発、CMS（Center for Medicare and Medicaid Services）や民間保険会社ではメディケアパートDにおけるフォーミュラリーの構築や保険償還の範囲に関する検討、また、製薬会社は自社製品のプライシングなどに際して費用対効果に関する評価結果を資料として活用してきた。

一方、オバマ政権のヘルスケア改革の一環としてCER（Comparative Effectiveness Research）の実施に巨額の予算が計上されたことで、保険償還に関する意思決定に使用されるのではないかという製薬企業の懸念を含め今後の展開が注視されている。

3）CERとは

Federal Coordinating Committee for CER（連邦有効性比較研究委員会）の報告書によると、CER（Comparative Effectiveness Research：有効性比較研究）とは、「現実社会や医療現場における予防、診断、治療、健康管理を目的として実施される複数の介入の有益性とリスクを比較する研究の実施及び結果の統合」と定義されている。CERの目的は、医療の質及び患者アウトカムを改善することである。つまり、研究成果と実際の臨床現場との間のギャップを明らかにし、最低2つ以上の介入手段におけるアウトカムを比較することにより、極力バイアスを排除した介入エビデンスを政策決定者、臨床従事者、患者などへ情報提供することである。

CERは、1970年代からすでに実施されており、医療技術評価（Health Technology Assessment）、有効性研究（Effectiveness Research）、結果研究（Outcome Research）、そして有効性比較研究（Comparative Effectiveness Research）と呼称は変遷してきたものの

新しいものではない。オバマ政権のヘルスケア改革の一環として CER の実施に巨額の予算が計上されたことで注目を集めた。オバマ政権は、ARRA（American Recovery and Reimbursement Act of 2009）の下、2 年間の CER 実施予算として、HHS（US Dept. of Healthcare and Human Services：保健社会福祉省）内の AHRQ（Agency for Healthcare Research and Quality：医療研究品質調査機構）に 3 億ドル、NIH（National Institutes of Health）に 4 億ドル、HHS 長官に 4 億ドルを計上した。

患者保護及び手頃なケア法（Patient Protection and Affordable Care Act：PPACA）により、CER の推進体制が整備されつつある。その一つが「患者中心のアウトカム研究所：Patient-Centered Outcomes Research Institute（PCORI）」の設置である。PCORI は NPO が運営し、21 名から成る理事会が設置されており、当該理事会のメンバーには AHRQ や NIH などの政府機関の代表 4 名が含まれている。まだ設立して間がないため、活動の方向性等は不透明である。

4）CER に対する関係者の見解

NIH 関係者によると、CER の中には薬剤経済学的な評価を含むテーマもあるが、NIH で実施している CER の目的は科学的なエビデンスの構築が目的であり、政策的な判断材料を提供することは全く意図していないとのことであった。また、PPACA の成立過程においても、保健福祉省や PCORI は、メディケアの償還範囲を決める基準等に質調整生存年（QUALY）やこれに類似した手法の使用を禁じている。以上より、現在アメリカ国内において、政策担当者、業界団体、CER 実施関係者は下記のような認識でコンセンサスを得ている。

・CER は、医療サービスに対するエビデンスを蓄積し、ベストプラクティスを実現するための医療者（特に医師の治療方針）や患者の意思決定に資する確かな情報を提供するために有効なツールである。
・CER は、各種リサーチ機関が透明性を担保しながら行うべきである。
・CER は、単に異なる医薬品間や医療行為間で比較するだけでなく、ケアモデルや医療システム全般も考慮して実施すべきである。
・アウトカムとしてコスト効率のみを計測するのではなく、医療の成果、つまり臨床の質をアウトカムとして計測することを第一義の目的とすべきである。
・費用対効果を保険償還に関する意思決定に使用すべきではない。

（5）オーストラリア

1）新薬の価格設定

　先発医薬品の価格決定プロセスは、"cost plus methods" と "reference pricing methods" とに大別される。前者が日本の原価計算方式、後者が類似薬効比較方式に対応する。

　新医薬品のうち、他の医薬品に対する優越性（comparative superiority）が認められた医薬品には "cost plus methods" が適用される。この場合は、製品のコストに輸入・流通などの "landed cost（上限30％）" を上乗せしたのち、卸及び薬局の取り分を加味して価格が決定される。価格の算定の際には、5年間分の予測売り上げ規模が参考とされ、それに応じて企業のマージンが決定される。最初の1～2年間で使用量が予測を大きく上回った場合は、マージンを再設定することもある。

　優越性が認められない場合は、薬価を対照薬（何を対照薬とするかは製薬企業が設定する）と同等に設定する "reference pricing methods" が適用される。ただし "reference pricing methods" が適用された場合も、何らかの有用性が示されれば、それに対して加算が得られる。"reference pricing methods" では、臨床試験で用いられた用量をベースに同効薬の薬価から決定される。どちらのシステムによって価格が決定されても、海外の価格が参照されることはない。

　保険償還の可否の判断は PBAC（Pharmaceutical Benefits Advisory Committee）が行い、PBAC の償還決定の後、償還価格を決定するのが PBPA（Pharmaceutical Benefits Pricing Authority）である。PBS の償還価格については、まず PBAC で「費用対効果」の観点から適切な価格水準が設定された後、PBPA で "cost plus methods" もしくは "reference pricing methods" によって正式な償還価格が決定される。ごく一部の例外を除き、PBPA の決定する償還価格は、PBAC が設定した価格に等しいか、もしくはそれより安くなる。

2）PBAC について

　PBAC は保健省（Department of Health and Ageing：DoHA）の下部組織として、1953年に設立された。薬剤経済評価データの添付が必須となった1993年以降、提出されたデータのレビューを行い、「必要でかつ費用対効果に優れる医薬品へのアクセスを保障する」観点から PBS 償還の可否を保健大臣に推奨する機能をもつ。年間予算は約1,400万ドルで、製薬会社が PBAC のレビューに対して費用を支払う。

　PBAC の下部には ESC（Economic Sub-Committee）及び DUSC（Drug Utilisation Sub-Committee）の2つの小委員会が組織されており、DUSC が患者数や年間の処方数推計を、ESC が経済性に関するレビューを担当する。PBAC は委員長と17名の委員で構成され、メ

ンバーはヘルスエコノミスト、臨床医、薬学者、消費者団体代表等である。ESC は委員長と 12 名の委員、DUSC は委員長と 14 名の委員で構成される。

　PBS 償還を希望する全ての医薬品が、PBAC の評価の対象となる。医薬品の製造・輸入承認の窓口となる TGA が絶対的な有効性・安全性（例えば、プラセボ対照とした有効性）を重視するのに対し、PBS での償還の可否を決定する PBAC は、既存の技術と比較した際の有効性及び安全性（comparative effectiveness / safety）に重点をおき、さらにその費用対効果を考慮する。新薬については、薬剤経済評価データの添付が必須となる。企業から提出された薬剤経済評価の結果は、保健省から委託を受けた 4 大学の TAG（Technical Advisory Group）に送られ、そこでレビューを受ける。TAG は企業が提出した評価結果にコメントをつけ、企業に戻す。コメントつきの評価結果は ESC に送付される。ESC 及び DUSC はそれぞれの専門性の観点から "Brief report" をつけ、PBAC に提出する。なお ESC の委員には業界団体 Medicines Australia からの代表も含まれる。

3）PBAC のガイドラインと具体的な薬剤経済評価

　PBAC の医療経済評価ガイドラインでは、優越性が示された新薬については QALY をアウトカム指標とする費用効用分析 CUA を、そうでない場合には費用最小化分析 CMA を推奨している。PBS の立場からの分析（すなわち、医療費のみをコストに算入する分析）が基本で、生産性損失などを組み込んだ社会の立場からの分析を実施する場合にも、医療費のみを算入して分析した結果とともに提示することを推奨している。

　PBAC は、明示的な閾値は設定していない。償還に関する意思決定に際して、ICER（増分費用効果比）以外にも「臨床効果」「PBS で償還されなかった場合の入手可能性」「PBS の予算への影響」「政府の保険予算への影響」など、様々な要素を総合的に組み込むためである。ただし過去の実績などから、1QALY 獲得当たり 40,000 オーストラリアドル付近が閾値と推定されている。なお PBAC の評価結果は公表されるものの、具体的な ICER の数値は示されず、"AUD50,000〜75,000" のように範囲で提示される。

　PBAC の決定は「推奨（recommend）」「非推奨（reject）」のほか、十分に有効性や効率性が示されていない際に、それらのデータが整備されるまで償還を先送りにする「延期（defer）」がある。一旦、PBAC で非推奨や延期となった薬剤が、その後の臨床試験データなどを再提出したり、あるいは価格を引き下げることで、最終的に推奨となる例もある。

　PBAC の推奨する「対照」は、その医薬品の導入によって最も影響を受ける（すなわち、その医薬品に取って代わられる）医療技術である。直接比較の臨床試験がない場合には、間接比較による評価が求められる。TGA が認めた適応よりも、PBAC が償還を認めた適応がより狭くなる場合もある。

4）薬剤経済評価を巡る最近の話題

PBAC の決定はあくまで「推奨」であり、推奨しても政府が PBS 償還を認めない場合もある。逆のパターン、すなわち「PBAC が推奨しなかったが政府が PBS 償還を認めた」例は存在しない。PBAC が推奨した医薬品の償還を政府が「延期」するのは、過去には一例もなかった。また1年間の期限ではあるが、年間売上高が 1,000 万ドル未満の医薬品に関し、このような「償還延期」は行わないことも発表されている。複数の製薬企業が、政府の「延期」によって PBS での償還が妨げられるならば PBS への収載申請自体を先送りすると表明しており、予算削減を目指す政府の行動が、医薬品アクセスを困難にする可能性も指摘されている。

5）リスク共有スキーム

リスク共有スキームとは、公的医療制度での償還決定の際、本来ならば費用対効果が悪く償還不可能な医薬品について、費用面（多くはリベートなどの価格引き下げ）もしくはアウトカム面（無効の場合には企業が負担するなど）について保険者と企業の間で何らかの取り決めを行い、そのもとで償還を認めることをさす。

オーストラリアでは、主に費用面からのアプローチでこのリスク共有スキームが導入されている。導入された医薬品は、PBS のリスト上に "special pricing agreement" が存在することが明記される。しかし、具体的な割引内容が公表されることはない。効かない患者については、製薬会社が NHS に対して費用を負担するようなアウトカム面での取り決めを行う "performance-based agreement" は、現段階では導入されている例はない。ただし現在導入が検討されている "managed entry" システムは、保険償還開始前に登録を要求し、その後新たなエビデンスが明らかになれば価格を改定するという意味で、一種の "performance-based agreement" とみなせる。

我が国でも医療技術評価、特に費用対効果に関する評価の保険制度への導入の検討が開始される。本格的な検討が開始される前から、様々な意見が各方面から出されている。今回の調査対象国では、オーストラリアや英国のように既に導入を行っている国から、米国のようにほとんど検討が行われていない国まで様々である。各国の経験が、我が国での今後の検討に資するところは少なくないはずである。各国の今後の動向に引き続き注目したい。

第2編　日本の医療保険及び薬価制度

日本の医療保険及び薬価制度

　第1編では英、仏、独、米、オーストラリア各国における医療保険及び薬価に係る制度をとりあげてきた。本編では我が国における医療保険制度・薬価制度のこれまでの歴史を概観するとともに、現在の状況を記述する。

1．医療保険制度の概要と薬剤給付

（1）日本の医療保険制度の変遷

1）歴史的経緯

　日本の社会保険制度の始まりは、大正11年（1922年）に被用者（労働者）を対象とする健康保険法であるといえる。当初は被用者本人のみが対象で、家族は給付の対象外であったが、家族も保険の適用対象としてほしいという声の高まりを受け、昭和13年（1938年）に家族も保険の適用対象とする（旧）国民健康保険法が制定された。なお、この（旧）国民健康保険法の主な目的の一つに、農民の救済があり、健康な兵力を確保する側面もあった。

　その後、敗戦後の混乱期を経て、昭和30年代初めには、農林水産業者、自営業者や零細企業の従業員を中心に国民の約3分の1にあたる約3,000万人が依然として医療保険の適用を受けない無保険者であった。その状況が社会問題化し、社会保障制度の整備を求める声が高まった。昭和31年（1956年）1月に鳩山一郎首相が施政方針演説において「全国民を包含する総合的な医療保障を達成することを目標に計画を進める」ことを打ち出し、同年11月に社会保障制度審議会が「医療保障制度に関する勧告について」により国民皆保険体制の整備を勧告した。昭和32年（1957年）に厚生省は国民皆保険推進本部を設置し、昭和33年（1958年）12月27日に国民健康保険法を制定・公布（施行は昭和34年（1959年）1月1日）し、市町村は昭和36年（1961年）までに国保事業を実施することとした。これにより、原則として全ての国民が公的な医療保険制度に加入する国民皆保険制度が達成さ

れることになった。

その後、行政改革や財政再建の流れの中で、様々な制度改正等がなされてきており、例えば、高額療養費制度（昭和48年10月）、特定療養費制度（昭和59年）、退職者医療制度（昭和59年10月）、DPC制度（平成15年4月）などが挙げられる。また、平成20年度からは75歳以上の高齢者を対象とした後期高齢者医療制度も導入された。

2）現在の状況

近年、社会保障制度の前提となる社会経済状況が大きく変化してきている。少子高齢化の進展、非正規雇用の増加に伴う雇用基盤の変化、核家族化の進展や高齢者のみの世帯増加に伴う家族形態や地域のあり方の変化に加え、高齢化に伴う社会保障費用の急速な伸びや厳しい財政状況により、社会保障制度の改革が必要となっている。そのような状況を踏まえ、財源の確保とともに、医療だけでなく、年金や介護など他の社会保障制度について検討する必要があることから、自公政権下の「社会保障国民会議」、民主党政権下の「社会保障改革に関する集中検討会議」などを経て、平成24年（2012年）2月17日に「社会保障・税一体改革大綱」が閣議決定された。そして、消費税増税を含む一体改革関連法が平成24年8月に民自公3党など賛成多数で成立した。その後、自公民の3党合意を受けて、同年11月から「社会保障制度改革国民会議」が開催され、社会保障全体についての検討が行われている（図表1）。

図表1　検討項目

検討項目（抄）

○医療の改革
①健康の維持増進、疾病の予防及び早期発見等を積極的に促進するとともに、医療従事者、医療施設等の確保及び有効活用等を図ることにより、国民負担の増大を抑制しつつ必要な医療を確保
②医療保険制度について、財政基盤の安定化、保険料に係る国民の負担に関する公平の確保、保険給付の対象となる療養の範囲の適正化等を実施
③医療の在り方について、個人の尊厳が重んぜられ、患者の意思がより尊重されるよう必要な見直しを行い、特に人生の最終段階を穏やかに過ごすことができる環境を整備
④今後の高齢者医療制度にかかる改革

（平成24年11月16日　民主党・自由民主党・公明党　三党実務者協議より抜粋）

（2）公的医療保険の制度の概要と体系

我が国の公的医療保険制度は、居住地（市町村）を基にした地域保険（国民健康保険）、職域を基にした被用者保険（協会けんぽ、組合健保等）、そして、75歳以上の高齢者が加入する後期高齢者医療制度の3つに大別される（図表2）。

図表2　公的医療保険の制度体系

	地域保険	被用者保険		
	国民健康保険	協会管掌健康保険（協会けんぽ）	組合管掌健康保険（組合健保）	共済組合
対象	自営業者、年金生活者、非正規雇用の労働者等	中小企業の正規労働者	大企業の正規労働者	公務員
加入者数	約4,200万人	約3,400万人	約2,800万人	約900万人
保険者数	1,888	1	1,458	85

（数値は平成23年3月現在）

　地域保険は、地域単位で保険集団を形成する医療保険であり、我が国では市町村が保険者となって医療保険制度を運用している。被用者保険は、事業所に使用されている者を被保険者とする医療保険であり、被用者一般を対象にするものと特定の職種を対象にするものがある。すなわち、組合健保は大企業及び一部の中小企業を、協会けんぽはそれ以外の中小企業の被用者を対象とし、共済組合は国家公務員や地方公務員を対象にしているほか、私立学校の教職員や船員を対象とした保険制度もある。さらに、自営業者の保険として、土木建築業、利用・美容業、医師・歯科医師や弁護士などを対象とした保険者がある。また、平成20年度より75歳以上の高齢者及び65～74歳未満の障害認定者を対象とする後期高齢者医療制度が創設・実施されており、平成23年3月現在で約1,400万人が加入している。

　いずれの保険者においても、患者は医療機関の窓口で保険証を提示することにより一定割合の自己負担で医療を受けることができる。一定負担金は、原則、かかった医療費の3割で、義務教育就学前の子供は2割（自治体により全額負担の場合あり）、70歳以上の高齢者は所得に応じて1割または3割負担となっている。自己負担分以外の医療費は、おおむね医療機関から保険者に請求される。その際、医療機関は請求書（レセプト）を社会保険診療報酬支払基金などの審査支払機関に送付し、審査された後、医療費の支払いを受けることになる。

（3）保険医療における薬剤給付

　診療報酬や調剤報酬は、健康保険法第76条第2項に基づき、「診療報酬の算定方法」（厚生労働大臣告示）の別表に定められており、医科診療報酬は別表第一、歯科診療報酬は別表第二、調剤報酬は別表第三に規定されている。いずれも1点が10円の換算となっている。

1）医療機関における薬剤給付

　医療機関において患者に投薬がなされる場合、入院及び外来では以下の項目に基づいて算定方法が行われる。

> （ⅰ）入院時投薬：
> 　　調剤技術基本料＋調剤料＋薬剤料＋特定保険医療材料料
> （ⅱ）外来時（院内）投薬：
> 　　調剤技術基本料＋調剤料＋処方料＋薬剤料＋特定保険医療材料料
> （ⅲ）外来時に処方せん交付
> 　　処方せん料

　各項目の概要は以下のとおり：
（a）調剤技術基本料
　重複投薬の防止等保険医療機関内における調剤の管理の充実を図るとともに、適正な投薬を確保することを目的としている。

（b）調剤料
　医療機関において入院及び外来の患者に投薬を行った場合に算定する。

（c）処方料、処方せん料
　処方料は医療機関において外来患者に医薬品を処方した場合に算定し、処方せん料は保険薬局において調剤を受けるために処方せんを交付した場合に算定する。

2）保険薬局における薬剤給付

　保険薬局において患者に投薬がなされる場合、調剤報酬は以下の項目に基づいて算定が行われる。

> 調剤基本料＋調剤料＋薬剤料＋薬学管理料＋特定保険医療材料

（a）調剤技術料（調剤基本料＋調剤料）
　薬局における基本的な調剤体制を評価するもので、調剤基本料及び調剤料から構成されている。調剤基本料は処方せんを受け付けた場合、処方せんの枚数にかかわらず1回の受付につき算定を行い、月あたりの処方せん受付回数や特定の医療機関からの集中割合によ

り点数が異なる。また、調剤料は、調剤する医薬品の剤形区分（内服薬、注射薬、外用薬等）や投与日数（14日以下等）によって異なっている。

（b）薬学管理料

薬剤師が患者に対して行う服薬指導、服薬支援等を評価するもので、代表的なものとして、薬剤服用歴管理指導料及び在宅患者訪問薬剤管理指導料が挙げられる。

ア）薬剤服用歴管理指導料

以下の指導等を全て行った場合に算定

① 薬剤服用歴に基づき投薬に係る薬剤の名称、用法、効能等を示す薬剤情報提供文書を患者に提供し、薬剤の服用に関して基本的な説明を行うこと
② 患者やその家族から服薬状況等の情報を収集し、薬剤服用歴に記録し、これに基づき必要な指導を行うこと
③ 調剤日、薬剤の名称等服用に関して注意すべき事項を手帳に記載
④ 薬剤服用歴等から、残薬の有無を確認すること
⑤ 薬剤情報提供文書により、後発品に関する情報（他の後発医薬品の有無、価格情報等）を患者に提供すること

イ）在宅患者訪問薬剤管理指導料

あらかじめ在宅患者訪問薬剤管理指導を行う旨届け出た薬局において、通院が困難な患者に対して、医師の指示に基づき、保険薬剤師が薬学的管理指導計画を策定し、患者の家（施設含む）を訪問し、薬学的管理及び指導を行った場合に算定。

3）薬剤料の算定方法

薬剤料は、使用薬剤の薬価が調剤料の所定単位につき15円以下の場合は1点、15円を超える場合は10円又はその端数を増すごとに1点を加算する、と定めている。保険点数上に換算する場合、以下の計算式に従って計算を行う。

$$点数＝1点＋(薬価－15円)÷10円（1点未満の端数切り上げ）点$$

この時、調剤する医薬品の剤形区分によって算定方法が異なることに注意する必要がある。例えば、内服薬の場合は1日分を単位として計算し、それから日数を乗じるが、頓服薬、注射薬や外用薬等の場合は1調剤分をもとに薬価を算出する。

（4）薬剤使用に関する最新動向

国民医療費全体に対する薬剤費の割合（薬剤費比率）（図表3）は、昭和40年代は40％、

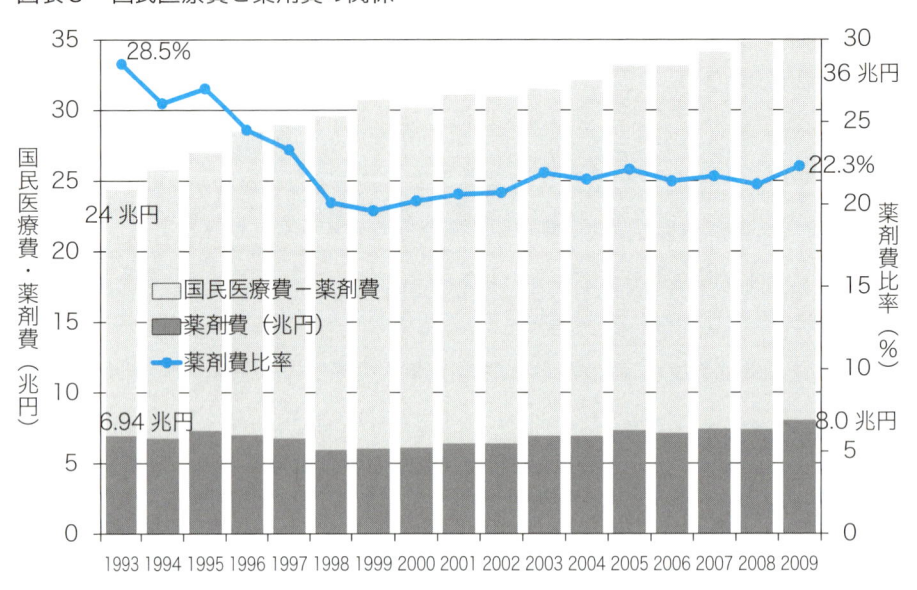

図表3　国民医療費と薬剤費の関係

昭和50年代は30％を超えていたが、後述する薬価基準制度改革等により平成の時代に入ってから薬剤費比率は低下傾向にある。なお、近年、医療の高度化などの理由により、薬剤費比率は漸増の傾向にある。

2．医薬品の価格決定システム

(1) 医薬品の価格決定の概要

1) 薬価基準制度

　薬価基準とは、医療保険から医療保険機関や保険薬局に支払われる際の医薬品の品目及びその償還価格を定めたものである。薬価基準に収載されている医薬品の価格は、保険医療機関及び保険薬局に対する医薬品販売業者の販売価格（市場実勢価格）に基づいて、通常は2年に1回改定される。平成24年度改定においては、薬価基準に既に収載されている品目について、中央社会保険医療協議会（中医協）が取りまとめた「薬価算定の基準について」（平成24年2月10日保発0210第4号厚生労働省保険局長通知）に基づいて改定が行われた。新規に収載される場合、通常、新薬は年4回、後発医薬品は年2回の頻度で収載されることになる。平成25年3月21日現在、薬価基準に収載されている品目数は次の通り。

区分	内用薬	注射薬	外用薬	歯科用薬剤	計
品目数	9,655	4,012	2,511	27	16,205

２）薬価基準制度に係る歴史的経緯

　薬価基準は昭和 25 年 9 月に初めて定められた。それより以前は、戦後の物価統制の中で「薬治料」として医薬品の価格が定められていたが、物価統制が撤廃される中で医薬品の統制価格も廃止されたことから、統制価格に代わる薬価基準が必要になり、薬価基準が定められることになった。薬価基準の価格調査は旧物価庁により実施されていたが、「標準的なもの」として位置づけられており、地域の状況に応じて都道府県知事の裁量に任されていた。昭和 27 年 9 月、薬価調査に関連する業務は、旧物価庁から厚生省薬務局企業課（現医政局経済課）に移管された。

　薬価改定の方式は時代により変わってきた。当初は取引数量のある一定割合以上が取引可能な価格を新しい薬価とする「バルクライン方式」が用いられており、その後、平成 3 年 5 月の中医協の薬価算定方式に関する建議書に基づいて、バルクライン方式を廃止し、平成 4 年度改定より銘柄別の全包装取引価格の加重平均値に改定前の薬価の一定割合（一定価格幅）を加算した数値を新薬価（改定前薬価を上限）とする「加重平均値一定価格幅方式」（R 幅方式）が導入された。

　R 幅方式による最初の改定では R 幅は 15％であった。これは、値引きの幅が 15％以内であれば、薬価が据え置かれることを意味し、それよりも大きな値引き幅で取引される品目は、加重平均値に旧薬価の 15％を上乗せした価格を改定後の薬価とするものであった。R 幅はその後の薬価改定で順次引き下げられていき、平成 6 年 4 月の改定では 13％、平成 8 年 4 月改定では 11％、平成 9 年 4 月の消費税導入に伴う改定では 10％（後発医薬品のある先発医薬品は 8％）とされ、平成 10 年 4 月改定では 5％（価格差のある長期収載品（後発医薬品のある先発医薬品）は 2％）とされた。

　一方、この R 幅は、本来の意味である「取引条件の差異等による合理的な価格幅」ではなく、実態としての「薬価差益」を表していると考えられるとの議論がなされたことから、平成 12 年度改定から、加重平均値一定価格方式に代えて、税抜きの市場実勢価格の加重平均値に消費税に相当する額を加え、薬剤流通の安定のための調整幅を加えた額を改定後の薬価とする「市場実勢価格加重平均値調整幅方式」が導入された。調整幅は当初 2％とされ、現在に至っている。

３）薬価算定ルールの透明化

　新薬の薬価算定は、以前は中医協の答申（昭和 57 年 9 月）や建議（平成 3 年 5 月、平成 7 年 11 月）を踏まえて実施されてきた。その後、薬価算定ルールの透明化を求める声が産

業界などから強く出されたことから、平成11年12月の中医協において「薬価制度改革の基本方針」が策定され、薬価算定プロセス及びそのルールの透明化を図ることとされた。これを受け、平成12年3月に「薬価算定の基準について」(健康政策局経済課長通知)により、薬価算定ルールが通知として正式に文書化された。また、新薬の薬価算定の過程の透明化と手続きの適正化を図る観点から、医学・歯学・薬学など外部の専門家から構成される薬価算定組織が平成12年10月に設置された。

(2) 新医薬品の価格決定

1) 薬価算定プロセス

平成24年度改定において、新薬の算定ルールは前述の通り「薬価算定の基準について」(平成24年2月10日厚生労働省保険局長通知)により定められており、その具体的な手続きは「医療用医薬品の薬価基準収載等に係る取扱いについて」(平成24年2月10日医政発0210第4号厚生労働省医政局長通知)及び「医療用医薬品の薬価基準収載希望書の提出方法等について」(平成24年2月10日医政経発0210第3号厚生労働省医政局経済課長通知)により定められている。

算定プロセスの全体像は図表4に示す通りである。まず、新薬の薬価収載を希望する製薬企業は、薬事法に基づく承認を取得した後、厚生労働省医政局経済課に対して薬価基準収載希望書を提出する。同時に、厚生労働省において薬価算定の原案が作成され、両者を併せたものが薬価算定組織に算定案として提出される。薬価算定組織では、算定方式の妥

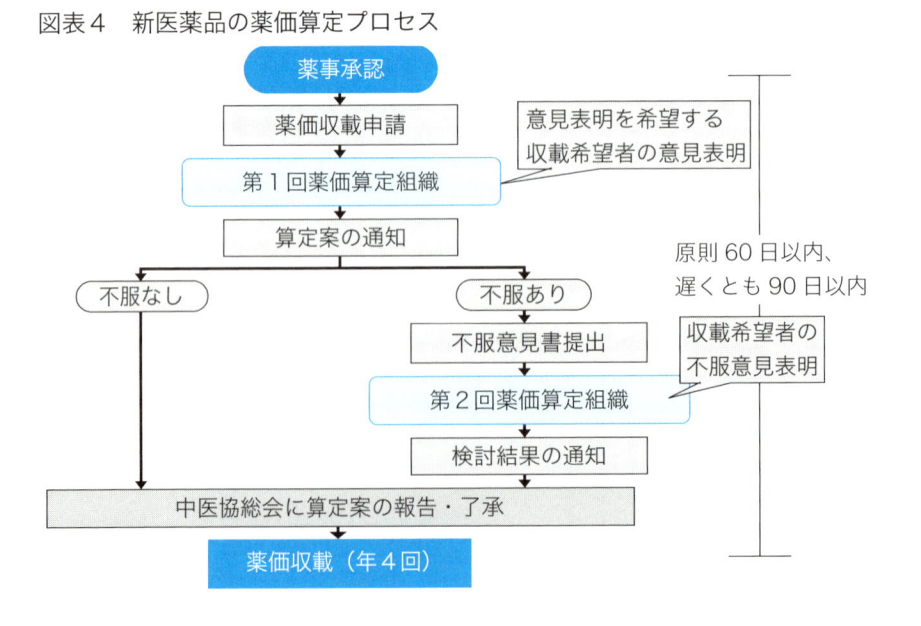

図表4 新医薬品の薬価算定プロセス

```
薬事承認
   ↓
薬価収載申請 ← 意見表明を希望する収載希望者の意見表明
   ↓
第1回薬価算定組織
   ↓
算定案の通知
   ↓
不服なし / 不服あり
         ↓
      不服意見書提出
         ↓
      第2回薬価算定組織 ← 収載希望者の不服意見表明
         ↓
      検討結果の通知
   ↓
中医協総会に算定案の報告・了承
   ↓
薬価収載(年4回)
```

原則60日以内、遅くとも90日以内

当性や補正加算の有無を含め算定案を検討し、算定結果を厚生労働省経由で企業に伝達する。この算定案に不服がある場合、企業は薬価算定組織に不服意見書を提出するとともに、意見陳述を行うことになる。これらの結果は最終的に中医協総会に報告され了承を得ることとなる。薬事承認から薬価収載までは原則60日以内としているが、薬価改定作業と重なる等の場合には90日以内となる。

2）算定ルール

新医薬品の薬価算定は以下の図表5の通り大きく分けて2種類、類似薬効比較方式と原価計算方式がある。

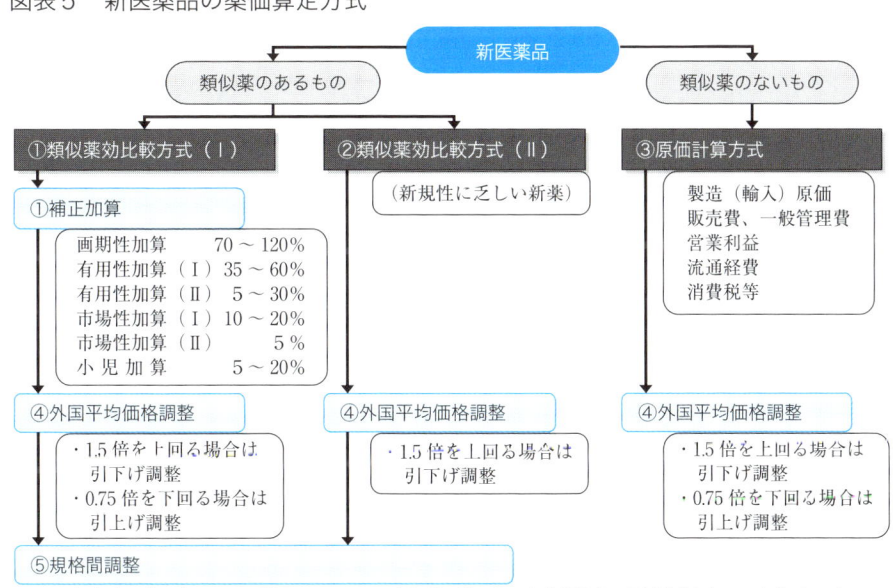

図表5　新医薬品の薬価算定方式

```
                            新医薬品
                    ┌──────────┴──────────┐
              類似薬のあるもの            類似薬のないもの
              ┌─────┴─────┐                    │
        ①類似薬効比較方式（Ⅰ）  ②類似薬効比較方式（Ⅱ）  ③原価計算方式
              │                    （新規性に乏しい新薬）
         ①補正加算                                      製造（輸入）原価
           画期性加算    70～120％                        販売費、一般管理費
           有用性加算（Ⅰ）35～60％                        営業利益
           有用性加算（Ⅱ）5～30％                         流通経費
           市場性加算（Ⅰ）10～20％                        消費税等
           市場性加算（Ⅱ）   5％
           小児加算       5～20％
              │                    │                    │
        ④外国平均価格調整      ④外国平均価格調整      ④外国平均価格調整
         ・1.5倍を上回る場合は    ・1.5倍を上回る場合は    ・1.5倍を上回る場合は
           引下げ調整              引下げ調整              引下げ調整
         ・0.75倍を下回る場合は                          ・0.75倍を下回る場合は
           引上げ調整                                      引上げ調整
              │                    │
        ⑤規格間調整
```

（注）有用性の高いキット製品については、上記⑤の後、キット特徴部分の原材料費を加え、加算（5％）

類似薬効比較方式は2種類あり、新規性がある新薬の場合に適用される類似薬効比較方式（Ⅰ）は、効能・効果、薬理作用、化学構造、投与形態・用法用量等から最も類似性がある品目を比較薬（最類似薬）として、その1日薬価が同じくなるように算定を行う。革新性、臨床上の有用性、安全性といった条件を満たす場合には、補正加算として、画期性加算（70～120％）、有用性加算（Ⅰ）（35～60％）、有用性加算（Ⅱ）（5～30％）、市場性加算（Ⅰ）（10～20％）、市場性加算（Ⅱ）（5％）、小児加算（5～20％）が適用される（図表6）。

また、新規性に乏しい新薬の場合、具体的には類似性のある品目が既に3品目以上あり、それらのうち最初に薬価基準に収載された品目が3年を超え、補正加算が適用されない場合には類似薬効比較方式（Ⅱ）が適用され、過去10年間に類似薬がある場合は過去6年の最低価格または過去10年の平均価格のいずれか低い方の1日薬価に合わせる等の算定が

図表6　新医薬品の薬価算定方式

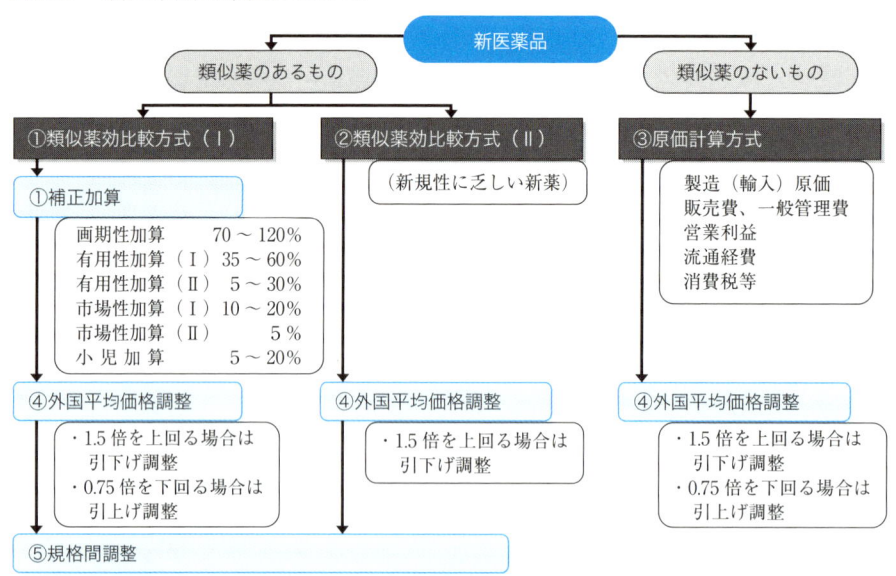

```
                          新医薬品
                ┌──────────┴──────────┐
          類似薬のあるもの              類似薬のないもの
         ┌──────┴──────┐                    │
    ①類似薬効比較方式（Ⅰ）  ②類似薬効比較方式（Ⅱ）   ③原価計算方式
            │              （新規性に乏しい新薬）
       ①補正加算                                  製造（輸入）原価
       画期性加算      70～120%                    販売費、一般管理費
       有用性加算（Ⅰ） 35～60%                    営業利益
       有用性加算（Ⅱ） 5～30%                     流通経費
       市場性加算（Ⅰ） 10～20%                    消費税等
       市場性加算（Ⅱ） 5%
       小 児 加 算     5～20%

       ④外国平均価格調整        ④外国平均価格調整       ④外国平均価格調整
       ・1.5倍を上回る場合は    ・1.5倍を上回る場合は    ・1.5倍を上回る場合は
         引下げ調整               引下げ調整              引下げ調整
       ・0.75倍を下回る場合は                           ・0.75倍を下回る場合は
         引上げ調整                                       引上げ調整

       ⑤規格間調整
```

（注）有用性の高いキット製品については、上記⑤の後、キット特徴部分の原材料費を加え、加算（5%）

適用される。

　一方、類似薬がないと判断された場合には、原価計算方式が適用され、薬価収載希望者が提出する原価計算の積算に対して、製造原価、一般管理販売費（研究開発費、PMS費用等）といった項目について、必要な査定がなされることになる。この中で、革新性、臨床上の有用性、安全性のいずれかの項目について条件が満たされる場合、その度合いに応じて加算が適用される（図表7）。

図表7　新医薬品の薬価算定方式③（平成25年度の場合）

〜特例的なルール〜

- 類似薬がない場合には、原材料費、製造経費等を積み上げる。

【原価計算方式】
(例) ① 原材料費　　　　　　　（有効成分、添加剤、容器・箱など）
　　　② 労務費　　　　　　　　（＝4.167＜注1＞×労働時間）
　　　③ 製造経費　　　　　　　（＝②×3.555＜注2＞）
　　　④ 製品製造（輸入）原価
　　　⑤ 販売費・研究費等　　　（＝(④+⑤+⑥)×0.462＜注2＞）
　　　⑥ 営業利益　　　　　　　（＝(④+⑤+⑥)×0.183＜注2＞）
　　　⑦ 流通経費　　　　　　　（＝(④+⑤+⑥+⑦)×0.071＜注3＞）
　　　⑧ 消費税　　　　　　　　（5%）

　　　合計：算定薬価

（下線の数値は、医薬品製造業の平均的な係数（前年度末時点で得られる直近3カ年の平均値）を用いることが原則）

既存治療と比較した場合の革新性や有効性、安全性の程度に応じて、営業利益率（現在18.3%）を±50%の範囲内でメリハリをつける。

＜注1＞　労務費単価：「毎月勤労統計調査」及び「就労条件総合調査」（厚生労働省統計情報部雇用・賃金福祉統計課）平成21年〜23年平均
＜注2＞　製造経費率、一般管理販売費率、営業利益率：
　　　　「産業別財務データハンドブック（日本政策投資銀行）平成21年〜23年平均
＜注3＞　流通経費率：「医薬品産業実態調査報告書」（厚生労働省医政局経済課）平成21年〜23年平均

（3）後発医薬品の価格決定

後発医薬品の薬価算定については、平成24年度改定においては、先発医薬品と同様に「薬価算定の基準について」（平成24年2月10日医政局経済課長）により算定ルールが定められている。収載の頻度は、平成18年以前は年1回、平成19年4月以降は年2回に収載されている。平成24年度は6月及び12月に収載された。

後発医薬品が初めて収載される場合、その先発医薬品の薬価の7割の値が算定値となる。ただし、多数の品目が同時に収載され、内用薬でその品目数の合計が10を超える場合、7割ではなく6割を乗じた額が算定値となる。既に収載品目がある場合には、組成、剤形区分や製造販売業者の同一性などに基づいて算定されることになる。なお、算定の特例として、ある一つの規格に対して、内用薬では10品目、注射薬及び外用薬では20品目を超える品目が収載されることになった場合、通常の方法により算定された金額からさらに9割を乗じた額が算定値になるというルールが存在する。

（4）既収載品の薬価算定

前述の通り、現在は「市場実勢価格加重平均値調整幅方式」が採用されており、医薬品卸売販売業者の保険医療機関や保険薬局に対する販売価格の市場実勢価格の加重平均値（税抜き）に消費税を加え、さらに薬剤流通の安定のための調整幅（改定前薬価の2％）を加えた額を新しい薬価とする。図表8にそのイメージを示す。

新規収載される医薬品の薬価は、類似薬効比較方式や原価計算方式に基づいて公的機関

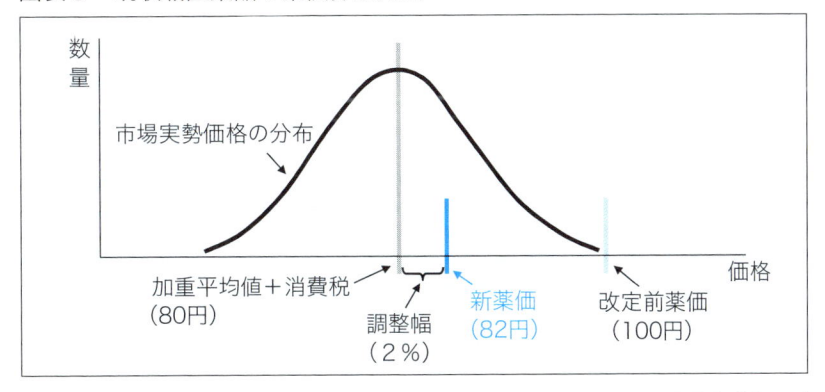

図表8　既収載医薬品の薬価算定方式

卸の医療機関・薬局に対する販売価格の加重平均値（税抜きの市場実勢価格）に消費税を加え、更に薬剤流通の安定のための調整幅（改定前薬価の2％）を加えた額を新薬価とする。

$$新薬価 = \begin{pmatrix} 医療機関・薬局への販売価格の \\ 加重平均値（税抜の市場実勢価格） \end{pmatrix} \times \begin{pmatrix} 1+消費税率 \\ （地方消費税分含む） \end{pmatrix} + 調整幅$$

（薬価算定組織）により算定される一方、通常2年に1回の薬価改定では原則として市場実勢価格に基づき算定されることから、日本の薬価基準制度は公的かつ市場ベースの両方の性質を有しているといえる。

1）新薬創出・適応外薬解消等促進加算

現行の薬価改定ルールでは、市場実勢価格に基づき通常2年ごとにほぼ全ての新薬の価格が下がる仕組みになっている。そのため、製薬企業の側からみると、開発コスト等の回収に時間がかかり、結果として革新的な新薬の創出や適応外薬への対応が遅れ、「ドラッグ・ラグ」につながっているのではないかとの指摘がなされていた。

そのため、中医協薬価専門部会等における議論等を踏まえ、後発医薬品が上市されていない新薬で一定の条件を満たすものについて、後発医薬品が上市されるまでの間、薬価の引き下げを一時的に猶予する新しい制度、「新薬創出・適応外薬解消等促進加算」を平成22年度改定から試行的に導入することとした。また、平成24年度改定においても、その試行的導入を継続して実施している。

加算を適用するには、薬価収載後15年以内で後発医薬品が上市されていない新薬であること、市場実勢価格の薬価に対する乖離率が全ての既収載品の加重平均した乖離率を超えないこと、再算定対象品ではないこと、という条件を満たす必要がある。そのため、本加

図表9 "新薬創出・適応外薬解消等促進加算"の対象となる新薬の薬価算定

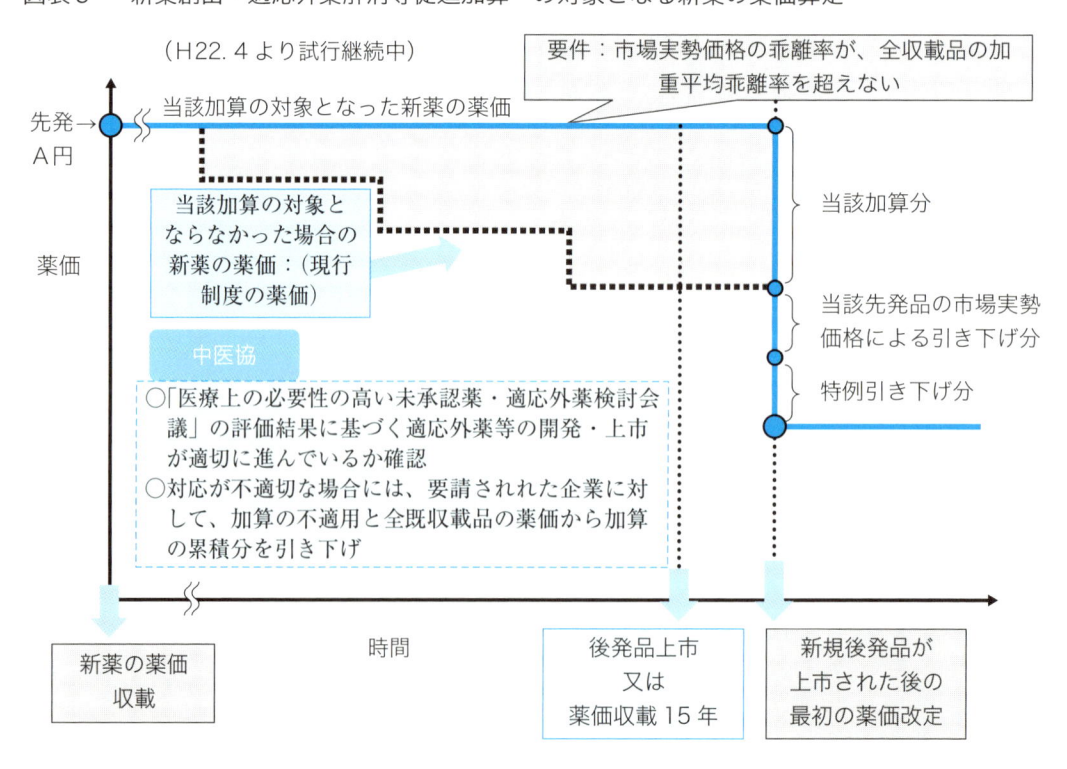

算制度に基づき薬価が維持された品目の割合は平成22年度改定では48.6％、平成24年度改定においては77.2％であった（図表９）。

２）他の改定ルール

既収載品の医薬品について、薬価改定時に様々な改定ルールが存在しており、以下に主なものを記載する。具体的には、特例引き下げ、追加引き下げ、再算定、最低薬価の適用などが挙げられる。

（ａ）特例引き下げ

既存の先発医薬品の中で、後発医薬品が初めて薬価収載された場合、その最初の薬価改定時に先発医薬品の薬価を引き下げる仕組み、「特例引き下げ」がある。この特例引き下げは、通常の改定を行った薬価からさらに４～６％の引き下げを行う（日本薬局方品の場合引き下げ幅は半分）。平成22年度改定では42成分、113品目が、平成24年度改定では35成分、96品目が対象となった。ここ10年ほどの引き下げの幅は図表10の通りである。

図表10

14年度改定	16年度改定	18年度改定	20年度改定	22年度改定	24年度改定
４～６％	４～６％	６～８％	４～６％	４～６％	４～６％

（ｂ）追加引き下げ

後発医薬品の使用が十分進んでいないことから、平成22年度及び24年度薬価改定において、追加引き下げの措置を講じた。具体的には、平成22年度は後発医薬品のある新薬の薬価について、市場実勢価格に基づく通常の算定からさらに2.2％引き下げを行った（513成分、2,172品目）。平成24年度は後発医薬品のある新薬については0.86％（514成分、1,499品目）、後発医薬品については0.33％（895成分、7,559品目）の追加的な薬価の引き下げを行った。

（ｃ）再算定

既収載の医薬品について、収載当初の条件から大きく異なったと認められる場合、薬価改定時に薬価の再算定が行われることになる。再算定には市場拡大再算定、効能変化再算定、用法用量変化再算定及び不採算品再算定がある。

・市場拡大再算定

使用方法、適用対象患者等の変化等により、使用実態が著しく変化し、当初の予想販売量を大幅に超えて販売された医薬品が対象。平成22年度改定では５成分、８品目が平成

24年度改定では16成分48品目が対象となった。

・効能変化再算定

　主たる効能及び効果の変更がなされた医薬品が対象

・用法用量変化再算定

　主たる効能及び効果に係る用法または用量に変化があった医薬品が対象

・不採算品再算定

　保険医療上の必要性は高いが、薬価が低額であるために製造等の継続が困難である医薬品が対象。平成22年度改定では20成分、38品目が、平成24年度改定では104成分、365品目が対象となった。

（d）最低薬価の適用

　算定値が剤形区分別に定められた最低薬価を下回る場合には、原則として最低薬価を当該収載品の薬価とする（図表11）。

図表11　最低薬価の例

	日本薬局方収載品	その他の医薬品
錠剤	9.60 円	5.60 円
カプセル剤	9.60 円	5.60 円
丸剤	9.60 円	5.60 円
散剤（細流剤含む）	7.20 円	6.20 円
顆粒剤	7.20 円	6.20 円
末剤	7.20 円	6.20 円
注射剤	92 円	56 円

3．医療費適正化における取り組み

（1）後発医薬品使用促進のための取り組み

1）概論

　後発医薬品、いわゆる「ジェネリック医薬品」を普及させることは、患者の負担軽減、医療保険財政の改善に貢献することになることから、平成19年（2007年）5月に厚生労働大臣が策定した「医療・介護サービスの効率化・質向上プロジェクト」等において、政府目標として、平成24年度までに後発医薬品の数量ベースでのシェアを30％以上にすることを目標に掲げた。

その目標達成に向け、厚生労働省は、国、後発医薬品メーカー等が取り組むべき内容を取りまとめた「後発医薬品の安心使用促進プログラム」を平成19年（2007年）10月に策定し、後発医薬品の品質確保、安定供給、情報提供体制の強化等の総合的な取り組みを行ってきた。

ここ数年の後発医薬品の数量ベース及び金額ベースでのシェアは図表12の通りである。

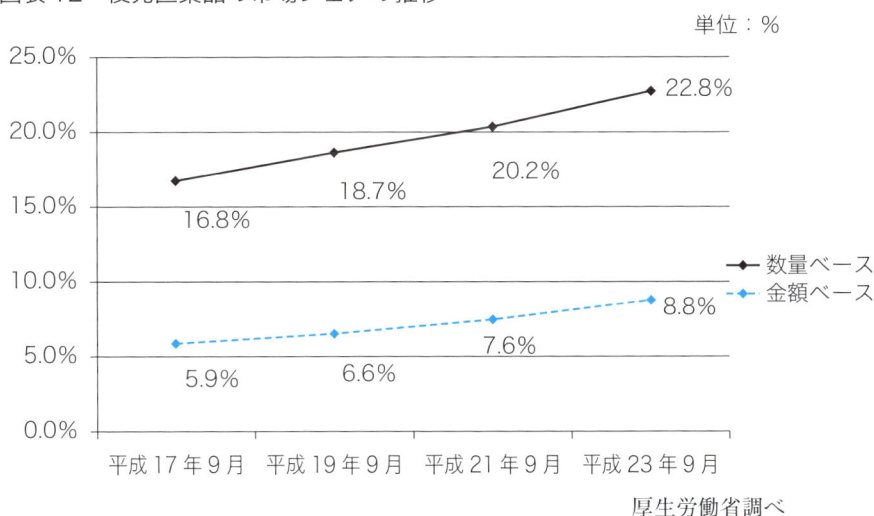

図表12　後発医薬品の市場シェアの推移

単位：％

数量ベース：平成17年9月 16.8%、平成19年9月 18.7%、平成21年9月 20.2%、平成23年9月 22.8%
金額ベース：平成17年9月 5.9%、平成19年9月 6.6%、平成21年9月 7.6%、平成23年9月 8.8%

厚生労働省調べ

2）後発医薬品のさらなる使用促進のためのロードマップ

平成19年10月に策定された「後発医薬品の使用促進アクションプログラム」のあとを受け、平成25年4月5日に「後発医薬品のさらなる使用促進のためのロードマップ」が厚生労働省より公表され、安定供給、品質に対する信頼性の確保、情報提供の方策、使用促進に係る環境整備、そして、医療保険制度上の事項の観点から、行政、医療関係者、医薬品業界などの国全体で取り組む施策が定められている。本編では、医療保険制度上の事項を中心に記述する。

図表13　後発医薬品の安心使用促進のためのロードマップ（概要）

○ 後発医薬品の数量シェアを平成30年3月末までに60%以上にする。
また、達成状況をモニタリングし、その結果や諸外国の動向を踏まえ、適宜見直す。
※ 数量シェアについては、国際的な比較が容易にできることも踏まえ、後発医薬品に置き換えられる先発医薬品及び後発医薬品をベースとした数量シェアとする。

○ 後発医薬品のさらなる使用促進のための取組についてもモニタリングを行い、その結果を踏まえ必要な促進策を適宜追加する。

― 主な取組内容 ―
① 安定供給
② 品質に対する信頼性の確保
③ 情報提供の方策
④ 使用促進に係る環境整備
⑤ 医療保険制度上の事項
⑥ ロードマップの実施状況のモニタリング

①安定供給

課題
・製造管理、品質管理、原薬確保及び需要予測の誤り等による品切れの発生

↓

国の取組
・諸外国の状況に関する情報提供

メーカーの取組
・業界団体による「ジェネリック医薬品供給ガイドライン」の作成
・後発医薬品メーカーによる「安定供給マニュアル」の作成
・供給を継続して確保する体制の整備

②品質に対する信頼性の確保

課題
・品質に対する医療関係者へのさらなる理解の促進

↓

国の取組
・ジェネリック医薬品品質情報検討会の継続
・一斉監視指導の継続

都道府県の取組
・都道府県協議会による研修事業の実施

メーカーの取組
・「ジェネリック医薬品品質情報検討会」において指摘を受けた品目について、品質の改善等迅速な対応

③情報提供の方策

課題
・医療関係者への情報提供の充実
・医療関係者の情報収集・評価の負荷の解消

↓

都道府県の取組
・市区町村又は保健所単位レベルでの協議会の活用
・汎用後発医薬品リストの作成

メーカーの取組
・業界団体の「情報提供システム」の改善・拡充
・後発医薬品メーカーによる情報収集・提供体制の整備・強化

④使用促進に係る環境整備

課題
・後発医薬品の推進の意義、メリットについてのさらなる理解の促進
・使用促進に向けた、都道府県協議会活動の強化

↓

国の取組
・全国医療費適正化計画における後発医薬品に関する取組の推進

都道府県の取組
・都道府県医療費適正化計画における後発医薬品に関する目標設定及び関連施策の推進

保険者の取組
・差額通知事業の推進

⑤医療保険制度上の事項

課題
・医師、歯科医師、薬剤師の後発医薬品への理解が進むようなさらなるインセンティブの検討

↓

国の取組
・診療報酬上の使用促進策について、中央社会保険医療協議会等で検討

⑥ロードマップの実施状況のモニタリング

ロードマップの達成状況について、モニタリングを行い、その結果等を踏まえ、必要に応じ追加的な施策を講ずる。

診療報酬制度上の措置

ア）処方せんの様式

平成 18 年度改定において、処方せん様式の一部を見直し、医師が先発医薬品を後発医薬品に変更してもよいと判断した場合、備考欄に署名をすることにより、薬局において患者の選択に基づいて後発医薬品の調剤が可能となった。平成 20 年 4 月の改定では、変更不可欄に処方医の署名がない場合、後発医薬品への変更調剤を可能とした。さらに、平成 24 年 4 月改定において処方せん様式を変更し、個々の医薬品ごとに後発医薬品への変更の可否を明示する様式に変更を行った（図表 14）。

図表 14

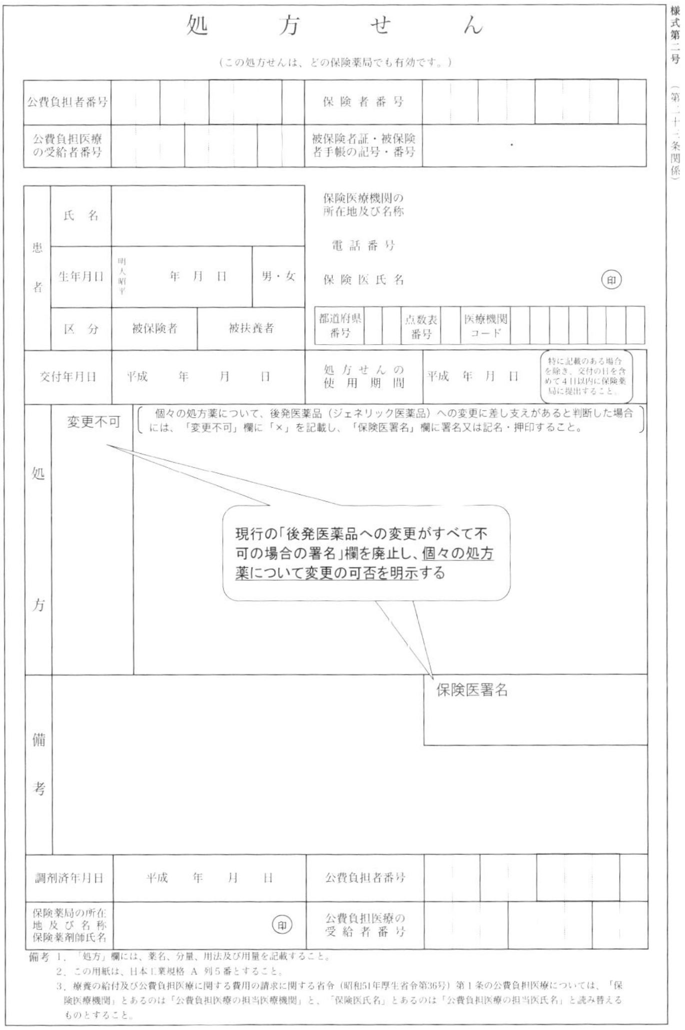
様式第二号（第二十三条関係）

処　方　せ　ん

（この処方せんは、どの保険薬局でも有効です。）

公費負担者番号		保険者番号	
公費負担医療の受給者番号		被保険者証・被保険者手帳の記号・番号	・

患者	氏名			保険医療機関の所在地及び名称
	生年月日	明大昭平　年　月　日	男・女	電話番号
				保険医氏名　㊞
	区分	被保険者	被扶養者	都道府県番号 ／ 点数表番号 ／ 医療機関コード

交付年月日	平成　年　月　日	処方せんの使用期間	平成　年　月　日（特に記載のある場合を除き、交付の日を含めて４日以内に保険薬局に提出すること。）

処方　変更不可
（個々の処方薬について、後発医薬品（ジェネリック医薬品）への変更に差し支えがあると判断した場合には、「変更不可」欄に「×」を記載し、「保険医署名」欄に署名又は記名・押印すること。）

保険医署名

備考

調剤済年月日	平成　年　月　日	公費負担者番号	
保険薬局の所在地及び名称 保険薬剤師氏名	㊞	公費負担医療の受給者番号	

備考 1. 「処方」欄には、薬名、分量、用法及び用量を記載すること。
2. この用紙は、日本工業規格 A 列５番とすること。
3. 療養の給付及び公費負担医療に関する費用の請求に関する省令（昭和51年厚生省令第36号）第１条の公費負担医療については、「保険医療機関」とあるのは「公費負担医療の担当医療機関」と、「保険医氏名」とあるのは「公費負担医療の担当医氏名」と読み替えるものとすること。

<H23.12.14 中医協総会資料（総－１）>

イ）薬剤情報提供文書

　中医協による調査などで、患者が後発医薬品に切り替えようと思ったきっかけは、薬剤師からの説明や後発医薬品に関する宣伝等による割合が高いというデータがある。その一方、患者が薬局において後発医薬品への変更を希望していながら、後発医薬品がそもそもない医薬品であったり、既に後発医薬品が処方されていることを知らない患者も存在している。

　そのため、平成24年度改定において、後発医薬品に関する情報提供を充実させる手段として、保険薬局における調剤で患者に渡される「薬剤情報提供文書」を活用し、後発医薬品に関する情報提供を行うことを「薬剤服用歴管理指導料」（41点）の算定要件として評価する変更を行った。

ウ）一般名処方

　後発医薬品の使用を一層推進するとともに、保険薬局における後発医薬品の在庫管理の負担を軽減するため、医療機関において医師が処方せんを交付する際、後発医薬品のある医薬品について一般名処方が行われた場合の加算（＋2点）を新設した。また、一般処方加算の対象となる医薬品リストは厚生労働省ホームページ（「処方せんに記載する一般名処方の標準的な記載（一般名処方マスタ）について」）で公開されている。

エ）後発医薬品調剤体制加算の見直し

　医療機関及び保険薬局における後発医薬品の更なる使用を促進するため、平成24年度改定で、後発医薬品の使用割合について、より高い使用割合の場合を重点的に評価するよう変更を行った（図表15）。

図表15

＜医療機関における後発医薬品使用体制加算＞

平成24年度改定前	平成24年度改定後
2割以上　30点 （入院初日）	2割以上3割未満　28点 3割以上　35点

＜保険薬局における後発医薬品調剤体制加算＞

平成24年度改定前	改定後
20％以上　6点 25％以上　13点 30％以上　17点	22％以上　5点 30％以上　15点 35％以上　19点

3）今後の動向

　「後発医薬品のさらなる使用促進のためのロードマップ」において、国際的な比較が容易にできることも踏まえ、新たな数値目標を、後発医薬品に置き換えられる先発医薬品及び後発医薬品をベースとした数量シェアとすることになった。

後発医薬品の数量シェア＝[後発医薬品の数量]／（[後発医薬品のある先発医薬品の数量]
　　　　　　　　　　　　　　　＋[後発医薬品の数量]）

　この新しい指標に基づいて、後発医薬品の新たな目標を、平成30年3月末までにフランスやスペイン並みの数量シェアとして60％以上とすることとされた。

4．薬価制度の今後の動向について

　平成23年12月21日の中医協了解「平成24年度薬価制度改革の骨子」を踏まえ、平成24年度の中医協薬価専門部会で6回にわたり、医薬品のライフサイクルの中での後発医薬品と先発医薬品の薬価の差、長期収載品の薬価、後発医薬品への置き換え等について、製薬企業からの意見陳述や、外部の有識者による各国の状況説明等も踏まえ、議論・検討がなされてきた。

図表16

1．後発医薬品と先発医薬品の薬価の差について
イ）市場実勢価格を反映することを原則とした上で、先発医薬品と後発医薬品の薬価の差が存在することを許容することとする。
ロ）なお、以下の指摘に関しては、今後の議論の中で検討することとする。
・最初に後発医薬品が出たときの先発医薬品と後発医薬品の薬価の差はどの程度が適正かについて

2．長期収載品（先発医薬品）の薬価及び後発医薬品への置き換えについて
イ）長期収載品の薬価については、市場実勢価格を反映することを原則とするが、一定期間を経ても後発医薬品への適切な置き換えが図られていない場合には、特例的な引き下げを行い、薬価を見直すというルールを導入することとする。
　　また、新薬創出・適応外薬解消等促進加算について、その効果を十分に検証した上で、導入についても併せて議論することとする。

ロ）なお、以下の指摘に関しては、今後の議論の中で検討することとする。
・試行導入した新薬創出・適応外薬解消等促進加算の効果を踏まえた上で、長期収載品の薬価をどこまで下げることが可能であるかについて
・「初めて後発医薬品が薬価収載された既収載品の薬価の改定の特例」の引き下げ幅について

ハ）後発医薬品への置き換えについては、今後、後発医薬品置き換え率を指標として用いることとする（後発医薬品置き換え率：[後発医薬品の数量]／（[後発医薬品のある先発医薬品の数量]＋[後発医薬品の数量]））。
　　また、今後も後発医薬品の積極的な使用を促進することとし、当面の目標としては、当該指標を用いた上で、例えば、今の日本に近いフランス等の後発医薬品置き換え率が参考になるとの意見があった。
　　なお、目標とする場合は、まず欧米の価格及び後発医薬品置き換え率の関係について確認すべきとの意見があった。

＜H24.12.19 中医協総会資料（抜粋）＞

その結果、平成24年12月6日の中医協専門部会において中間取りまとめ（案）が提示され、関係者のおおむねの了解が得られた。最終的に12月19日の中医協総会において了解を得ることとなった。図表16にその中間取りまとめを示す。

今後、この中間取りまとめ及び次期薬価改定で検討するとされている項目などに基づき、新薬創出・適応外薬解消等促進加算制度の検証等について、中医協薬価専門部会において、平成26年4月薬価改定に向けた議論を行っていくことになる。

＜参考＞次期薬価制度改革に向けて現在までに問題提起されている事項

1．平成24年度薬価制度改革の骨子において検討を行うことが決まっているもの

　平成24年度薬価制度改革の骨子

　第2　具体的内容
　4．新薬創出・適応外薬解消等促進加算
　　新薬創出・適応外薬解消等促進加算は、喫緊の課題となっている適応外薬等の問題の解消を促進させるとともに、革新的な新薬の創出を加速させることを目的に、平成22年度薬価制度改革において試行的に導入されたものである。試行的導入により、適応外薬等の問題の解消については一定の成果が認められるものの、新薬創出等については引き続き一定期間の検証が必要であることを踏まえて、試行を継続することとし、平成24年度薬価制度改革においては、別紙の通り一部改正した上で、実施することとする。

（別紙）新薬創出・適応外薬解消等促進加算
3．仕組みの検証・評価
（1）次々期（平成26年度）薬価改定時には、新薬創出等加算を一定額以上受けているが開発要請等を受けていないことについて、業界全体の取り組みについて検証するとともに、公募品目に対応する等開発への具体的な貢献を確認し、不適切と判断された企業については、当該企業が製造販売する新薬については、加算を適用せず、これまで加算された分を、市場実勢価格に基づく算定値から追加して引き下げた薬価とする。
（2）ドラッグラグ解消の指標については、真に医療の質の向上に貢献する医薬品の国内開発状況の確認などが考えられるが、この妥当性も含めどのような指標が適当か検討し、その指標に基づく対応状況を、真に医療の質の向上に貢献する医薬品を世界に先駆け国内開発したことに対する評価も含め検証する。
（3）新薬創出等加算返還分や22年度試行導入時の長期収載品の追加引き下げ効果も含めた財政負担への影響については、次々期（平成26年度）薬価制度改革の議論のなかで再度検証する。

第3　その他
（1）現在の薬価制度においては、医療上必要性の高い医薬品についても薬価が継続的に下落し、安定供給が困難となっていく状況があり、これら医薬品の継続的な安定供給のための薬価制度上の施策について検討を行ってきた。
　　これら医薬品の安定供給を図ることは重要な課題であるため、その具体的な対象を明確にしつつ、平成24年度薬価制度改革以降、具体的な評価方法等の検討や検証をすすめることとする。

＜H24.6.6 中医協薬価専門部会資料（抜粋）＞

＜参考文献＞
・厚生労働省ホームページ
・中央社会保険医療協議会及び社会保障制度改革国民会議資料
・厚生労働白書（2012年版）
・健康保険組合連合会編集、図表で見る医療保障　平成24年度版、ぎょうせい、2012
・調剤報酬点数表の解釈　平成24年4月版、社会保険研究所、2012
・「薬価基準制度－その全容と重要通知－」2011年版、薬事日報社、2011
・吉原健二、和田勝、「日本医療保険制度史」増補改訂版、東洋経済新報社、2008
・遠藤久夫、池上直己（編著）、医療経済・政策学第2巻「医療保険・診療報酬制度」、けい草書房、2005

終わりに
（本書の生い立ちと謝辞）

　序章の冒頭で述べたように、本書の骨格である「諸外国の薬剤使用調査」は平成8年より始められ現在まで17年の長きに亘って続けられてきた継続調査である。
　この調査は、十数年来、諸外国における「薬剤の給付・使用動向」と医療保険との関係について、時々の行政の必要性に応じ、幅広い分野に亘って調査研究され、毎年、その調査結果は発表されてきた。したがって本書は、永き間、過去にこの調査研究に携わった多くの研究者の活動があってこそ刊行されえたものである。

　よって、本書の出版にあたり、これまでご協力いただいた多くの関係者、すなわち、「フランス調査」でご協力いただいた元日仏薬学会会長の竹中祐典先生、元日本大学薬学部講師の松岡慶子先生、日仏薬学会の儀我久美子先生、また、当初、「ドイツ調査」で協力いただいた「医療経済研究機構」の元研究協力員の小林大介先生、当初「イギリス調査」の基盤を作られた白神誠先生、また、その後を引き継がれた、イギリスの薬剤師の御経歴を持たれる葛西美恵先生、「米国調査」でご協力いただいた明治薬科大学客員教授の陳惠一先生に対し本書の出版にあたり改めて深い感謝と、当時のご協力に対し御礼申し上げる。

　また、この研究に関して、関係各国の薬剤師会や病院薬剤師会の紹介などをいただいた日本薬剤師会、日本病院薬剤師会、ならびに関係機関の紹介、日程の調整、各国報告書の整理など多大な協力をいただいた「医療経済研究機構」の関係研究員に対し、改めて心から感謝申し上げる。また、本調査研究に当初より携わり、本書の共同監修者としてご協力いただいた「医療経済研究機構」副所長岡部陽二氏に深く感謝する次第である。

　そして終わりに、この研究のために資料の提供、懇切な説明をいただいた大学、関係機関、団体等の関係者、ならびに各国薬剤師会長はじめ関係大学教授、病院薬局長、各地域の薬局長、各国大使館の関係書記官に対し深く深く感謝申し上げる。

編者　中村　健

索　引

あ
- アウトカム・スキーム　302
- アドバンスト・サービス　33,41,42
- アドヒアランスの向上　180

い
- イエロー・カード・スキーム　36
- 一時的治療プロトコール　89
- 一括請求方式　251
- 一般制度（régimes général）　51
- 医薬品安全性監視センター　108,109
- 医薬品価格指数　60
- 医薬品価格の自動参照システム　68
- 医薬品関連統計　79
- 医薬品市場再編法　134,141,143,148,149,303
- 医薬品消費量　92
- 医薬品生産者価格　56
- 医薬品製品情報源　82
- 医薬品の価格競争と特許期間回復法　212
- 医薬品の製造・輸入承認の窓口　273
- 医薬品の販売承認　73
- 医薬品の販売承認制度　201
- 医薬品の有害事象　44
- 医薬品販売承認　72
- 医療経済的評価　69
- 医療経済的評価の機能　78
- 医療社会保護アンケート　79
- 医療上の有用性　56
- 医療上の有用性の改善度　56
- 医療費削減計画　53
- 医療用品経済委員会　54
- インターチェンジアビリティ　219,220,221
- 院内感染防止運動委員会　112

え
- エッセンシャル・サービス　33,41,46,48
- エディトリアルボードの承認　202
- エンハンスト・サービス　33,41,42

お
- オーバードーズ　201,202
- オーファンドラッグ　76,135,137,221
- 親処方せん　45,47
- オレンジブック　208,209,213,223
- 卸（の）マージン　116,283
- 卸マークアップ　264,265
- 卸マークアップ率　281
- 卸・薬局のマージン　62,63

か
- 外来患者用償還薬　97
- 外来時（院内）投薬　318
- 外来時に処方せん交付　318
- 外来処方薬剤費　172
- 外来薬剤給付　165
- 価格寄託　60
- 化学名処方　96
- 加重平均値一定価格幅方式　321
- カテゴリー A　35
- カテゴリー C　35
- カテゴリー M　26,31,35,37
- 簡易新薬承認申請　219
- 看護師独立処方者　41
- 患者アウトカム　184
- 患者アクセススキーム　28
- 完全医薬分業　53
- 管理型　160

き
- 基準医薬品　96,102
- 希少疾病用医薬品　137
- 共済組合　52
- 強制リベート　193
- 強制割引制度　148
- 緊急 IND（制度）　197,198
- 緊急リフィル　236

く

項目	ページ
クローバック制度	31
クローバック率	31

け

項目	ページ
ケースミックス方式	260
原価計算方式	323,324,325
現金給付医療保険	22

こ

項目	ページ
抗アルツハイマー薬の償還率	70
高額療養費制度	316
後期高齢者医療制度	316,317
後続バイオ製品	219,220,221
公的医療保険制度の基盤	128
公的セクター	179,190,191
公的セクターの保険償還	196
公的負担比率	248
効能変化再算定	327,328
後発医薬品上市後	208
後発医薬品（の）使用促進	99,101,102,104,153,214,222,224,277
後発医薬品使用促進策	93,95
後発医薬品使用体制加算	332
後発医薬品使用目標	108
後発医薬品処方の目標値	106
後発医薬品処方率	224
後発医薬品（の）浸透率	97,108
後発医薬品代替調剤法	211
後発医薬品調剤体制加算の見直し	332
後発医薬品の安心使用促進プログラム	329
後発医薬品のグレーディング	213
後発医薬品の使用促進アクションプログラム	329
後発医薬品の割引	148
後発医薬品販売の指標	107
後発医薬品メーカーのシェア	267
公民混合方式	244
5ヵ国比較表	288,289
子処方せん	45,47
個人電子診療録	84
個人・民間負担の財源別内訳	247
コスト・ベネフィット	140,306
個別医業改善契約	106
コミュニティファーマシー	225
雇用主提供型	160
コラボレーティブ・プラクティス	225,237
混合診療	244
コンパッショネート・ユース	150,197,276
コンパッショネート・ユースプログラム	198

さ

項目	ページ
再算定	327
財政赤字削減法	193
在宅医療	246
在宅医療の支援	286
在宅患者訪問薬剤管理指導料	319
在宅輸液療法	226,227,228
サプリメンタリー・プリスクライバー	41
参照価格医薬品	130
参照価格グルーピング	142
参照価格グループ	130,136,142,146,147
参照価格制度	141,142,153

し

項目	ページ
自営業者保険制度（régimes non salariés）	51
市場拡大再算定	327
市場実勢価格加重平均値調整幅方式	325
疾患別標準入院費用群	58
実購入価格	177
疾病保険一次金庫	52
疾病保険全国支出目標	58
市販後調査	220
社会保険加入者償還可能医薬品リスト	56
社会保険診療報酬支払基金	317
社会保障の行為リスト	78
州法	232
従来型	160
循環器用薬の代替	109
障害認定者	317
償還医薬品	59,60,63,70,79,80,98,116
償還医薬品価格	83
償還医薬品の再評価	94
償還医薬品リスト	76

償還価格　136
償還価格基準　195
償還価格申請　75
償還決定　74
償還決定プロセス　270
償還停止　75
償還適応症外　77,89
償還率の削減　75
承認申請プロセス　220
消費者主導型　160,161,162,163
消費者物価指数　181
処方アドバイザー　37,38
処方せん医薬品の給付　267
処方せん永続調査　79
処方せん義務医薬品　131,134,142,143,145,146,148,149,155,156,157
処方せんに記載する一般名処方の標準的な記載　332
処方せん料　318
処方薬剤給付　167,170
処方薬剤給付のみのプラン　166
処方薬剤給付プログラム　166
処方薬剤費　189
処方薬剤費支出　190
処方薬剤費の動向　171
処方料　318
新薬開発インセンティブ・薬剤経済学　294
新薬創出・適応外薬解消等促進加算　326
新薬へのアクセス　300
診療報酬体系　129
診療報酬の算定方法　317

す

スキームM　26
スキームW　26
スタンダードセラピー　230
スペシャルアクセススキーム　276
スペシャルズ　35,36

せ

製薬的同等性　209
セーフティーネット制度　251

セカンダリケア　18,31
責任あるケア組織　162
責任包括価格　82,94,103
責任薬剤師　43
セラピューティック・インターチェンジ・ポリシー　223
全国医薬品安全性監視委員会　106
全国自営業者疾病及び妊産婦保険金庫　54
全国疾病保険金庫連合　54
全国補完社会保護団体連合会　54
先発バイオ製品　221
戦略的保健当局　30

そ

早期有用性評価　134,135,137
早期有用性評価制度　149,304,305
相互扶助組織　52

た

ターシャリケア　18
代替調剤　40,102,143,144,155,208,209,210,211,222,279
代替調剤可能　143,144,147,279
代替調剤制度　153
代替調剤不可　143,144,155,210,279
代替調剤ルール　144
代替不可　53,109,115
第三者支払い拒否制度　100
退職者医療制度　316
多額のバック・マージン　61
単一ブランド医薬品　280,281

ち

治験薬の治療使用　197
地方疾病保険金庫　52
調剤技術基本料　318
調剤技術料　318
調剤料　318
治療IND（制度）　197,198,199
治療学的同等性評価のコード化制度　214
治療等価薬便覧　81

つ
追加引き下げ･････････････････････････････ 327

て
適応外使用医薬品･････････････････････････ 150
適正使用文書･････････････････････････････ 69
適正処方医薬品･･･････････････････････････ 84
出来高支払い方式･････････････････････････ 260
テクノロジー・アプレイザル･････････････ 27,28
電子処方せん･･･････････････････････････ 45,237
電子処方せんシステム･････････････････････ 47
電子薬歴ファイル･････････････････････････ 85

と
ドーセージユニットプログラム･･･････････ 230
特定療養費制度･･･････････････････････････ 316
特別制度（régimes spéciaux）･････････････ 51
独立処方者･･････････････････････････ 40,41,42
特例引き下げ････････････････････････････ 327
特許期間終了･････････････････････････ 62,63,64
特許切れ先発医薬品･･････････････････ 265,266
ドラッグ・チャート･････････････････････ 40
ドラッグ・ラグ･･････････････････････････ 326

に
入院時投薬･･････････････････････････････ 318

ね
ネガティブフォーミュラリー･････････････ 210
年間処方薬剤費･･････････････････････････ 169

の
農業社会共済組合････････････････････････ 54
農業社会共済制度（régimes agricoles）････ 51

は
パートA････････････････････ 163,164,165,166,228
パートB･･･････････････････ 163,164,165,166,178,228
パートC･･････････････････････････････ 164,165
パートD･････････････ 164,165,166,167,180,192,193
バイインググループ････････････････････ 217
バイオシミラー･･････ 66,67,102,149,219,220,221
バイオシミラー製品･････････････････ 150,220,221
バイオシミラリティ･･･････････････････ 219,220
配合・コンビネーション･････････････････ 180
配合剤の価格････････････････････････････ 65
配合剤の承認審査････････････････････････ 65
配合剤のデータ保護期間･････････････････ 66
箱出し調剤･･･････････････････････････ 43,230
バック・マージン廃止･･･････････････････ 64
ハッチ・ワックスマン法････････････････ 212
バルクライン方式･･････････････････････ 321
販売協力契約･･･････････････････････････ 64
販売後監視･････････････････････････････ 74

ひ
非緊急 IND･････････････････････････････ 198
非償還医薬品･･････････････････････ 59,60,118
非償還医薬品価格････････････････････････ 83
評価対象医薬品･････････････････････････ 139
費用対有用性･････････････････････ 136,139,140
費用対有用性評価･･････････････････ 136,140,307

ふ
ファーマコセラピー・カウンセリング･････ 225
ファーマコビジランス･･･････････････････ 220
ファイナンシャル・スキーム････････････ 302
フォーミュラリー　166,167,168,170,173,179,180,
　　　　181,184,192,200,210,215,222,223,224,280,308
付加価値税別売上げ････････････････････ 119
複数ブランド医薬品････････････････ 280,281
不採算品再算定･･･････････････････････ 327,328
不適切な処方せん･･･････････････････････ 80
普遍的医療給付･････････････････････････ 52
普遍的基礎医療給付･････････････････････ 52
普遍的補完医療給付･････････････････････ 52
プライオリティーズ・パネル･････････････ 36
プライマリケア･･････････････ 18,23,31,34,35,38,46,
　　　　　　　　　　　　　　　161,163,243,261
プライマリケア・システム･･････････････ 261
プライマリケアトラスト････････････････ 17
ブラウンバッグ運動････････････････････ 286
フラットプライス････････････････ 67,68,182,183
フランス版包括払い････････････････････ 58

ブランデッド・ジェネリック	23,96,205
ブランドロイヤリティ	182

へ

ベストプライス	177,178,179,193,194
ベストプラクティス	309
別枠医薬品	83
ベバリッジ報告	17

ほ

包括支払い方式	32
ボーナス・マールス・ルール	135
補完医療保険	52
補完的民間保険	255
保険償還医薬品価格	81
保険償還医薬品リスト	70,71,302
保険償還価格基準	196
保険償還不可薬品	84
保険償還薬	70
保険適応範囲	76
保険適応範囲外処方	77
保険免責制度	93
補助的処方者	40,41,42

ま

マーケットセグメンテーション	204
マネジドケア型	160
マネジドケアプラン	161

み

ミーンズ・テスト	244
未承認医薬品	35
未承認医薬品の使用	199,277
未承認医薬品へのアクセス	197,198,276
未承認薬へ合法的にアクセス	197
民間医療保険	22
民間医療保険の育成政策	253
民間セクター	179,196
民間負担の割合	245

め

メーカー出荷額	266

メディケア	163,164,169,170,177,178,180,195, 199,202,216,221,244,245,248, 250,251,252,253,255,261,262
メディケア・アドバンテージ	165
メディケア・アドバンテージプラン	166
メディケア給付（表）	243,249
メディケア処方薬剤給付	165
メディケア税	254
メディケア制度	243,245
メディケア・セーフティーネット	251
メディケア・セレクト	245
メディケア導入後	254
メディケア特別税	249
メディケアネット	251
メディケアの給付内容	249
メディケアパートB	175,191,195
メディケアパートD	165,166,167,170, 179,184,189,192,194,196,216,225,228,308
メディケアプログラム	192
メディケイド	164,169,170,176,181,193, 194,195,196,197,199,203
メディケイド強制リベート	175
メディケイドコスト	193
メディケイドの給付対象	170
メディケイドプログラム	184,216,308
メディケイド薬剤支出の割合	194
メディケイド薬剤費支出	170
メディケイドリベート	170,171,176, 177,178,193,194
メディケイドリベートプログラム	197
メディバンク制度	244

や

薬学管理料	319
薬剤経済学的評価	138,183
薬剤経済評価	270,274,312
薬剤師独立処方者	41
薬剤償還価格	175
薬剤使用監査	217,222
薬剤償還上限価格	193
薬剤情報提供文書	332
薬剤のリスク評価・リスク緩和戦略	203

薬剤費削減 92
薬剤費支出 129
薬剤費支出の抑制策 130
薬剤費適正化 90,92
薬剤費抑制策 92,277
薬剤服用歴管理指導料 319,332
薬価基準収載希望書 322
薬価基準制度 320
薬価算定組織 322
薬価算定プロセス 322
薬価収載希望者 324
薬価制度改革の基本方針 322
薬局義務医薬品 129,134,147,148,149,155,157
薬局（の）マージン 116,117,156,231,283
薬局販売価格 132,133,134,143,144,145,146,156
薬局マークアップ 264,265
薬局マークアップ率 281
薬局マージンの保証 93

ゆ
優遇被給付者 268
有用性評価 139
ユニット・オブ・ユース 230,231

よ
要処方せん薬 42,232,234
用法用量変化再算定 327,328

ら
ラグナホンダホスピタル 228

り
リスク共有スキーム 275,312
リストプライス 80
リストプライス・価格の構成 291
リストプライスの性格 292
リピータブル処方せん 45,46,47
リピート調剤 42,46,47
リフィル可能回数 121
リフィル処方せん 120,121
リフィル制度 72,120,157,232
リフィル制度の活用 95

リフィル調剤 233,234,235,236,237
リフィル調剤可能期間 234
リフィル追加 236
リベート制度 246

る
類似薬効比較方式 323,325

れ
例外的償還 89
例外的リフィル 121
連邦法 232,233

A
AAC 177,193,231
ACO 162,163
AFSSAPS 56,71,72,73,74,82,84,86,88,89,90,97,110,302
AMNOG 134,138,141,143,148,149,303,307
AMP 173,176,193,194,196
ASP 173,175,191,192,195,196
ATU取得医薬品 84
ATUの承認基準 86
ATUの対象医薬品 88
ATU薬の償還 88
AWP 172,173,175,176,177,179,190,191,192,193

B
Basket of Medical Services 261
BP 174,176
Brand Premium 277,278,279

C
CAPI 106
CER 183,184,185,186,187,188,308,309
CMS 180
CNAMTS 51,54,106
CRAM 52

D
DMP 84,86,116

DP	85,95,114,116
DPC 制度	316
DRG	32

E
e-Refill	237

G
GP インセンティブスキーム	38
GP の紹介	18,19
GP の処方せん	23
GP の報酬額	33

H
HAS	54,60,65,66,73,75,78,90,138,303
HDHP/SO	161,162,163
HIO	226,227
HMO	160,161,163,204,224
Home Infusion	227,228
Home Infusion Pharmacy	227
Home Infusion Service	226,227,228
Home Infusion 適用薬剤	228
HRG	32

I
IQWiG	78,135,138,139,140,141,303,304,306

K
known gap 保険	256

M
Medicare Levy	249
Mutual Association	256

N
NHS 制度	17,18,19,30
NHS トラスト	19,30,31,32
NICE	19,20,21,28,37,78,138,272,275,301,303

P
PAS	28,29
PBAC	263,272,274,275,310,311
PBAC の役割	270
PbR	32
PBS	263,270,272,276,285,310,311
PBS Reform 2007	280
PBS 収載医薬品	282
PBS 償還	275
PBS の予算への影響	272
PBS リスト	270
PILs	44,45
POS	160,161,162,163
PPO	160,161,163

R
R 幅方式	321

T
TFR 指定医薬品	116
TFR 適用後発医薬品群	103,104
TFR 適用後発医薬品群一覧	82
Therapeutic Group Premium	279

U
U&C	173
UNCAM	54,67,71,72,74,81,100,105,115,302

V
VIDAL	82
Vitale カード	85

W
WAC	172,173,175,177,193,308
WAMTC	264

Y
Yellow Card Scheme	36,44

諸外国の薬剤給付制度と動向〈改訂版〉

2013年6月12日　第1刷発行
編集企画　医療経済研究機構
監　　修　中村 健　白神 誠　岡部 陽二
発　　行　株式会社 薬事日報社
　　　　　〒101-8648 東京都千代田区神田和泉町1番地
　　　　　電話　03-3862-2141(代表)　FAX　03-3866-8408
　　　　　URL　http://www.yakuji.co.jp
印　　刷　昭和情報プロセス 株式会社
表紙デザイン　株式会社クリエイティブ・コンセプト

ISBN978-4-8408-1229-0

- 落丁、乱丁本は送料小社負担でお取り替えいたします。
- 本書の複製権は株式会社薬事日報社が保有します。